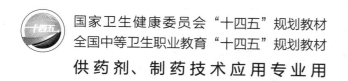

国家卫生健康委员会"十四五"规划教材
全国中等卫生职业教育"十四五"规划教材

供药剂、制药技术应用专业用

U0292409

中医药基础

第 2 版

主　编　杨庆堂

副主编　林柳艺　柯炎斌　潘红发

编　委（按姓氏笔画排序）

王　欣（山东省临沂卫生学校）

卢玲玲（山东省济宁卫生学校）

杨　玲（德州学院）

杨小莹（广东省新兴中药学校）

杨庆堂（大理护理职业学院）

张春华（黑龙江护理高等专科学校）

陈可婷（佛山市南海区卫生职业技术学校）

林柳艺（梧州市卫生学校）

柯炎斌（广东省潮州卫生学校）

黄海芸（东莞职业技术学院）

谢　慎（汕头市卫生学校）

潘红发（大理护理职业学院）

人民卫生出版社
·北京·

图书在版编目（CIP）数据

中医药基础 / 杨庆堂主编 . — 2 版 . —北京：人
民卫生出版社，2022.6（2024.4重印）
ISBN 978-7-117-33139-5

Ⅰ. ①中… Ⅱ. ①杨… Ⅲ. ①中国医药学 Ⅳ.
①R2

中国版本图书馆 CIP 数据核字（2022）第 089519 号

| 人卫智网 | www.ipmph.com | 医学教育、学术、考试、健康，购书智慧智能综合服务平台 |
| 人卫官网 | www.pmph.com | 人卫官方资讯发布平台 |

中医药基础
Zhongyiyao Jichu
第 2 版

主　　编：杨庆堂
出版发行：人民卫生出版社（中继线 010-59780011）
地　　址：北京市朝阳区潘家园南里 19 号
邮　　编：100021
E - mail：pmph @ pmph.com
购书热线：010-59787592　010-59787584　010-65264830
印　　刷：北京华联印刷有限公司
经　　销：新华书店
开　　本：850×1168　1/16　印张：20
字　　数：379 千字
版　　次：2015 年 7 月第 1 版　　2022 年 6 月第 2 版
印　　次：2024 年 4 月第 6 次印刷
标准书号：ISBN 978-7-117-33139-5
定　　价：55.00 元

打击盗版举报电话：**010-59787491**　**E-mail：WQ @ pmph.com**
质量问题联系电话：**010-59787234**　**E-mail：zhiliang @ pmph.com**
数字融合服务电话：**4001118166**　**E-mail：zengzhi @ pmph.com**

出版说明

为全面贯彻党的十九大和全国职业教育大会会议精神，落实《国家职业教育改革实施方案》《国务院办公厅关于加快医学教育创新发展的指导意见》等文件精神，更好地服务于现代卫生职业教育快速发展，满足卫生事业改革发展对医药卫生职业人才的需求，人民卫生出版社在全国卫生职业教育教学指导委员会的指导下，经过广泛的调研论证，全面启动了全国中等卫生职业教育药剂、制药技术应用专业第二轮规划教材的修订工作。

本轮教材围绕人才培养目标，遵循卫生职业教育教学规律，符合中等职业学校学生的认知特点，实现知识、能力和正确价值观培养的有机结合，体现中等卫生职业教育教学改革的先进理念，适应专业建设、课程建设、教学模式与方法改革创新等方面的需要，激发学生的学习兴趣和创新潜能。

本轮教材具有以下特点：

1. 坚持传承与创新，强化教材先进性 教材修订继续坚持"三基""五性""三特定"原则，基本知识与理论以"必需、够用"为度，强调基本技能的培养；同时适应中等卫生职业教育的需要，吸收行业发展的新知识、新技术、新方法，反映学科的新进展，对接职业标准和岗位要求，丰富实践教学内容，保证教材的先进性。

2. 坚持立德树人，突出课程思政 本套教材按照《习近平新时代中国特色社会主义思想进课程教材指南》要求，坚持立德树人、德技并修、育训结合，坚持正确价值导向，突出体现卫生职业教育领域课程思政的实践成果，培养学生的劳模精神、劳动精神、工匠精神，将中华优秀传统文化、革命文化、社会主义先进文化有机融入教材，发挥教材启智增慧的作用，引导学生刻苦学习、全面发展。

3. 依据教学标准，强调教学实用性 本套教材依据专业教学标准，以人才培养目标为导向，以职业技能培养为根本，设置了"学习目标""情境导入""知识链接""案例分析""思考题"等模块，更加符合中等职业学校学生的学习习惯，有利于学生建立对工作岗位的认识，体现中等卫生职业教育的特色，将专业精神、职业精神和工匠精神融入教材内容，充分体现教材的实用性。

4. 坚持理论与实践相结合，推进纸数融合建设 本套教材融传授知识、培养能力、提高素质为一体，重视培养学生的创新、获取信息及终身学习的能力，突出教材的实践性。在修订完善纸质教材内容的同时，同步建设了多样化的数字化教学资源，通过在纸质教材中添加二维码的方式，"无缝隙"地链接视频、微课、图片、PPT、自测题及文档等富媒体资源，激发学生的学习热情，满足学生自主性的学习要求。

众多教学经验丰富的专家教授以严谨负责的态度参与了本套教材的修订工作，各参编院校对编写工作的顺利开展给予了大力支持，在此对相关单位与各位编者表示诚挚的感谢！教材出版后，各位教师、学生在使用过程中，如发现问题请反馈给我们（renweiyaoxue@163.com），以便及时更正和修订完善。

人民卫生出版社

2022 年 4 月

前　言

全国中等卫生职业教育"十四五"规划教材《中医药基础》（第2版）是为了适应中等职业教育改革发展的需要，供药剂、制药技术应用等专业学生使用的规划教材。中医药基础是中等职业教育药剂类专业的一门专业基础课，也是专业核心课程。

本轮教材修订以中等职业教育药剂、制药技术应用专业人才培养目标为依据，主要面向全国中等卫生职业教育师生，以培养具有崇高道德水准和高素质劳动者与技能型人才为中心任务。教材编写遵循卫生职业教育教学规律和人才培养规律，符合中等职业学校学生认知特点，坚持立德树人，突出"课程思政"；坚持"三基""五性""三特定"的基本原则；坚持"实用为本，够用为度"；坚持质量第一，注重整体优化，理论与实践相结合，突出融合教材建设。

本轮教材修订在第1版教材框架的基础上，结合药剂专业教学标准，进一步规范、优化各章节层次结构及名称，全书分中医学基础、中药学基础和方剂学基础三大部分，共十章。将每章的知识点和技能点进行整合，并结合课程标准的要求，提炼出知识目标、能力目标、素质目标。教材内容力求文字准确流畅、图文并茂、生动活泼、形式新颖，并在正文中穿插情境导入、案例分析、知识链接、考点、章末小结、思考题等学习模块，既是对课堂知识的补充和延展，又能增强趣味性，强化重点、难点知识。

本教材的纸书内容与数字内容编写分工为：第一章"绪论"由柯炎斌编写；第二章"阴阳五行"由杨玲编写；第三章"藏象"由何小帆、谢慎共同编写；第四章"经络"由林柳艺编写；第五章"病因病机"由杨庆堂编写；第六章"诊法"由卢玲玲、吴雪燕共同编写；第七章"辨证"由黄海芸、陈可婷共同编写；第八章"预防与治则"由王欣编写；第九章"中药基础知识"由潘红发、杨小莹共同编写；第十章"方剂基础知识"由朱海娟、张春华共同编写。各章相应实训由相关章节的编写人员编写。

本版教材的组织编写得到了全国中等卫生职业教育"十四五"规划教材建设评审委员会的精心指导，全国卫生职业院校的大力支持，相关专家和教材编写团队的辛勤付出，在此表示诚挚的谢意！

　　由于编者水平有限，书中难免存在疏漏之处，敬请各位专家和读者提出宝贵意见，以便进一步修订提高。

杨庆堂

2022 年 1 月 26 日

目 录

第一篇

中医学基础

第一章
绪 论

学习目标

知识目标：

- 掌握中医学理论体系的基本特点。
- 熟悉中医学四大经典著作及其基本内容。
- 了解中华文化及中医发展简史。

能力目标：

- 初步学会运用整体观念和辨证论治思维指导临床实践。

素质目标：

- 树立文化自信，不忘医者救死扶伤、精诚仁和的初心。

⏎ 情境导入

情境描述：

　　中华民族历史悠久，中华文明源远流长。在漫长发展进程中积淀形成的中华优秀传统文化，是凝聚中华民族智慧与文明的结晶。中华民族传统文化发展充满着传奇色彩，有着诸多古老的传说。

学前导语：

　　约在旧石器时代到新石器早期阶段，燧人氏钻燧取火，煮食化腥；伏羲氏结网捕鱼，驯养牲畜；神农氏耒耜播种五谷，发明陶器，日中为市，尝百草、做五弦琴。这代表远古社会生活演进三阶段：渔猎、畜牧、农耕，而后有了后世中华民族文化及中医药学几千年的传承和发展。

中医学是在中国产生的，经过数千年发展，而形成的一门具有独特理论体系，并有丰富的养生和诊疗手段的传统医学。它的形成和发展，是我国劳动人民长期同疾病作斗争的经验总结，受到中国古代文化创造和发展的深刻影响。中医药学是一个伟大的宝库，是我国优秀民族文化遗产的重要组成部分，是中华民族五千年文明史中的一颗璀璨的明珠。中医药学在历史上为我国人民的保健事业和中华民族的繁衍昌盛作出了巨大贡献，中医药疗法至今仍然是我国人民防治疾病、维护健康的重要手段，并对世界医学的发展产生着深远的影响。

第一节　中医药学发展概况

中医药学起源于远古时代。人类在自然界生存和繁衍过程中，时常同自然灾害、猛兽、疾病作斗争，我们的祖先通过实践，不断认识，逐渐积累了丰富的医药学知识。从师承口授，到文字记载，包括药物、医疗工具、减轻病痛的方法等，于是有了原始医学，同时受到古代哲学思想的渗透，并不断得到充实和发展。

一、春秋战国、秦、汉时期

早在夏、商、周时代，就有了药物知识的记载、简单的医疗工具、专职医生和早期医疗制度。到了春秋战国、秦、汉时期，我国的社会制度发生了历史性的变革，诸子百家争鸣，科学文化诸方面都取得一定的成就，中医药学也得到很大的发展。在两千多年前的春秋战国时期，古代医家汲取不同哲学流派中唯物论和辩证法的精华，对上古以来的医疗实践进行了理论总结和概括，撰写出了我国现存最早的医学经典著作《黄帝内经》，对人体结构、病理以及疾病的诊断、治疗、预防、养生等问题作了系统阐述，奠定了中医学的理论基础。汉之前，秦越人（托名扁鹊）所著的《难经》阐述了脏腑、疾病、经络、针灸等内容，对脉诊和奇经的论述具有创见性，提出了有关命门、三焦的新观点，补充了《黄帝内经》的不足。两汉时期，中医药学快速发展。公元前1世纪，我国第一部药物学专著《神农本草经》问世，它总结了汉代以前的药物学知识。东汉末年，杰出的医学家张仲景总结前人的经验，撰写出了我国第一部临床医学专著《伤寒杂病论》，该书对医学发展影响很大，被誉为"证治准绳""方书之祖"。《黄帝内经》、《难经》、《神农本草经》与《伤寒杂病论》合称为中医四大经典著作，标志着我国中医药学的初步形成。

二、晋、隋、唐时期

晋至隋唐时期是我国医药学的全面发展时期。晋代王叔和著的《脉经》汇集了晋代以前脉学的成就，成为我国第一部脉学专著。皇甫谧著的《针灸甲乙经》是我国第一部针灸学专著。隋代巢元方等编著的《诸病源候论》是我国第一部病因病机学说和临床证候学专著，也是世界上第一部探讨病因病机的专著。唐代孙思邈编撰了《备急千金要方》和《千金翼方》，可称为我国第一部医学百科全书。他对医德的论述，开创了中国医学伦理学之先河。唐代朝廷组织苏敬等二十余人于659年编写完成的《新修本草》是我国也是世界上第一部由政府颁行的药典，载药850种，比过去公认为世界上最早的药典，即1542年欧洲《纽伦堡药典》，要早883年。

三、宋、金、元时期

宋代印刷技术革新，大批医药书籍得以刊印，临床医学逐步向专科发展。朝廷几度组织力量编著了《太平圣惠方》、《圣济总录》和《太平惠民和剂局方》等大型医书。

知识链接

孙思邈的《大医精诚》

凡大医治病，必当安神定志，无欲无求，先发大慈恻隐之心，誓愿普救含灵之苦。若有疾厄来求救者，不得问其贵贱贫富，长幼妍媸，怨亲善友，华夷愚智，普同一等，皆如至亲之想，亦不得瞻前顾后，自虑吉凶，护惜身命。见彼苦恼，若己有之，深心凄怆，勿避险巇、昼夜、寒暑、饥渴、疲劳，一心赴救，无作功夫形迹之心。如此可为苍生大医，反此则是含灵巨贼。

金元时期，出现了许多各具特色的医学流派，形成百家争鸣的局面，其中具代表性的是金元四大家。其中，刘完素倡导火热论，治疗中多用寒凉药，后人称其为"寒凉派"，代表作有《素问玄机原病式》；张子和力倡攻邪论，治疗以攻邪为主，后人称其为"攻邪派"，代表作有《儒门事亲》；李杲主张"百病皆由脾胃衰而生"，善用温补脾胃之法，后人称其为"补土派"，代表作有《脾胃论》；朱震亨主张"阳常有余，阴常不足"，治疗上善用"滋阴降火"，后人称其为"滋阴派"，代表作有《格致余论》。他们之间的学术争鸣，极大地促进了医学理论的发展。

四、明清时期

明清时期是中医学理论的综合汇通和深化发展阶段。1578年，明代医药学家李时珍耗费近30年时间，总结了16世纪以前的药物学成就，著成了《本草纲目》一书，是世界医学和生物学的重要典籍。明末至清初，由于温疫病连年猖獗流行，在与急性外感病作斗争的过程中逐步形成了温病学派。明末吴有性著成《温疫论》一书，在当时没有显微镜的条件下，提出了传染病的病因是一种叫"戾气"的致病物质，传染途径是从口鼻而入。这种科学的见解，成为我国病因学说发展的里程碑。清代叶天士著《温热论》，阐明了温病发生、发展的规律性，创立了卫气营血辨证及辨舌、验齿、辨斑疹等诊断和护理方法；薛生白著《湿热条辨》，简要阐述了湿热病的病因、证候、特点及诊治法则；吴瑭著《温病条辨》，首创三焦辨证论治的理论；王孟英著《温热经纬》，将温病分为新感与伏气两大类。以上四人被誉为清代"温病四大家"。

明清时期医家在医学文献的整理和研究方面做了大量工作。属于医学理论和各科汇集的有张景岳的《景岳全书》、王肯堂的《证治准绳》。临床各科方面，内科有薛己的《内科摘要》和王纶的《明医杂著》，外科有陈实功的《外科正宗》和王维德的《外科全生集》，妇科有武之望的《济阴纲目》和傅山的《傅青主女科》，儿科有万全的《万密斋医学全书》和陈复正的《幼幼集成》，针灸科有杨继洲的《针灸大成》。这些医籍都是这一时期临床各科的代表性著作，对后世医学的发展均有深远影响。

五、近代和现代

随着社会制度的变更，西方科技和文化的传入，中西文化出现了大碰撞，中医学理论的发展呈现出新旧并存的趋势。当时有许多人主张医学现代化，中医药陷入"存"与"废"的争论之中。以唐宗海、朱沛文、恽铁樵、张锡纯为代表的中西医汇通学派，认为中西医互有优劣，可以殊途同归，主张汲取西医之"长"以发展中医。

中华人民共和国成立后，我国把"团结中西医"作为三大卫生工作方针之一，确立了中医药应有的地位和作用，制定了继承和发展中医学的政策，中医学的发展进入了一个崭新的历史时期。我国逐渐建立了一批中医药研究机构，开办了多家中医院和中医药大学，培养出一大批中医药人才，并在"中西医结合"指导方针的引导下，很快在医疗界兴起了中西医互学运动。新兴的中医学科相继问世，中医基础理论研究获得较大进展。2015年5月，首个中医药健康服务领域的专项发展规划《中医药健康服务发展规划（2015—2020年）》发布。中国中医科学院研究员屠呦呦因发现青蒿素治疗疟疾的新疗法获2015年诺贝尔生理学或医学奖，为中药发展提供有益启示，也振奋了广大中医药从业者的自信心。2016年2月《中医药发展战略规划纲要（2016—2030年）》出台，明确了未来十五年我国中医药发展方向和工作重点，把中医药发展上升为国家战略。2017年7月1日首部《中华人民共和国中医药法》正式实施，为继承和弘扬中医药，扶持和促进中医药事业发展确立了法律依据。

在中医药学几千年的传承和发展中，历代医家从医学理论、中药学及方剂学等各方面充实发展了中医药学（表1-1～表1-3）。

表 1-1　先秦至清朝代表性医学著作

年代	著作	作者	特点
战国到秦汉	《黄帝内经》	不详	内容有整体观念、藏象、经络、精气阴阳五行学说；是现存最早的中医学专著；标志着中医理论体系的建立
	《难经》	秦越人	内容有脉学、经络、命门、三焦；可与《黄帝内经》媲美的古典医籍
	《伤寒杂病论》	张仲景	创立辨证论治：六经辨证；是成功运用辨证论治的第一部专书
西晋	《脉经》	王叔和	我国第一部脉学专著
	《针灸甲乙经》	皇甫谧	我国第一部针灸学专著
隋	《诸病源候论》	巢元方等	我国第一部病因病机学说和临床证候学专著
唐	《备急千金要方》和《千金翼方》	孙思邈	可称为我国第一部医学百科全书；孙思邈对医德的论述，开创中国医学伦理学之先河
	《新修本草》	苏敬等	是我国也是世界上第一部由政府颁行的药典，载药850种

年代	著作	作者	特点
金元	《素问玄机原病式》	刘完素	金元四大家寒凉派的代表作
	《儒门事亲》	张子和	金元四大家攻邪派的代表作
	《脾胃论》	李杲	金元四大家补土派的代表作
	《格致余论》	朱震亨	金元四大家滋阴派的代表作
明	《本草纲目》	李时珍	总结了16世纪以前的药物学成就，著成了《本草纲目》一书，是世界医学和生物学的重要典籍
	《景岳全书》	张景岳	提出"阳非有余""真阴不足"的见解，主张补养肾阳与肾阴
	《医贯》	赵献可	强调"命门之火"在养生、防病中的重要意义
	《温疫论》	吴有性	提出了传染病的病因是一种叫"戾气"的致病物质，传染途径是从口鼻而入，这种科学的见解，成为我国病因学说发展的里程碑
清	《温热论》	叶天士	阐明温病发生、发展的规律性，创立卫气营血辨证及辨舌、验齿、辨斑疹等诊断和护理方法
	《湿热条辨》	薛生白	简要阐述了湿热病的病因、证候、特点及诊治法则
	《温病条辨》	吴瑭	首创三焦辨证论治的理论
	《温热经纬》	王孟英	将温病分为新感与伏气两大类
	《医林改错》	王清任	发展了中医的瘀血理论，创立了多首治疗瘀血病证的有效方剂

表 1-2　主要代表性中药学著作

年代	著作	作者	特点
秦汉时期	《神农本草经》	不详	内容有药物疗法，记载365种中药；分上中下三品，记述了君臣佐使、七情和合、四气五味等药物学理论，中药学基本理论初步确立，是我国第一部药物学专著
南北朝	《本草经集注》	陶弘景	首创按药物自然分类的方法；全面地搜集、整理了古代药物学的各种知识，反映了魏晋南北朝时期的主要药学成就，并且标志着综合本草模式的初步确立
唐	《新修本草》	苏敬等	我国第一部官修本草
宋	《经史证类备急本草》	唐慎微	首创各药后附列方剂以相印证，医药紧密结合；总结宋以前中药学知识
明	《本草纲目》	李时珍	本书对本草史和中药基本理论进行了全面系统的总结和发挥，集我国16世纪以前药学成就之大成，按药物的自然属性和生态条件分16纲、60类，载药1 892种，是中古时代最完备的分类系统
	《滇南本草》	兰茂	载云南地区药物400余种，是我国现存内容最丰富的古代地方本草
清	《本草纲目拾遗》	赵学敏	载药921种，总结我国16至18世纪本草学发展的新成就，是古代新增药物最多的著作
	《本草求真》	黄宫绣	本书以临床实用为宗旨，分补、涩、散、泻、血、杂、食物7类，每类又分若干子目
现代	《中药大辞典》	江苏新医学院	载药5 767种，收罗广泛，资料丰富，查阅方便，非常实用

表 1-3　主要代表性方剂学著作

年代	著作	作者	特点
战国前	《五十二病方》	不详	载方283首（能够辨认197首），是现存最古老的一部医方著作
战国时期	《黄帝内经》	不详	载方13首，是现存最早的医学典籍；是中医学理论的经典著作，书中有关辨证立法、组方结构、配伍方法、用药宜忌等理论，为方剂学的形成与发展奠定了理论基础
东汉末期	《伤寒杂病论》	张仲景	载方314首，既是中医学辨证论治的经典著作，又融理、法、方、药于一体，誉称之为"方书之祖"
宋	《太平惠民和剂局方》	宋太平惠民和剂局	载方788首，是我国历史上第一部由政府编修的"成药典"
金	《伤寒明理论·药方论》	成无己	旨在分析20首伤寒经方，是中医药学史上第一部专门剖析方剂论理的著作，开创"方论"研究的方法
明	《普济方》	朱橚等	共载方61 739首，是方剂学史上载方最多的著作
清	《医方集解》	汪昂	书中开创了新的以治法（功效）为主的分类法（22类综合分类法）
现代	《中医方剂大辞典》	南京中医药大学	载方96 592首，收罗广泛，资料丰富，查阅方便，非常实用

第二节　中医学的基本特点

中医药学理论的形成，必然是通过历代医家在长期与疾病作斗争的医疗实践过程中，不断总结经验，运用中国古代哲学方法，通过反复的生活、生产和实践，再从反复认识中上升为理论而形成的。这一独特的理论体系有两个基本特点：一是整体观念，二是辨证论治。

一、整体观念

整体，就是统一性和完整性。整体观念，是中医学关于人体自身的完整性及人与自然、社会环境的统一性的认识。人体是一个有机整体，构成人体的各个组成部分之间，在生理上是相互协调的，在病理上是相互影响的；同时，人体与自然环境、社会环境之间也是一个密切相关的整体，这种机体自身的整体性和内外环境统一性的思想，称之为整体观念。整体观念作为中医学的方法论和指导思想，贯穿于中医生理、病理、诊法、辨证、治疗等整个中医理论体系之中。

（一）人体是一个有机的整体

中医学认为，构成人体的各个组成部分在结构与功能上是完整统一的，同时人的形体与精神是相互依附、不可分割的。

1. 生理功能的整体性　主要体现为五脏一体观和形神一体观。

（1）五脏一体观：人体由五脏、六腑、形体、官窍等构成，人体以五脏为中心，通过经络系统，把六腑、五体、五官、九窍、四肢百骸等全身组织器官联系成有机的整体。精、气、血、津液是构成人体及维持生命活动的基本物质，分布于全身，发挥濡养作用，使脏腑形体官窍密切配合，相互协调，完成机体统一的机能活动。

（2）形神一体观：形是指人体的形体结构和物质基础；神是指生命活动的主宰，包括精神、意识、思维活动等。形神一体观指形体与精神相互依存又相互制约，是一个统一的整体。正常的生命活动，形与神相互依附，不可分离。

2. 病理变化的整体性　人是一个有机的整体，内脏有病可反映于形体官窍，如肝开窍于目，目的病变常和肝病有关，不能只从目的局部去分析。

脏腑之间在病理上相互影响，如肝病常常会影响到脾，导致脾的运化功能失调，出现腹胀、纳差等症状。形体病变也会引起神的失常，而精神情志活动的异常也会导致形体的病变。

总之，人是一个有机的整体，人体某一局部的病理变化，往往与全身的脏腑、气血、阴阳的盛衰有关。

3. 诊断防治的整体性　人的局部和整体是辩证统一的。在诊治疾病时，可以通过面色、形体、舌象、脉象等外在的变化，来了解和判断其内在的病变，以作出正确的诊断。在治疗局部病变时，也必须从整体出发，如心开窍于舌，心与小肠相表里，所以可用清心热、泻小肠火的方法治疗口舌糜烂。

4. 养生康复的整体性　人是形神统一的整体，故应形神共养以维护健康，形神共调来治愈疾病。如养生时，既要顺应自然、锻炼身体、合理膳食、劳逸适度以养形，也要恬淡虚无、颐养情志以养神，形神共养，方可延年益寿。

（二）人与环境的统一性

1. 人与自然环境的统一性　人与自然界是一个动态变化着的整体，自然界是人和植物、动物赖以生存的空间，自然界存在着人类赖以生存的必要条件。同时，自然环境的变化又可直接或间接地影响人体的生命活动。这种人与自然环境息息相关的认识，即是"天人一体"的整体观。

（1）自然环境对人体生理的影响：自然环境包括自然气候和地理环境。

自然气候变化是由自然界阴阳二气的消长变化决定的，一年中的变化一般是春温、夏热、秋凉、冬寒，人体阴阳也随之有相应的变化。

地理环境主要指地势、地域气候、水土物产、人文风俗等。地理环境在一定程度上影响着体质的形成。如北方燥寒，人体多壮实；南方湿热，人体多清瘦。自然环境对人体生理有一定影响，但人体也具有一定的适应自然的能力。

（2）自然环境对人体病理的影响：人适应自然环境的能力是有限度的，如果气候的急剧变化超过人体的适应能力，就会导致疾病的发生。四季气候的变化会导致一些季节性疾病和时令性流行病，也会导致某些疾病的复发或加重，如关节病常在阴雨天或寒冷季节加重。地域环境对疾病也有影响，如瘿瘤的发生与当地的水质有关。

（3）自然环境与疾病防治的关系：人的生命活动受自然界的影响。在疾病防治过程中，也要重视自然环境对人体的影响，因时因地制宜。如春夏慎用温热之药，秋冬慎用寒凉之药；西北寒凉干燥故少用寒凉之药，东南温热湿润故应慎用辛热之品。

2. 人与社会环境的统一性　人不单是生物个体，而且是社会中的一员，具备社会属性。人体的生命活动，不仅受到自然环境变化的影响，同时受到社会环境变化的制约。政治、经济、文化、宗教、法律、婚姻、人际关系等社会因素，必然通过与人的信息交换影响着人体的各种生理、心理活动和病理变化，而人也在认识世界和改造世界的交流中，维持着生命活动的稳定、有序、平衡、协调，此即人与社会环境的统一性。

良好的社会环境，和谐的人际关系，有利于身心健康；相反则会危害身心健康。社会进步，经济发达，物资供应充足，医疗保健条件较好，人们的健康水平就较高。国泰民安，人们生活规律，抵抗力强，就不易得病；而社会大乱，人们生活不安宁，抵抗力就会降低，各种疾病就容易流行。社会地位的变化也会带来生活及心理的变化，对人体的健康也会产生影响。

二、辨证论治

"病""证""症""征"在中医学中是几个不同的概念。"病"是指有特定病因、发病形式、病机、发病规律及转归的一种完整的过程，如感冒、中风、痢疾等。"证"是指证候，是机体在疾病发展过程中某一阶段的病理概括，它包括五个方面：①疾病的原因（如风寒、风热、瘀血、痰饮等）；②疾病的部位（如表、里、某脏、某腑、某条经络等）；③疾病的性质（如寒、热等）；④邪正关系（如虚、实等）；⑤疾病的病势（疾病的发展变化趋势及转归）。"症"又称"症状"，是疾病所反映出来的孤立的病情，如发热、咳嗽、头痛、腹泻、乏力等。"征"是指疾病所出现的体征，如舌红苔黄、脉弦、腹痛拒按等。证候能反映疾病发展过程中，该阶段病理变化的全面情况。病的重点是全过程，而证的重点在现阶段。症状和体征是病和证的基本要素。疾病和证候都由症状和体征构成。有内在联系的症状和体征组合在一起即构成证候，反映疾病某一阶段或某一类型的病变本质；各阶段或类型的证候贯串并叠合起来，便是疾病的全过程。一种疾病由不同的证候组成，而同一证候又可见于不同的疾病过程中。

辨证就是将四诊（望、闻、问、切）所收集的资料、症状和体征，通过分析、综合、辨清疾病的原因、性质、部位和邪正之间的关系，概括、判断为某种证候；论治，即根据辨证的结果，确定相应的治疗方法。辨证是决定治疗的前提和依据，论治是辨证的目的和手段。所以说辨证论治的过程，就是认识疾病和处理疾病的过程。辨证与论治是诊治疾病过程中相互联系、不可分割的两个方面，是理论和实践相结合的体现，是理、法、方、药在临床上的具体应用，辨证论治是中医学认识疾病和处理疾病的基本原则，也是中医学的基本特点之一。

辨证与辨病，都是认识疾病的思维过程。中医学在认识和处理疾病的过程中，既强调辨证论治，又讲究辨证与辨病相结合。中医学诊治疾病更着眼于对证候的辨析和因证候而治。证同则治同，证异则治异，是辨证论治的精神实质。同一种病，由于发病的时间、地域不同，或所处的疾病的阶段或类型不同，或病人的体质有异，故反映出的证候不同，因而治疗也就有异；或几种不同的疾病，在其发展变化过程中出现了大致相同的病机，大致相同的证，故可用大致相同的治法和方药来治疗。这就是中医的"同病异治"和"异病同治"的道理所在。这种针对疾病发展过程中不同质的矛盾用不同的方法去解决的做法，反映了辨证论治的精神实质。

● ···· 章末小结

1. 《黄帝内经》《难经》《伤寒杂病论》《神农本草经》的问世标志着中医学理论体系的形成；历代医家从医学理论、中药学及方剂学等各方面充实发展中医药学。
2. 中医学的基本特点是整体观念和辨证论治。

● ···· 思考题

1. 中医四大经典是什么？
2. 病、症、征、证有什么区别？
3. 中医学的基本特点是什么？

（柯炎斌）

第二章 阴阳五行

学习目标

知识目标：

- 掌握阴阳、五行的概念，阴阳学说、五行学说的基本内容。
- 熟悉阴阳的属性，五行的特性。
- 了解阴阳学说、五行学说在中医学中的应用。

能力目标：

- 学会运用阴阳学说、五行学说解决临床中遇到的问题。

素质目标：

- 了解中国传统哲学文化，树立文化自信，增强学生对中医学未来发展的信心。

情境导入

情境描述：

李某，女，16岁。2天前受凉后出现恶寒发热，无汗，咳嗽，咳痰色白质清稀。服用同学给的维C银翘片后症状没减轻反而加重了。于是来到药店购买感冒药，药店工作人员了解病史后，给她推荐了风寒感冒颗粒，并告诉她维C银翘片是治疗风热感冒的，她患的是风寒感冒，药不对症，所以症状加重了。

学前导语：

作为药剂工作人员，只有学会准确地阴阳辨证，才能正确指导用药，更好地为病人服务。

中医学理论体系的形成，是构筑在中国古代哲学基础之上的。阴阳五行学说是古人用以认识自然和解释自然的世界观和方法论，具有朴素的唯物主义和辩证思想。中国古代的阴阳五行学说广泛应用于天文、地理、历法、气象、社会、经济、兵法等领域，尤以中医药学最为突出，成为其理论体系的重要组成部分，对中医学理论体系的形成和发展起着极为深刻的影响。

第一节 阴阳学说

阴阳学说是研究阴阳的内涵及其运动变化规律，并用以阐释宇宙间万事万物的发生发展和变化的一种古代哲学理论。阴阳学说认为世界是物质的，物质世界是在阴阳二气作用的推动下产生、发展和变化着的。阴阳学说萌生于商周时代，成熟于战国与秦汉之际。它是古人在长期的生产实践中不断观察和总结出来的概念。《易经》的"一阴一阳谓之道"，认为阴和阳这两个既对立又统一的方面，贯穿于一切事物之中，是事物运动和发展变化的根源及规律。因而，阴阳学说也就成为认识和掌握自然界规律的一种思想方法。我国现存最早的医学专著《黄帝内经》用阴阳学说阐述人体的生理功能、病理变化以及人与自然界的关系，将阴阳学说与医学结合，形成独具特色的中医阴阳学说，成为中医理论体系的重要组成部分。医学属于自然科学范围，人体的生理活动、疾病的发生发展及变化与阴阳密不可分。因此，我们想要掌握人体疾病的发展规律，探求人体疾病的本质，获得满意的疗效，就必须探求人体的阴阳变化情况。正如《灵枢·病传》所说："明于阴阳，如惑之解，如醉之醒。"

一、阴阳的概念

（一）阴阳的含义

阴阳是对自然界相互关联的某些事物或现象对立双方属性的概括。它既可以代表两个相互对立的事物，也可以代表同一事物内部所存在的相互对立的两个方面。《类经·阴阳类》说："阴阳者，一分为二也。"

阴阳最初的含义是指日光的向背，即朝向日光的为阳，背向日光的为阴。在此基础上，人们认识到向阳的地方光明、温暖，背阳的地方黑暗、寒冷，于是古人就以光明与黑暗、温暖与寒冷分阴阳，出现了阴阳的引申义。在长期的生活实践中，随着人类对客观事物认识的深入，阴阳的含义不断引申，古人将自然界许多相反的事物和现象，都以阴阳加以概括。一般来说，凡是活动的、外在的、上升的、明亮的、温热的、兴奋的、功能的事物和现象都属阳的范畴；凡是静止的、内在的、下降的、晦暗的、寒冷的、抑制的、物质的事物和现象都属阴的范畴（表2-1）。《素问·阴阳应象大论》说："水火者，阴阳之征兆也。"古人通过长期观察，认为水与火这一对事物的矛盾最为突出，最为典型。水具有寒凉、幽暗、趋下等特性，可作为阴性事物或现象的代表；火具有温暖、光亮、向上等特性，可作为阳性事物或现象的代表。

表2-1　事物和现象阴阳属性归类表

属性	空间	时间	季节	温度	亮度	运动状态			形态
阳	上　外	昼	春夏	温热	明亮	升　动	兴奋	亢进	无形
阴	下　内	夜	秋冬	寒凉	晦暗	降　静	抑制	衰退	有形

（二）阴阳的基本特性

1. 普遍性　世界是物质性的整体，是阴阳对立统一的结果。宇宙间一切事物都包含着阴阳相互对立的两个方面，如白昼和黑夜、晴天与阴雨、炎热与寒冷等。阴阳的变化推动着事物的发生发展，故《素问·阴阳应象大论》说："阴阳者，天地之道也，万物之纲纪，变化之父母，生杀之本始，神明之府也。"因阴阳是对自然界一切事物对立统一双方属性的概括，所以它并不局限于某一特定的事物。凡属相互关联的某些事物或现象，或同一事物的内部相互关联而相反的属性，都可以用阴阳来概括。

2. 相关性　阴阳的相关性指以阴阳所分析的事物和现象，应是在同一范畴、同一层次，即相关的基础之上的。只有相互关联的一对事物，或一个事物的两个方面，才能构成一对矛盾，才能用阴阳来说明，如上与下、左与右等。不具有相关性的事物与现象，并不是统一体的对立双方，不能构成一对矛盾，就不能用阴阳来说明，如将上与男、左与下分阴阳，就毫无意义。

3. 相对性　事物的阴阳属性划分并不是绝对的，而是相对的。阴阳的相对性主要表现在两个方面：一是在一定条件下阴阳之间可以相互转化。例如60℃的水，与20℃的水相比当属阳，但与100℃的水相比，则应属阴了。二是阴阳中复有阴阳。例如，昼为阳，夜为阴；而上午为阳中之阳，下午为阳中之阴，前半夜为阴中之阴，后半夜为阴中之阳。所以《素问·阴阳离合论》说："阴阳者，数之可十，推之可百，数之可千，推之可万，万之大不可胜数，然其要一也。"

阴阳鱼图

　　阴阳鱼图（图2-1）是古人概括阴阳易理和认识世界的模型，图中白鱼在左，头在上为阳，黑鱼在右，头在下为阴，左升右降。图中黑白圆圈表示阳中有阴、阴中有阳。阴阳两鱼以S形曲线分割，表示阴阳平衡是变化的，是彼此消长的动态平衡。

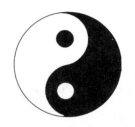

图2-1　阴阳鱼图

二、阴阳学说的主要内容

　　阴阳学说的主要内容包括阴阳的对立制约、互根互用、消长平衡、相互转化。这些规律是互相联系、互相影响、互为因果的，了解这些规律，才能更好地理解阴阳学说在中医药学中的运用。

　　（一）对立制约

　　对立即相反，如上与下，动与静，升与降，火与水，昼与夜；制约即抑制，如温热可以驱散寒冷，冰冷可以降低高温；水可以灭火，火可以使水沸腾等。阴阳对立制约是指自然界一切事物或现象对立的阴阳双方之间的相互制约和相互排斥。阴阳的对立导致阴阳相互制约，阴阳相互制约的结果就是使事物之间达到动态平衡。例如自然界里春夏为阳，秋冬为阴，夏季阳热盛，但夏至以后阴气却渐次以生，用以制约炎热的阳；而冬季阴寒盛，但冬至以后阳气却随之而复，用以制约严寒的阴。阴阳的对立制约不仅推动着自然界一切事物的发展变化，也贯穿于人体生命过程的始终。例如人体生理机能的亢奋为阳，抑制为阴，二者相互对立制约，从而维持人体机能的动态平衡，使人保持正常的生理状态，即所谓"阴平阳秘，精神乃治"。如果阴阳双方中的一方过于亢盛或不及，则会导致对另一方的"制约太过"或"制约不足"，使两者之间的动态平衡遭到破坏，出现阴阳胜负、阴阳失调，从而导致疾病的发生。

　　（二）互根互用

　　互根，即相互依存，互为根本，是指阴阳中的任何一方都不能脱离另一方而单独存在；互用，即相互资生、促进和助长，是指阴阳双方不断地资生、促进和助长对方。阴阳互根互用是指阴阳之间相互依存、相互资生、相互为用的关系。阴阳学说认为阴阳两个方面不仅是相互对立、相互制约的，而且又是相互依存、相互为用的。阴依存于阳，阳依存于阴，双方均以对方存在为自己存在的前提，任何一方都不能脱离另一方而单独存在，即"阳根于阴，阴根于阳，无阳则阴无以生，无阴则阳无以化"。如上为阳，下为阴，没有上，则无所谓下；没有下，也无所谓上。又如气和血，气无形属阳，血有形属阴，气能生血，血能生气，说明了阴阳双方相互资生、促进和助长。《素问·阴阳应象大论》所说的"阴在内，阳之守也；阳在外，阴之使也"，就是对阴阳互根互用的高度概括。就机体的生理活动而言，物质属阴，功能属阳，物质是生命的基础，功能是生命的主要标志。物质是功能的基础，功能则是物质的反映。脏腑功能活动健全，就会不断地促进营养物质的化生，而营养物质充足，才能保护脏腑功能活动的平衡。如果人体阴阳的互根关系遭到破坏，阴阳双方就失去了互为存在的条件，有阴无阳谓之"孤阴"，有阳无阴谓之"独阳"，"孤阴不生，独阳不长"，机体的生生不息之机也就遭到破坏，甚至导致"阴阳离决，精气乃绝"。

（三）消长平衡

消，即减少；长，即增加。阴阳消长平衡是指对立的阴阳双方不是静止不变的，而是处于不断的增长和消减运动变化过程中，即阴阳双方始终处于"阴长阳消"或"阳长阴消"的运动中，并在这种消长变化的过程中，维持着相对平衡。以一年四季气候变化为例，从冬至春及夏气候由寒转暖变热，这是"阳长阴消"的过程；从夏至秋及冬气候由热转凉变寒，这是"阴长阳消"的过程，但总体上一年中阴阳还是处于相对平衡状态的。阴阳双方在彼此消长的动态过程中保持相对的平衡，从而维持人体动态平衡的生理活动过程。如果阴阳的消长变化超出了一定限度，阴阳的动态平衡就会遭到破坏，出现阴阳某一方面的偏盛或偏衰，于是人体生理动态平衡失调，疾病就由此而生了。

（四）相互转化

转化即转换、变化，指矛盾的双方经过斗争，在一定条件下可以各自向其相反的方向转化。阴阳转化指阴阳对立的双方在一定条件下的相互转化，即阴可以转化为阳、阳可以转化为阴。阴阳的对立统一包含着量变和质变。事物的发展变化，表现为由量变到质变，又由质变到量变的互变过程。如果说"阴阳消长"是一个量变过程，那么"阴阳转化"便是一个质变过程。阴阳转化是事物运动变化的基本规律。在阴阳消长过程中，事物由"化"至"极"，即发展到一定程度，超越了一定的限度必然向着相反的方面转化。

阴阳的转化必须具备的条件，即事物变化的"物极"阶段，中医学称之为"重"或"极"。《素问·阴阳应象大论》说"重阴必阳，重阳必阴""寒极生热，热极生寒"。不具备这样的条件，二者就不能各自向相反的方向转化。阴阳的消长（量变）和转化（质变）是事物发展变化全过程密不可分的两个阶段，阴阳消长是阴阳转化的前提，而阴阳转化则是阴阳消长的必然结果。

总之，阴阳之间既相互对立，又相互统一。阴阳的对立制约、互根互用说明了事物之间相反相成的关系，阴阳的消长平衡及相互转化则是事物运动变化的两种形式。

三、阴阳学说在中医学中的应用

阴阳学说贯穿于中医药学理论的各个方面，用来阐明人体的组织结构、生理功能、病理变化，并指导疾病的诊断和防治。

（一）说明人体的组织结构

《素问·宝命全形论》说："人生有形，不离阴阳。"人体是一个有机整体，组成人体的所有脏腑、经络、形体、组织，既是有机联系的，又都可以根据其所在部位、功能特点划分为相互对立的阴阳两部分（表2-2）。

表2-2　人体组织结构阴阳属性归类表

属性	部位					脏腑组织		
阳	上部	体表	四肢外侧	背腰	六腑	心肺	心阳	皮毛
阴	下部	体内	四肢内侧	胸腹	五脏	肝脾肾	心阴	筋骨

（二）说明人体的生理功能

人体的生命过程是由精所化生之气来推动和调控的。人体之气，因不同的功能作用而分为阴气和阳气。阴气主凉润、宁静、抑制、沉降；阳气主温煦、推动、兴奋、升发。人体内阴阳二气的相互作用，推动着人体内物质与物质、物质与能量之间的相互转化，推动和调控着人体的整个生命进程。人体正常的生理功能就是机体阴阳双方保持着对立统一协调平衡的结果。例如构成人体的物质属阴，人体的生理功能属阳。人体的生理活动是以物质为基础的，没有物质就无以化生功能；而功能活动的结果又不断促进物质的新陈代谢。所以人体物质与功能的关系就是阴阳之间相互依存、相互消长的关系。如果两者不能相互为用，甚至分离，就会产生疾病，甚至死亡。正如《素问·生气通天论》所说："阴平阳秘，精神乃治；阴阳离决，精气乃绝。"

（三）说明人体的病理变化

阴阳的平衡协调，是人体生理活动的基础，是人体健康的保证。疾病是致病因素作用于人体而引起体内阴阳协调平衡状态被破坏的过程，故阴阳失调是疾病发生的基本病机之一，正如《素问·著至教论》说："合而病至，偏害阴阳。"

疾病的发生关系到人体的正气和邪气两个方面，正气分阴阳，包括阴气与阳气；邪气也分阴阳，包括阴邪和阳邪。由于阴阳之间存在着相互制约的关系，故当阳亢盛时必然会损耗阴，阴亢盛时必然会损耗阳，即所谓"阳胜则阴病""阴胜则阳病"。邪气中的阳邪致病，就会出现阳偏盛的实热证；阴邪致病，就会出现阴偏盛的实寒证，即"阳胜则热，阴胜则寒"（《素问·阴阳应象大论》）。正气中的阳气虚则不制阴，而出现虚寒证；阴液不足则不制阳，而出现虚热证，即"阳虚则外寒，阴虚则内热"（《素问·调经论》）。故无论疾病的病理变化如何复杂，都可以用阴阳失调来概括（表2-3）。

1. 阴阳偏盛　盛指邪气盛，指属于阳或阴任何一方高于正常水平的病理状态。

2. 阴阳偏衰　衰指正气不足，指属于阳或阴任何一方低于正常水平的病理状态。

表2-3　阴阳学说说明人体的病理变化

病理机制		症状表现	证候	病理概括
偏盛	阳偏盛	壮热、烦渴、面红、目赤、苔黄、脉数	实热证	阳胜则热
	阴偏盛	形寒、肢冷、蜷卧、舌淡而润、脉迟	实寒证	阴胜则寒
偏衰	阳偏衰	喜静蜷卧、小便清长、下利清谷、脉微细	虚寒证	阳虚则寒
	阴偏衰	潮热盗汗、颧红、五心烦热、舌红少苔、脉细数	虚热证	阴虚则热

（四）用于疾病的诊断

《素问·阴阳应象大论》说："善诊者，察色按脉，先别阴阳。"疾病的病理机制在于阴阳失调，故虽然疾病的临床表现错综复杂，千变万化，但都可以用阴证或阳证加以概括。诊察疾病时，若能运用阴阳两分法，就能抓住疾病的本质。正如《景岳全书·传忠录》说："医道虽繁而可以一言蔽之者，曰阴阳而已。故证有阴阳，脉有阴阳，药有阴阳……设能明彻阴阳，则医理虽玄，思过半矣。"（表2-4）。

表2-4　症状体征病证阴阳属性归类表

属性	望诊	闻诊	问诊	切诊	病证
阳	面部色泽鲜明	声音洪亮高亢	身热，渴喜冷饮	浮、滑、数	表证、实证、热证
阴	面部色泽晦暗	声音低微断续	身寒，口润不渴	沉、迟、涩	里证、虚证、寒证

（五）指导疾病的防治

1. 确定治疗原则　疾病产生的根本病机是阴阳失调，因此"调整阴阳，补其不足，损其有余"，恢复阴阳的相对平衡，是治疗疾病的基本原则，即对于阴阳偏盛者应"损其有余"，对于阴阳偏衰者应"补其不足"。如阴偏盛导致的实寒证，宜用温热性质的药物和食物以制其阴，即"寒者热之"；阳偏盛导致的实热证，宜用寒凉性质的药物和食物以制其阳，即"热者寒之"。而对于阴液不足造成的虚热证，当选用滋阴的药物和食物以补其阴，即"壮水之主，以制阳光"；阳气不足造成的虚寒证，当选用温补阳气的药物和食物以补其阳，即"益火之源，以消阴翳"。

2. 指导养生　养生最根本的原则就是要"法于阴阳"，即遵循自然界阴阳变化的规律来调理人体之阴阳。正如《素问·四气调神大论》说："春夏养阳，秋冬养阴，以从其根，故与万物沉浮于生长之门"，指出了调养四时阴阳的基本原则，从而使人体内的阴阳变化与自然界的阴阳变化保持协调统一，以延年益寿。

（六）归纳药物的性能

药物的四气、五味和升降浮沉，皆可用阴阳来归纳说明（表2-5）。

表 2-5　药物性能的阴阳属性归类表

属性	四气	五味	升降浮沉
阳	温、热	辛、甘	升、浮
阴	寒、凉	酸、苦、咸	沉、降

第二节　五行学说

五行学说和阴阳学说一样，也是一种古代的哲学理论，是古人认识自然、解释自然和探索自然规律的一种世界观和方法论。五行学说认为，宇宙间的一切事物都由木、火、土、金、水五种物质所构成，事物的发展变化，都是这五种物质不断运动和相互作用的结果。古人将五行学说与医学相结合，主要阐述了人体脏腑生理、病理及其与外在环境的相互关系，从而指导临床疾病的诊断和治疗。

一、五行的概念

（一）五行的含义

"五"是指木、火、土、金、水五种物质；"行"即运动变化。五行，即指木、火、土、金、水五种物质的运动变化。

五行的最初含义与"五材"有关，即木、火、土、金、水五种人类生产和生活中最为常见的物质。人类对五行的认识，经历了一个漫长的过程，是伴随着人类的不断进化以及对每种物质的发现和应用逐步形成和完善起来的。《尚书》中说："水火者，百姓之所饮食也；金木者，百姓之所兴作也；土者，万物之所资生，是为人用。"后来古人将木、火、土、金、水不断地引申，所以五行学说中的"五行"已经超越了木、火、土、金、水这五种物质本身，具有了更为广泛、更为抽象的含义，古人以这五种物质的抽象特性来归纳事物或现象的属性，并以其属性之间的生克、乘侮等关系来论述和推演事物或现象之间的相互关系及运动变化规律从而形成五行学说。

（二）五行的特性

古人通过长期的生活和生产实践，对木、火、土、金、水五种物质悉心观察，在直观的朴素认识基础上，逐步引申概括而逐渐形成了五行的特性。

1. 木的特性　"木曰曲直"。曲，屈也；直，伸也。曲直，即指树木的枝条具有曲直向上、向外舒展的特性，进而引申为凡具有生长、升发、条达、舒畅等性质或作用的事物和现象均归属于木。

2. 火的特性　"火曰炎上"。炎即炎热；上指上升。炎上，即指火具有温热、上升的特性。进而引申为凡具有温热、向上等性质或作用的事物和现象均归属于火。

3. 土的特性　"土爰稼穑"。爰通曰。稼，指种植谷物；穑指收获谷物。稼穑，即指土有播种和收获庄稼、生长万物的作用。进而引申为凡具有生化、承载、受纳等性质或作用的事物和现象均归属于土。

4. 金的特性　"金曰从革"。从，由也；革，即变革。从革，即指顺从、变革。说明金的产生是通过变革而实现的。金质地沉重，且常用于杀戮。进而引申为凡具有收敛、肃杀、下降、清洁等性质或作用的事物和现象均归属于金。

5. 水的特性　"水曰润下"。润，即滋润、濡润；下，指下行、向下。润下即指水具有滋润下行的特性，进而引申为凡具有寒凉、滋润、下行等性质或作用的事物和现象皆归属于水。

（三）事物属性的五行归类

五行学说对事物属性的归类以天人相应为指导思想，以五行为中心，以空间结构的五方、时间结构的五季、人体结构的五脏为基本框架，采用取象比类法、推演络绎法将自然界的各种事物和现象以及人体的生理病理现象，按其属性进行归纳（表2-6），并借以阐释人体脏腑组织的生理病理现象及其与外界环境之间的相互关系。

表2-6　事物属性的五行归类表

自然界						五行	人体					
五方	五季	五气	五化	五色	五味		五脏	五腑	五官	五体	五志	五液
东	春	风	生	青	酸	木	肝	胆	目	筋	怒	泪
南	夏	暑	长	赤	苦	火	心	小肠	舌	脉	喜	汗
中	长夏	湿	化	黄	甘	土	脾	胃	口	肉	思	涎
西	秋	燥	收	白	辛	金	肺	大肠	鼻	皮毛	悲	涕
北	冬	寒	藏	黑	咸	水	肾	膀胱	耳	骨	恐	唾

取象比类法又称直接归类法。"取象"，即是从事物或现象的象（性质、作用、形态等）中找出能反映其本质的特有征象；"比类"，即将事物或现象的特有征象与五行各自的特性相比较，以确定其五行的归属。以方位配属五行为例，旭日东升，与木的升发特性相类，故东方属木；南方炎热，与火的炎上特性相类，故南方属火；日落于西，与金的肃降特性相类，故西方属金；北方寒冷，与水的寒凉特性相类，故北方属水；中央地带土地肥沃，万物繁茂，与土的生化特性相类，故中央属土。但是直接归类法是以事物或现象的部分特性与五行特性相类比而得出的推断，不是必然的，存在着一定的局限性。

推演络绎法又称间接归类法，即根据已知的某些事物或现象的五行属性，推演与此事物或现象相关的其他事物或现象的五行属性的认知方法。如秋季万物萧条，类金之降，故属金，因秋季气候干燥，故燥也就归属于金。又如肝属木，由于肝合胆，主筋，其华在爪，开窍于目，故经推演络绎，胆、筋、爪、目皆随之属于木。

二、五行学说的主要内容

五行学说并不是静止地、孤立地将事物或现象归属于五行，而是以五行之间的相生、相克关系为依据，探索阐释事物之间的相互资生和相互制约的协调平衡关系。同时，还以五行间的相乘和相侮关系为依据，探索阐释事物之间的协调平衡被破坏后的异常现象。其基本内容包括以下三个方面。

（一）五行的生克和制化

1. 相生　生，即资生、促进、助长之意。五行相生是指五行之间存在着有序的递相资生、助长和促进的关系。五行相生的次序是：木生火，火生土，土生金，金生水，水生木（图2-2）。在五行相生关系中，任何一行都存在"生我"和"我生"两个方面的关系，即"母子"关系，"生我"者为"母"，"我生"者为"子"。以土为例，火生土，故火为土之母；土生金，则金为土之子。余可类推。

2. 相克　克，即制约、克制、抑制之意。五行相克是指五行之间存在着有序的制约、克制的关系。五行相克的次序是：木克土，土克水，水克火，火克金，金克木（图2-2）。在相克关系中，任何一行都存在"我克"和"克我"两个方面的关系，即"所胜"和"所不胜"的关系。"我克"者为我"所胜"，"克我"者为我"所不胜"。以木为例，金克木，故"克我"者为金，金为木之"所不胜"；木克土，故"我克"者为土，土为木之"所胜"。余可类推。

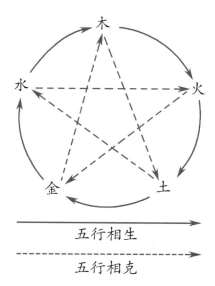

五行相生

五行相克

图2-2　五行相生相克示意图

3. 制化 制，指制约、克制。化，指化生、变化。五行制化是指五行之间既相互资生，又相互制约，维持着事物在平衡协调状态下的发展变化。在五行相生相克关系中，任何一行都有"生我""我生""克我""我克"四个方面的关系，相生与相克是不可分割的两个方面。没有生，就没有事物的发生与成长；没有克，就不能维持事物之间的平衡协调关系。五行之间通过这种生中有制，制中有生，相互化生，相互制约的生克关系，维持和促进事物整体的动态平衡，协调发展。正如《类经图翼》说："造化之机，不可无生，亦不可无制。无生则发育无由，无制则亢而为害。"

（二）五行的相乘与相侮

1. 相乘 乘，乘虚侵袭，即以强凌弱之意。相乘，是指五行中某一行对所胜一行的过度克制。五行相乘的次序与相克相同，即木乘土，土乘水，水乘火，火乘金，金乘木（图2-3）。

导致相乘的原因有"太过"与"不及"两种情况。一是五行中某一行过度亢盛（太过），对其"所胜"一行克制太过，使其虚弱。以木克土为例，木过度亢盛，而土虽不虚，但难以承受木的过度克制，造成土的不足，即为"木旺乘土"。二是五行中某一行过于虚弱（不及），难以抵御其"所不胜"一行的正常限度的克制而更加虚弱。以木克土为例，正常情况下，木克土，以维持木土之间的相对平衡。如果土自身不足，木虽然属于正常水平，但仍可出现木对土的克制力量相对太过使土更加不足，即为"土虚木乘"。

2. 相侮 侮，为欺侮、欺凌之义。相侮是指五行中某一行对其所不胜一行的反向克制，即反克，又称"反侮"。五行相侮的次序与相克、相乘的方向相反，即木侮金，金侮火，火侮水，水侮土，土侮木（图2-3）。

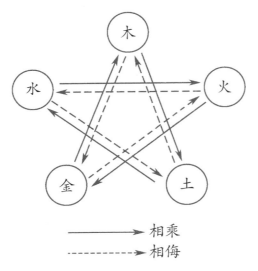

—————▶ 相乘
------------▶ 相侮

图2-3 五行相乘相侮示意图

导致相侮的原因，也有"太过"与"不及"两种情况。一是太过所致的相侮，是指五行中的某一行过于强盛，使其"所不胜"一行不仅不能克制它，反而受到它的反向克制。如正常情况是金克木，但由于木过度亢盛，则金不仅不能克制木，反而被木所欺侮，使金受损，即"木侮金"。二是不及所致的相侮，是指五行中的某一行过于虚弱，不仅不能制约其"所胜"的一行，反而受到其"所胜"一行的"反克"。如正常情况下金克木，但当金过度衰弱时，则金不仅不能去克木，反而受到木的反侮，即"金虚木侮"。

相乘和相侮都是五行之间关系的异常变化，两者既有区别又有联系。区别在于两者发生的顺序不同；联系是相乘和相侮可同时发生。如木气过亢时，不仅会过度克制其所胜之土（相乘），而且可以恃己之强反向克制己所不胜之金（相侮）；反之，木气虚弱时，则不仅金来乘木，而且其所胜之土也乘其虚而反侮之。

（三）五行的母子相及

母子相及是五行相生异常的变化，包括母病及子和子病及母。

1. 母病及子　指由于五行中的某一行异常，导致其子一行也异常，出现母子皆异常的现象。母病及子的常见规律是：母行虚弱，导致子行亦不足，最终母子两行皆不足。如水生木，水为母，木为子，若水不足则无以生木，导致木亦不足，水竭木枯，母子俱衰。

2. 子病及母　指由于五行中的某一行异常，导致其母一行也异常，出现母子皆异常的现象。子病及母的常见规律有三种：一是子行亢盛，导致母行亦亢盛，最终子母两行皆亢盛，即"子病犯母"；二是子行亢盛，损伤母行，导致子盛母衰，即"子盗母气"；三是子行虚弱，累及母行，导致母行亦不足，最终子母俱虚。

五行的相生相克维持和促进事物整体的动态平衡，协调发展，属于正常现象，在中医学中主要用来说明人体的生理功能；五行相乘相侮和母子相及破坏了事物整体的动态平衡，属于异常现象，在中医学中主要用来阐释人体的病理变化。

三、五行学说在中医学中的应用

在中医学中，主要以五行的特性来分析归纳人体脏腑组织器官的生理功能，以五行的生克制化关系来分析研究脏腑组织器官之间的相互关系，以五行的相生异常和乘侮关系来阐释脏腑病变之间的相互影响，并指导疾病临床诊断及防治。

（一）说明五脏的生理功能及相互关系

1. 说明五脏的生理功能　五行学说将人体的五脏分别归属于五行，五脏又联系着相关的五体、五官、五志、五液等，从而把机体各部分联结在一起，形成以五脏为中心的有机体，体现了人体的整体观。如木有生长、升发、条达的特性，而肝性喜条达而恶抑郁，具有疏泄的功能，故肝属木；火性温热上炎，而心阳有温煦之功，故心属火；土性敦厚，生化万物，而脾为气血生化之源，可运化水谷，化生营养物质以养脏腑形体，故脾属土；金性清肃、收敛，而肺气肃降，故肺属金；水有滋润、下行、闭藏的特性，而肾藏精，主水，故肾属水。

2. 说明五脏间的相互关系　五行学说以五行生克制化理论，阐释机体五脏生理功能之间相互资生和相互制约的关系，进一步体现了人体的整体观。如肾水之精以养肝血；肝木藏血以济于心；心火之热以温脾土；脾土运化水谷，化生精微以充肺金；肺金清肃下行，通调水道以助肾水，这就是五脏相互资生的关系。又如肝木之条达疏泄，可防脾土壅郁；脾土之运化水液，可防肾水泛滥；肾水之滋润上济可防心火亢盛；心火之阳热，可制约肺气清肃太过；肺之清肃下行，可抑制肝阳上亢，这就是五脏相互克制的关系。

（二）说明五脏病变的相互影响

脏腑在病变情况下可以相互影响，即本脏之病可以传至他脏，他脏之病亦可以传于本脏。从五行规律来说，五脏之间病理上的传变主要体现于五行相生的母子关系及五行相克的乘侮关系。

1. 相生关系的传变　是指病变顺着或逆着五行相生次序的传变。包括"母病及子"和"子病及母"两个方面。如肾水不足，不能滋养肝木，而致肝肾阴虚，肝阳上亢证，即属母病及子的传变。又如心血不足，日久可累及肝血亦亏而致心肝血虚证，即属子病及母的传变。

2. 相克关系的传变　是指病变顺着或逆着五行相克次序的传变。包括"相乘"和"相侮"两个方面。如肝气郁结的病人出现脘腹胀满疼痛、呕吐、腹泻等脾不运化的症状，即为肝郁乘脾的木乘土现象。又如肝火炽盛的病人出现咳嗽、咯血、胸痛等肺失宣肃的症状，即为肝火犯肺的木侮金现象。

疾病的发生、发展与受邪的性质、患者体质的不同、不同疾病自身规律差异密切相关，故疾病的五脏病变相互影响并不一定完全符合五行的生克传变规律，应具体病情具体分析，不可生搬硬套。

五行学说在现代临床的应用举例

临床常见的支气管扩张症，病位虽在肺，但常因肝气郁结、气急上逆、化火灼肺而见咯血，则为木火刑金（即木旺侮金）；浅表性胃炎，病位虽在胃，但常因肝郁气滞，影响脾胃消化吸收而见胃疼、胃胀，则为木郁乘土。

（三）用于疾病的诊断

人体是一个有机整体，人体内脏功能活动及其相互关系的异常变化，可以从病人的面色、声音、口味、脉象等方面反映出来，"有诸形于内，必形于外"，故曰"视其外应，以知其内藏，则知所病矣"（《灵枢·本藏》）。由于五脏与五色、五音、五味等都归属五行，而五行中同一行的事物之间有着一定的联系，故某一行的内脏有病时，可影响到同行中的其他方面。

五行学说在中医疾病诊断方面的应用主要在于分析四诊所收集的资料，依据五行属性归类和五行生克乘侮规律来推断病情。如面见青色，喜食酸味，脉见弦象，可诊断为肝病；面色赤口味苦，舌尖红，脉洪数，可诊断为心病；肺病之人，面见红色，为心病传肺（火乘金）；脾虚病人，面见青色，口泛酸水，为肝病传脾（木乘土）。

疾病的表现是千变万化的，所以在诊断疾病时不能仅依据五脏的五行属性归类及生克乘侮来诊断，必须坚持"四诊合参"，以免贻误正确的诊断和有效的治疗时机。

（四）指导疾病的防治

1. 指导应时养生　如春天护肝，夏天护心，长夏养脾，秋天养肺，冬天养肾。

2. 控制疾病传变　根据五行生克乘侮的理论，一脏受病可波及他脏，他脏受病亦可传及本脏。因此，在临床上除了对本脏疾病进行适当处理外，还应根据五行生克乘侮关系考虑到与其相关的脏腑，调整各脏腑之间的相互关系，以控制或预防疾病的传变。如太过者泻之，不及者补之，以控制其传变，有利于人体恢复正常的功能活动。如"见肝之病，知肝传脾，当先实脾"。

3. 确定疾病的治则治法

（1）根据五行相生规律确定治则和治法：治则主要是"补母"和"泻子"，即所谓"虚则补其母，实则泻其子"（《难经·六十九难》）。所谓补母，主要用于母子关系的虚证，如肾阴不足，不能滋养肝木，而致肝阴不足者，除了用补肝阴的药物外，还应配合使用补肾阴的药物，即通过"水生木"的机制来补益肝阴。所谓泻子，主要用于母子关系的实证。如肝火炽盛，有升无降，出现肝实证时，除了用泻肝火的药物外，还可加泻心火的药，以清除亢盛的肝火。常用的治法包括滋水涵木、培土生金、金水相生、益火补土、肝火泻心等。

（2）根据五行相克规律确定治则和治法：治则主要是"抑强"和"扶弱"。所谓"抑强"，主要用于某一行太过引起的相乘与相侮，如肝木旺盛乘脾土，出现肝脾不调之证，治疗应以疏肝泻肝为主，此乃抑强；"扶弱"主要用于某一行不及引起的相乘与相侮，如肺气虚弱，不仅不能克制肝木，反而被肝木反侮，属"金虚木侮"，治疗应以补益肺气为主，此乃扶弱。常用的治法包括：抑木扶土、泻南补北、培土制水、佐金平木等。

（3）指导脏腑用药：不同的中药有不同的颜色与气味。药色有青、赤、黄、白、黑五色；药味有酸、苦、甘、辛、咸五味。按照五行归属理论，则青色、酸味入肝；赤色、苦味入心；黄色、甘味入脾；白色、辛味入肺；黑色、咸味入肾。如白芍味酸入肝经以补肝；麻黄味辛入肺经以宣肺平喘；白术色黄味甘入脾经以健脾益气等。但这种用药方法是较片面的，临床用药时除色味外，还必须结合药物的四气和升降浮沉等理论综合分析，辨证应用。

章末小结

阴阳五行学说是中医基础理论的哲学基础，是中医理论体系的重要组成部分。本章讲述了阴阳与五行的概念、特性，阴阳五行学说的主要内容，并用阴阳五行学说理论阐述了人体的生理功能、病理变化及在疾病诊治方面的应用。

思考题

1. 阴阳学说的基本内容是什么？
2. 如何用阴阳学说说明人体的病理变化？
3. 五行的特性是什么？
4. 五行学说的基本内容是什么？

（杨 玲）

第三章
藏　象

学习目标

知识目标：

- 掌握五脏的生理功能及生理联系；精、神、气、血、津液的概念；气的运动；气、血、津液的功能；气与血的关系。
- 熟悉六腑的生理功能；脏与脏之间的关系；气的来源和生成及分类；血的生成及循行。
- 了解奇恒之腑的功能；腑与腑之间的关系；脏与腑之间的关系；精的生成、藏泄及功能；神的生成及功能；津液的代谢；精、气、神之间的关系；气与津液的关系；精、血、津液之间的关系。

能力目标：

- 具有辨别各脏腑功能是否正常的能力。能够判断人体气血功能、运行是否正常，能灵活应用精、神、气、血、津液之间的关系来说明病理变化和指导临床治疗。

素质目标：

- 在教学过程中，引导学生自主思考，注重培养学生的学习兴趣。学生以大医精诚为职业道德准则，形成中医学的思维模式，树立以五脏为中心的整体观念。

📥 情境导入

情境描述：

　　小李是新到药店的药剂专业实习生，今天有位读高中的陈同学来药店买药。陈同学咨询小李，最近她老是心情不好，对任何事情都失去兴趣，原来唱歌是最喜欢做的事情，现在也不想唱了，并且在学习时注意力总是不能集中，眼看期末考试就要到了，心里着急，特地来药店看看有什么中成药可以改善下心情。

学前导语：

中医认为人是以五脏为中心的整体，人体的生理功能、情志、官窍、形体、经络都与五脏相关。那么，情境描述里陈同学的症状到底是哪个脏器出现问题？带着这个疑问，让我们马上进入这章内容的学习吧。

藏象起源于《黄帝内经》。"藏"通"脏"，指藏于体内的脏腑器官。"象"指脏腑的形态结构及反映于外的征象。藏象指藏于体内的脏腑及表现在外的生理、病理现象。藏象包括三个内容：一是脏腑的生理功能及脏腑之间的关系；二是由脏腑化生的精、气、血、津液等基本物质，以及基本物质间的相互关系；三是经络将脏腑、官窍、皮肉筋骨、基本物质等联系起来，形成以五脏为中心的有机整体。

第一节　脏腑

脏腑是人体内脏器官的总称，包括五脏、六腑、奇恒之腑三大类。五脏，即心、肝、脾、肺、肾，五脏的共同生理功能是化生和贮藏精气。六腑指胃、小肠、大肠、胆、膀胱、三焦，六腑的共同生理功能为受纳水谷和传化糟粕。奇恒之腑因为功能似脏，形体似腑，所以与六腑不同，包括脑、髓、骨、脉、胆、女子胞。

一、五脏

（一）心

心位于胸部，外有心包护卫。心为人体生命活动的主宰，故又有"君主之官"之称。心五行属火，与自然界夏气相通。心的生理功能为主血脉、主神志。

1. 心的生理功能

（1）主血脉：心主血脉指心气能调控心脉，并能推动血液在脉管中正常运行。

1）心主血：心主血包括推动血液运行和参与血液生成。血液运行的动力主要来源于心气。心气充沛，推动有力，能将精微物质输送到全身，发挥血液滋润和营养作用。心还参与血液的生成。饮食物经脾胃运化生成营气和津液，营气和津液入脉中，在心阳的作用下变成血液。心气足，能推动血液运行，促进血液生成，全身得到血液润养，则面色红润有光。

2）心主脉：心气能调控心脏的搏动和脉管的舒缩，使脉道通畅。心气旺盛，则心脏搏动规律，脉道舒缩有度，脉道通利，才能将血液输送到全身各脏腑组织器官，维持人体的生命活动。

心主血脉的功能，可以反映在面色、舌象、脉象、胸部感觉等方面。心主血脉的功能正常，则面色红润光泽，舌色荣润，脉象和缓有力、节律均匀，胸部舒畅。心气不足，则面色、舌色皆淡白无华，脉细弱，心悸等。心血瘀阻，则面色暗淡，舌色青紫，脉涩或结代，胸部憋闷刺痛。

（2）主神志：又称心藏神或心主神明。人体的神有广义和狭义之分。广义的神指人体一切生命活动的主宰。狭义指人的意识、思维、性格等精神活动。心主神志，既能主宰人体的生命活动，又能掌控意识精神思维。心主神志的功能正常，则人体各脏腑组织活动正常，神志清晰，反应迅速，思维敏捷。心主神志的功能失常，则人体各脏腑组织活动异常，导致疾病的发生，精神萎靡，失眠多梦，反应迟钝，甚至神志不清。

2. 心的生理联系

（1）在体合脉，其华在面：心与脉道直接相连，全身的血脉都统属于心，所以说心在体合脉。其华在面，指心的光彩在面部表现出来。心主血脉，血脉充盈，则脉搏和缓有力，面色润泽。心血不足，则脉细软，面色淡白。心血瘀阻则面色紫暗，脉结代。

（2）开窍于舌：又称舌为"心之苗"。心经的别络上系于舌，心主血脉和主神志的功能影响到舌，故观察舌的变化可反映心的功能是否正常。舌体淡红，运动灵活，语言流利，味觉正常，则心的功能正常。若舌体淡白，则心血不足。若舌色鲜红，口舌生疮，则心火上炎。若舌体强硬，语言不清则心神失常。

（3）在志为喜：适度的喜悦情绪有利于心的功能，使气血运行通畅，情志舒畅。过度的喜乐，则可导致心神涣散，耗伤心神而注意力不集中。

（4）在液为汗：汗液的生成和排泄与心的功能关系密切。"血汗同源"，血液与津液互相转化，汗出过多，津液损伤，可致心血不足，出现心悸等症状。心主神志，能调节汗液的生成与排泄。心气不足则自汗，心阴虚则盗汗，心阳暴脱则大汗淋漓。

心包络

　　心包络，又称"心包"，是心外面的包膜。心包络有保护心脏、代心受邪的作用。中医认为心为君主之官，病邪不能直接侵犯。所以当外邪侵袭时，首先侵犯心包络。如外感热病导致神昏谵语等，称为"热入心包"；痰浊引起神志模糊、痴呆等病证，称为"痰蒙心包"。

（二）肺

　　肺位于胸腔，左右各一，与心同居膈上，故称"相傅之官"。肺居其他脏腑之上，有"华盖"之称。肺上通鼻窍，易感受外邪，故称"娇脏"。肺五行属金，与自然界秋气相通。肺的生理功能为主气司呼吸，主宣发肃降，主通调水道，朝百脉主治节。

　　1. 肺的生理功能

　　（1）主气司呼吸：包括主呼吸之气和主一身之气。

　　1）主呼吸之气：指肺通过呼吸运动，吸入清气，呼出浊气。肺主呼吸功能正常，则呼吸调匀。若肺失呼吸则出现胸闷、气促、呼吸无力、气息微弱等症状。

　　2）主一身之气：肺通过呼吸参与气的生成和全身气机的调节。肺通过吸入清气，参与宗气的生成，宗气能助肺司呼吸，助心行气血，资助元气，是一身之气的重要组成部分；再者，肺有节律的呼吸运动，带动全身之气的升降出入，从而调节全身气机，所以肺主一身之气。

　　（2）主宣发肃降：宣发是宣通、布散的意思，指肺气向上向外的布散作用。肃降是清肃、下降的意思，指肺气具有向下向内通降肃清的作用。

　　肺主宣发主要表现在呼出浊气，将精微及津液布散到全身，宣发卫气三个方面。若肺气失宣，则出现呼气不畅、皮毛干枯、恶寒无汗、畏寒自汗等症状。

　　肺主肃降主要表现在吸入清气，将精微及津液向下布散，肃清气道三个方面。若肺失肃降，则出现吸气困难、咳喘、痰嗽等症状。

　　（3）主通调水道：是指肺通过宣发肃降运动，达到推动和调节水液代谢的作用。肺主宣发，将水液向上向外输布，推动水液布散，并通过呼气和排汗调节水液的排泄。肺主肃降，将水液向下向内输布，并使浊液下输于肾，经过肾的气化，形成尿液，排出体外，参与水液调节。因为肺居高位，故称肺为"水之上源"。若肺失宣降，通调水道功能失常，则出现痰饮、水肿、小便不利的症状。

　　（4）朝百脉，主治节：肺朝百脉指全身血液通过血脉汇聚于肺，经肺主呼吸，完成清浊之气的交换，将含有大量清气的血液输送至全身。肺司呼吸，主一身之气，能辅助心气推动血液运行，所以肺朝百脉具有助心行血的作用。若肺气壅滞或虚弱，导致血行不畅，可见胸闷心悸、唇青舌紫等症状。

主治节，是指肺有调节全身气、血、津液的作用。肺主治节主要表现在司呼吸、调节全身气机、调节水液代谢、助心行血等四个方面。

2. 肺的生理联系

（1）在体合皮，其华在毛：肺主宣发，将精微及卫气输布至皮毛，使得皮毛润泽，卫气充养肌表，抵御外邪。肺气不足，则肌表失养，皮毛枯槁，卫外不固，容易感受外邪，恶风自汗。

（2）开窍于鼻：鼻通过喉与肺相连。肺主宣发肃降影响鼻的通气和嗅觉的功能。肺气宣发肃降正常，则鼻窍通畅，呼吸自如，嗅觉灵敏。肺失宣降，则鼻塞流涕，呼吸不利，嗅觉不灵。

（3）在志为悲：过度悲忧易消耗人体正气，肺主一身之气，所以悲忧易伤肺气，出现气短乏力，甚至抗邪的能力下降，容易感受外邪而发病。

（4）在液为涕：涕是鼻窍的分泌物，有润泽鼻窍的作用。肺气宣发，鼻涕分泌适中，润泽鼻窍。若风寒袭肺，鼻塞流清涕；若痰热壅肺，则鼻涕黄浊臭秽；若燥邪伤肺，则鼻腔干燥。

🔍 案例分析 ··

男孩，4岁。近一年来经常鼻塞流清涕，打喷嚏，以晨起为甚，遇到气候转冷，症状加重，伴有双目乏神，日间汗出较多，平素容易感冒。

上述病例的病位主要在哪个脏腑，分析疾病发生的原理。

如果该病例还有精神疲惫，食欲不振，腹胀等症状，那么还需要考虑哪些脏腑的功能是否健旺？

··

（三）脾

脾位于横膈之下，腹腔上部。脾胃同居中焦，称为"仓廪之官"。脾胃运化水谷，化生气血，故又称为"气血生化之源""后天之本"。脾五行属土，与自然界长夏相通。脾的生理功能为主运化、主升清、主统血。

1. 脾的生理功能

（1）主运化：运化，指消化、运送。脾主运化，指脾具有消化饮食物，吸收和转运饮食物中营养物质的功能。

1）运化水谷：脾主运化，能协助胃和小肠的消化，将水谷分为精微和糟粕，并吸收水谷精微，上输于肺，通过肺的宣降布散全身，营养周身。脾气健运，消化、吸收、转输水谷精微的功能正常，则全身得到充足的营养。若脾失健运，则消化、吸收、输送水谷的功能失调，则出现食欲不振、腹胀、便溏、倦怠等症状。

2）运化水液：脾具有吸收、运送水液的功能。脾位于中焦，能将水液上输于肺，将浊液下达于肾，是水液转输的枢纽。当脾失健运，运化水液的功能失常，可出现水液内停导致痰饮、水肿、肥胖等。

（2）主升清：升，为上升之意；清，为清阳，指水谷精微。脾主升清，一指脾具有将水谷精微上输于心肺及头目，提供营养，维持头目的功能；二指脾能升举内脏，维持内脏器官位置的恒定，防止下垂。若脾气虚弱，清阳不升可出现神疲乏力，头晕目眩，甚至脾气下陷，出现胃下垂、子宫脱垂、脱肛等脏器下垂病证。

（3）主统血：指脾气具有统摄、控制血液在脉管中运行不逸出脉外的功能。脾气健旺，能运化水谷精微，气血生化有源，气血功能正常，则血循正常。脾气虚弱，运化无力，气血生化无源，则血液失去固摄，出现出血，一般血色淡质地稀。

2. 脾的生理联系

（1）在体合肉，其华在唇：脾气运化水谷精微充养肌肉，使肌肉丰满结实。若脾气虚弱，运化失常，则肌肉失养，瘦削无力。口唇主要由肌肉构成，口唇的色泽可反映脾的功能。若脾气健运，则口唇红润有光泽；若脾气不足，则口唇淡白无华。

（2）开窍于口：指食欲、口味与脾的运化功能关系密切，食欲和口味都能反映脾的运化功能是否正常。若脾气健旺，则食欲旺盛，口味正常。若脾气虚弱，运化无力，则食欲不振，口淡无味；脾虚湿蕴则口腻、口甜。

（3）在志为思：思虑过度，影响气的运动，气机不畅，脾气不升，胃气不降，运化失常，则出现不思饮食、腹胀脘痞等症状。

（4）在液为涎：涎是口腔津液中清稀的部分，由脾化生，起到润泽口腔，协助消化的作用。脾气充足，涎液化生适中。脾气虚弱，失其固摄，则涎流出口。若脾胃津液不足，则涎液分泌量少，口干少津。

◎ 案例分析 --

女性,43岁，近半年来食欲不振，食后脘腹胀满，精力不济，经常感觉疲倦乏力，体重减轻5斤（2.5kg），面色暗黄，舌淡白有齿痕。

上述病例的病位主要在哪个脏腑？

如果该女士兼有情绪低落，经常叹气，容易急躁，与人发生矛盾时胃胀加重。请问，这位女士的病情变化跟哪个脏腑有关？

（四）肝

肝位于横膈之下，右胁之内。肝气主升主动，故称为"刚脏""将军之官"。肝五行属木，与自然界春气相通。肝的生理功能为主疏泄、主藏血。

1. 肝的生理功能

（1）主疏泄：指肝能够疏通、调畅全身气的运动。

1）调畅气机：气机，指气的运动。肝气疏发畅泄，促进气的运行，使体内气机通畅。若肝失疏泄，气机郁结，可出现胸胁、乳房、少腹等部位胀痛不舒。若肝气疏泄太过，肝气上逆，可有头目胀痛、面红目赤等症状。

2）调节情志：人的情志活动，除了由心主宰外，也与肝的疏泄功能密切相关。肝气畅达，气血调和，则心情愉快舒畅。若肝气郁结，则心情抑郁，忧愁多虑，善太息。若肝气上逆，则急躁易怒，亢奋易激动。

3）促进脾胃消化：肝主疏泄，调节脾胃气机升降和调控胆汁分泌与排泄，从而促进脾胃的消化和吸收功能。肝失疏泄，影响脾胃消化，可出现胁肋胀痛、腹胀脘痞、嗳气吞酸、食欲不振、口苦、厌食油腻等症状。

4）促进血液和水液的运行：气能运血行津，肝气疏泄，气机调畅，则血液和水液的运行畅达。若肝失疏泄，气机停滞，则血液瘀阻，出现肿块，剧烈痛感，女性痛经或月经延期。肝失疏泄，还可以导致水液代谢障碍，出现痰饮、水肿、臌胀等。

5）调节生殖：女性的排卵和月经来潮，男性的排精与肝气疏泄关系密切。肝失疏泄，女性的经带胎产乳等生理功能均可受到影响；男性则可出现精少或排精不畅。

（2）主藏血：指肝具有贮藏血液、调节血量和防止出血的功能。肝贮藏充足血量，根据生理需求调节人体全身血量。肝藏血，还能涵养肝气，防止肝气疏泄过度导致出血。若肝血不足，可出现两目干涩，视物不清，筋脉拘急，肢体麻木，女性月经量少或闭经。若肝气上逆，则可出现吐血、咯血、衄血等肝不藏血的症状。

2. 肝的生理联系

（1）在体合筋，其华在爪：筋，包括肌腱和韧带，是主司关节运动的组织。肝血足，筋膜得养，关节活动灵活自如，能耐受疲劳。若肝血不足，筋脉失养，则可见关节活动不利，肢体麻木，手足震颤。爪，包括指甲和趾甲，是筋的延续，有"爪为筋之余"的说法。所以爪甲需要肝血的濡养。肝血充足，则爪甲红润坚韧而有光泽。肝血不足，则爪甲软薄易裂，颜色淡白无泽。

（2）开窍于目：目的功能与肝血濡养和肝气疏泄关系密切。肝血充足，肝气调和，则视物清楚，活动自如。若肝血不足，则目失濡养，两目干涩，视物模糊，目眩等。若肝经风热，则目赤痒痛。若肝风内动，则两目上视。

（3）在志为怒：适度有节制的怒志可疏发肝气，但大怒或郁怒都有损于肝。大怒可使肝气升发太过，血随气逆，导致出血或中风昏厥。持续郁怒，则可导致肝气郁结，出现抑郁、叹息、胁肋胀痛等症状。

（4）在液为泪：眼泪具有润养、保护眼睛的功能。肝血化为泪，肝气调节泪液分泌。肝血不足，可见双目干涩。肝经风热可见迎风流泪。

（五）肾

肾位于腰部，左右各一。肾藏先天之精，主生殖，为生命本原，故称为"作强之官""先天之本"。肾五行属水，与自然界冬气相通。肾的生理功能为主藏精、主水、主纳气。

1. 肾的生理功能

（1）主藏精：指肾具有摄纳、贮藏、封藏精气的作用。

肾中之精，包括来源于父母的先天之精，即生殖之精和后天脾胃运化而来的水谷之精，先天之精与后天之精相互资生。

肾精具有促进人体生长、发育、生殖的作用。从幼年开始，肾气逐渐充盈，更换恒牙，头发变得浓密；青春期，肾精更加充盛，体格快速发育，生殖器官开始发育并逐渐成熟，具备生殖能力；老年期，肾精亏虚，形体衰老，生殖能力慢慢减退、丧失。若肾精不足，小儿可见发育迟缓，筋骨痿软；成年人可见生殖功能减退甚至早衰等症状。

肾精还具有调节全身脏腑功能，维持全身阴阳平衡的作用。肾精可分为肾阳、肾阴两方面。肾阳为人体阳气的根本，有温煦、推动全身脏腑组织的作用。肾阴为人体阴液的根本，有濡养、抑制全身脏腑的作用。肾阴肾阳相互制约，调节全身阴阳，保持阴阳相对平衡。肾阳不足，可导致温煦不足，全身脏腑功能减退，表现为虚寒证，可见畏寒肢冷、腰膝酸软、生殖功能减退、小便清长。肾阴不足，可导致全身润养不足，功能亢奋，表现为虚热证，可有潮热盗汗、五心烦热、腰膝酸软、形体消瘦等。

天癸

天癸，男女皆有，是肾中真阴由肾气推动而来，具有促进人体生长、发育和生殖的作用。《素问·上古天真论》："女子七岁，肾气盛，齿更发长。二七而天癸至，任脉通，太冲脉盛，月事以时下，故有子……七七，任脉虚，太冲脉衰少，天癸竭，地道不通，故形坏而无子。丈夫八岁，肾气实，发长齿更。二八，肾气盛，天癸至，精气溢泻，阴阳和，故能有子……七八肝气衰，筋不能动，天癸竭，精少，肾藏衰，形体皆极。八八则齿发去。"

（2）主水：指肾具有主持和调节人体水液代谢的功能，故称肾为"水脏"。肾阴肾阳协同调节水液代谢。肾阳蒸腾，气化清液上输脾肺，下注浊液至膀胱，生成尿液。再者，肾阳司膀胱开合，控制膀胱贮尿和排尿。最后，肾阳为全身阳气的根本，是各脏腑的原动力，肾阳足，肺、脾、三焦等参与水液代谢的脏腑功能正常，则体内水液能正常输布和排泄。若肾阳不足，可见尿少、癃闭、水肿或夜尿频多、小便清长、尿失禁等。

（3）主纳气：指肾具有摄纳肺所吸入的清气，保持呼吸深度，防止呼吸表浅的功能。所以有"肺为气之主，肾为气之根"的说法。若肾气虚衰，摄纳无力，则可出现呼吸表浅、动则气喘的表现。

2. 肾的生理联系

（1）在体合骨，生髓，其华在发：肾藏精，精生髓，人体骨骼依赖骨髓的充养，所以肾主骨。齿与骨同源，故称"齿为骨之余"。髓包括骨髓、脊髓、脑髓，均为肾精化生。肾精足，骨髓充，则精力充沛，思维灵敏，骨骼强健有力，牙齿稳固有光泽。若肾精不足，骨髓空虚，则头晕目眩，思维迟钝，骨软无力，容易骨折，牙齿枯槁，松动早脱。肾藏精，精化血，精血为头发提供营养。肾精充足，精血旺盛，则头发粗壮浓密，乌黑亮泽。若肾精衰少，则头发细软，早白，枯萎，脱落。

（2）开窍于耳及前后二阴：肾精充养于耳，肾精充盈，则听觉灵敏，分辨力高；若肾精不足则听力下降或耳鸣、耳聋。

二阴指前阴和后阴。前阴指尿道和外生殖器，后阴指肛门。肾精及肾气对人体的生殖功能、排尿、排便有调控作用。肾气不足，则生殖功能减退，不孕不育，尿频遗尿或尿少尿闭，大便秘结或久泻、大便失禁。

（3）在志为恐：肾气充足，封藏有度，当人受到惊恐时，虽然有情志反应，但能自我调节控制。若肾气虚弱，则易受惊恐，终日畏惧不安。

（4）在液为唾：唾为肾精所化，出于舌下的金津、玉液两穴，是唾液中稠厚的部分，有润泽口腔，滋养肾精的作用。唾常咽而不吐，能滋养肾精；若多唾、久唾则伤肾精。

🔗 **知识链接** ··

命门

中医有命门一词，有多种见解，普遍的观点认为命门与肾相同，为五脏之根本。肾阳即原阳、真阳，是命门之火；肾阴为原阴、真阴，是命门之水。古代医家强调命门，是重视肾的功能的体现。

二、六腑

六腑指胃、小肠、大肠、胆、膀胱、三焦。六腑的生理特点是传化物而不藏，所以六腑以通为用，以降为顺。

🔗 **知识链接** ··

七冲门

饮食物在体内消化过程中必须经过的七道关卡。《难经·四十四难》："唇为飞门，齿为户门，会厌为吸门，胃为贲门，太仓下口为幽门，大肠、小肠会为阑门，下极为魄门，故曰七冲门也。"

（一）胆

胆位于右胁下，与肝相连，内藏胆汁，故又属于"奇恒之腑"。

（1）贮藏和排泄胆汁：胆汁来源于肝，肝主疏泄能调控胆汁的贮藏和排泄。胆汁具有促进脾胃消化的作用。若肝失疏泄，胆汁排泄不畅，则出现胁肋胀痛、厌食油腻、腹胀腹泻等症状。若肝胆气逆，则可见口苦，呕吐黄绿口水等症。

（2）主决断：指胆具有判断事物、作出决定的作用。胆气足，决事果断，处事勇猛，情志稳定，若受到剧烈的情志刺激，影响小，恢复快。若胆气虚怯，受到不良刺激时，易出现胆怯易惊、善恐、失眠多梦等病变。

（二）胃

胃位于膈下，是消化食物的主要器官。

（1）主受纳水谷：指胃具有接受容纳饮食物的功能，故称胃为"水谷之海""太仓"。若胃气虚弱，不能受纳水谷，可出现食后嗳气、胃胀等症状。

（2）主腐熟水谷：是指胃对饮食物进行初步消化变成食糜，将食糜下传小肠。若胃气虚，腐熟功能下降，则可出现胃脘胀满，纳食减少，嗳腐吞酸等症状。

胃的受纳和腐熟功能除了依赖胃气的通降，还与脾的功能关系密切。脾主升清，吸收、上输食物营养；胃主降浊，消化食物，将食糜往下级消化器官传导，一升一降，协调对水谷的受纳腐熟与运化。

（三）小肠

小肠位于腹中，上与胃相连，下与大肠相接。

小肠的功能是受盛化物、泌别清浊。小肠接受胃下传的食糜，对其进一步消化，分清别浊，吸收水谷精微，并将食物残渣下输大肠。小肠在吸收水谷精微的同时，也吸收大量水液，所以有"小肠主液"的说法。小肠功能失常，可出现腹胀、腹泻、便溏等症状。

（四）大肠

大肠位于腹中，上连小肠，下接肛门。

大肠有传化糟粕的功能。大肠接受小肠下传的食物残渣，吸收水液，形成粪便，排出体外。由于大肠吸收水液，所以称"大肠主津"。若湿热蕴结大肠，传导失常，可有腹痛、里急后重、下痢脓血等。若大肠津亏，肠道失润，则大便燥结。

（五）膀胱

膀胱位于小腹正中。

膀胱的生理功能是贮存和排泄尿液。浊液在肾的气化作用下成为尿液，下输膀胱，肾气调控膀胱贮尿和排尿。若肾的气化失常，膀胱开合失司，则见尿少、癃闭或尿频、遗尿。若湿热之邪侵袭膀胱，可出现尿频、尿急、尿痛等症状。

（六）三焦

三焦，是上焦、中焦、下焦的合称。一般认为三焦为六腑之一，是腹腔中的一个器官。三焦是诸气和水液运行的通道。三焦气化失常，可导致水液代谢障碍，出现水肿、小便不利等症。

三焦也可作为人体上中下三个部位的划分。上焦在膈之上，包括心、肺两脏。上焦的功能主要是布散宣发水谷精微，如雾露滋养全身。中焦指膈以下，脐以上的部位，包括脾、胃、肝、胆。中焦的功能是运化水谷精微和化生气血。下焦在脐以下，包括肾、小肠、大肠、膀胱。下焦的功能为排泄浊阴。

三、奇恒之腑

奇恒之腑是脑、髓、骨、脉、胆、女子胞的总称。这些器官多为中空的管腔或器官，形态似腑，贮藏精气，功能似脏，所以称为"奇恒之腑"。髓、骨与肾关系密切，脉与心相关，胆属于六腑之一，以上四腑均已在相关章节有所叙述，故本节只介绍脑和女子胞。

（一）脑

脑居于颅中，由脑髓汇集而成，故称"髓海"。脑髓与脊髓相通，肾藏精生髓，故脑与肾关系密切。肾精充盈，脑髓充满，脑能正常发挥其生理功能。脑的功能包括主司精神活动和感觉运动两方面。脑髓充足，脑的功能正常，则意识清楚，精神饱满，思维迅速，记忆力好，感觉灵敏，动作灵活。若脑髓空虚，则精神萎靡，思维迟缓，记忆力差，感觉迟钝，动作笨拙，甚至精神错乱。

（二）女子胞

女子胞，位于小腹，膀胱之后，直肠之前，是女性的内生殖器，又称胞宫、子宫、子脏。女子胞具有主持月经和孕育胎儿的功能。女性以血为本，以气为用。肾藏精，主生殖；脾主运化，为气血生化之源，脾能统血；肝主疏泄而调节生殖，主藏血。因此，女子胞的功能与肾、肝、脾关系密切。女子胞与冲、任二脉有密切关系，冲为血海，任主胞胎，同起于胞宫，因此妇科病证的病机常为冲任失调。

四、脏腑之间的关系

人体以五脏为中心，与六腑相配合，以精气血津液为物质基础，通过经络的沟通联系作用，形成一个有机整体。

（一）脏与脏之间的关系

1. 心与肺　心肺同居上焦，心主血，肺主气，心与肺的关系，表现在气与血的关系。血液的运行，需要气的推动，而气必须依赖血的运载。心肺相互配合，保证气血的正常运行。心主血脉，心气能推动血液的运行，肺朝百脉，能助心行血。血液运行，载气同行，维持肺主气的作用，协调肺司呼吸的功能。若肺气虚弱，不能助心行血，可见胸闷气短、心悸胸痛、唇舌青紫等症状。若心血瘀阻，影响肺气宣降，导致胸闷、咳喘等。

2. 心与脾　心与脾的关系，表现在血液的生成和运行两方面。

脾运化水谷，化生精微，转输至心肺，贯注心脉化赤为血。脾气健运，化源充足，则心血充盈。心血充盈，脾有所养，则脾运健旺。若脾气虚弱，血液化生乏源，则心血不足；或思虑过度，暗耗心血，损伤脾气，可有神疲乏力、面色无华、失眠多梦、心悸、健忘等心脾两虚的症状。

血液的运行需要依赖心气的推动作用和脾气统摄血液功能，保证血液在脉中运行通畅而不逸出脉外。若心气不足，推动无力，则心血瘀阻，可见心胸疼痛，口唇青紫。若脾气虚弱，不能统血，则可见出血病证。

3. 心与肝　心与肝的关系，表现在血液运行和精神情志两方面。

心主血脉，心气推动血液运行；肝主疏泄，能促进血液的运行。肝藏血，贮藏血液和调节血量。心血足，肝血旺，肝气疏泄有度。肝气疏泄正常，气血疏通，心能行血。若心血不足，肝血亦虚；肝血虚少，心血亦虚，故常见面色苍白、爪甲淡白、心悸易惊等心肝血虚的症状。

心主神志，主宰全身及精神、意识、情感；肝主疏泄，调畅情志。心血充足，心神得养，有助于肝气疏泄，调畅情志。肝气疏泄，则心情舒畅，心神内守。肝气郁结则心神不安，精神恍惚，情绪抑郁。心肝火旺，则急躁易怒，心烦失眠。

4. 心与肾　心与肾的关系，表现在水火相济和精神互用。

心居于上焦，五行属火，属阳；肾居于下焦，五行属水，属阴。根据上者宜降，下者宜升的规律，心火必须下降于肾，温煦肾阴；肾水必须上济于心，涵养心阳，从而使心肾两脏阴阳调和，此关系称为"心肾相交"或"水火既济"。

肾藏精，心藏神。精是神的物质基础；神主宰人体的生命活动，统率调控精气。若心火独亢，不能下交于肾，或肾水亏虚，不能上济于心，导致"心肾不交"，可出现心悸、怔忡、失眠、心烦、腰膝酸软等症状。

5. 脾与肺　脾与肺的关系，表现在气的生成和水液代谢两方面。

肺主气，司呼吸，吸入自然界清气；脾主运化，生成水谷精微化为谷气。清气和谷气在胸中形成宗气，肺脾两脏协调气的生成。若肺气虚弱或脾气不足可互相影响，导致肺脾气虚，出现神疲乏力，少气懒言，纳食减少，气短自汗，易感受外邪等症状。

肺主宣降，通调水道，为水之上源；脾主运化，是水液代谢的枢纽。脾运化水液，升清至肺，由肺宣发肃降将水液布散至全身。肺脾两脏互相配合，调节水液的输布和排泄。脾失健运，运化失常，水液不化，聚湿成痰，影响肺气宣降，可出现咳喘、痰嗽，故有"脾为生痰之源，肺为贮痰之器"的说法。若肺病日久，通调水道失司，水湿内停中焦，脾阳受伤，出现水肿、腹胀、便溏等症。

6. 肺与肝　肺与肝的关系，表现在调节人体气机方面。

肺主肃降，肝主疏泄。肝气以升发为顺，肺气以肃降为和，肝升肺降，调畅全身气机，调和人体气血。若肝气上逆，致肺失肃降，出现胁肋胀痛，咳嗽咯血等症状。肺失清肃，咳嗽喘促，还可伤及肝阴，导致肝气上逆，出现急躁易怒、头目胀痛等肺病及肝的症状。

7. 肺与肾　肺与肾的关系，表现在呼吸运动、水液代谢、阴液互养三方面。

肺主气，司呼吸；肾为封藏之本，主纳气。肺主肃降，吸入自然界的清气，并由肾摄纳，使清气下纳于肾，保证呼吸深度。肺气肃降，利于肾的纳气；肾能纳气，有利肺气肃降，故有"肺为气之主，肾为气之根"的说法。若肺虚及肾或肾气虚弱，摄纳失常，则可导致气促、呼吸表浅等肾不纳气的症状。

肾主水，为全身阴阳的根本；肺主宣发肃降，通调水道，两者协调体内水液输布和排泄。若肺肾功能失常，水液代谢障碍，可见水肿、咳嗽、气喘不得卧等症。

肾阴为全身阴液的根本，循经上滋肺阴；肺为金，肾为水，金生水，肺阴下养肾阴，金水相生。若肾阴虚弱，肺阴失其濡养；或肺阴不足，损及肾阴，可出现潮热盗汗、腰膝酸软、干咳无痰、声音嘶哑等。

8. 脾与肝　脾与肝的关系，表现在消化和血液循行两方面。

脾主运化，是水谷化生气血的主要脏器；肝主疏泄，调畅气机，协调脾胃升降，调控胆汁的生成与排泄，促进脾胃消化吸收功能。若肝气郁结，失于疏泄，可致脾不健运；若脾失健运，也可影响肝的疏泄功能，出现胁肋胀痛，烦躁易怒或抑郁，善太息，食欲不振，腹胀泄泻等肝脾不和的症状。

肝藏血，能贮藏血液，调节血量；脾为生血之源，主统血，能控制血液，避免出血，两者协调维持血液的正常运行。若脾气虚弱，生血乏源，可致肝血不足；或脾不统血与肝不藏血同时出现。

9. 脾与肾　脾与肾的关系，表现在先后天互相资助和调节水液代谢两方面。

肾藏先天之精，为先天之本；脾主运化，是气血生化之源，为后天之本。肾阳是全身各脏腑的原动力，脾的功能也需要肾阳的推动；脾运化水谷，生成水谷之精，充养肾中之精，故两脏精气互相资生。肾阳不足，不能温煦脾阳，可见畏寒肢冷、腰膝冷痛、五更泄泻、完谷不化等症状。或脾虚日久，伤及肾气，导致脾肾两虚，出现腹胀便溏、虚喘乏力。

脾主运化水液，脾的功能依赖肾的气化和温煦作用。肾主水，调节全身水液，须依靠中焦脾对水液的输布功能。脾肾两脏协调水液代谢。若脾肾阳虚可导致腹部冷痛、水肿、下利清谷等。

10. 肝与肾　肝与肾的关系，表现在精血同源和藏泄互用两方面。

肝藏血，肾藏精，精血互化，所以"精血同源""肝肾同源"。肝血不足与肾精亏虚可互相影响，导致肝肾两虚，出现腰膝酸软、耳鸣耳聋、头晕目眩等症状。肾精不足，损及肝阴，阴不制阳，可见腰膝酸软、潮热、面红、头重脚轻等肝阳上亢的症状。

肾主封藏，肝主疏泄，两者互相协调，藏泄有度，调节女性月经来潮、排卵和男性排精。肝肾藏泄失职，可致妇女月经失调、不孕，男性阳痿、遗精、早泄。

（二）腑与腑的关系

六腑共同的生理特点是传化物而不藏，即传导水谷，吸收营养，排泄糟粕，以通降为用。饮食物入胃，经胃的腐熟，成为食糜，下移小肠，胆汁进入小肠协助消化，小肠泌别清浊，清者为水谷精微被脾转输全身，浊者为食物残渣下降大肠，经大肠传化糟粕，形成粪便排出体外。小肠主液，大肠主津，吸收水液经脾转输，由肺宣降布散全身，废水下降于肾，三焦疏通水道，肾气化清者回输至肺脾，浊者渗入膀胱形成尿液，排出体外。

病理上，六腑可互相影响。胃火炽盛，大肠津液不足，传导失司，致大便秘结。肠燥便秘，可致胃气上逆，出现口气臭秽、嗳气、呕吐等症状。

（三）脏与腑之间的关系

1. 心与小肠　心与小肠通过经络络属形成表里关系。小肠的功能依赖心血的润养，心阳的温煦；小肠泌别清浊，吸收营养经脾上输心肺，充养心脉。心经实火，除有心烦、失眠、口舌生疮外，还可下移小肠，出现尿赤、尿道灼痛等症状。

2. 肺与大肠　肺与大肠通过经络络属形成表里关系。肺气肃降，促进大肠传导，利于排便；大肠传导糟粕，有利于肺气肃降，保持气道干净，维持呼吸功能。肺失宣降，大肠传导失司导致大便秘结。大肠积热，大便不通，可影响肺气宣降，出现咳嗽、胸闷症状。

3. 脾与胃　脾与胃同居中焦，通过经络络属形成表里关系。胃主受纳腐熟，是脾运化水谷的前提；脾主运化，为胃的纳食提供条件和能量。脾主升清，将水谷精微向上输布，有助于胃的通降；胃主降浊，将食糜往下传导，有助于脾的升清。脾胃纳运升降相互配合，维持食物的消化和营养的吸收。若脾或胃的功能失调，两者互相影响，常常同时发病，出现脘腹胀满，纳食减少，恶心呕吐，大便溏泄等。

4. 肝与胆　胆附于肝的短叶，以胆管相连，肝与胆还通过经络络属形成表里关系。胆为"中精之腑"，贮存胆汁；肝主疏泄，促进胆汁的分泌，调控胆腑排泄胆汁。肝胆关系密切，常相互为病。若肝胆湿热，可见胁肋灼痛，口苦口干，厌食油腻等症状。

5. 肾与膀胱　肾与膀胱同居下焦，通过经络络属形成表里关系。肾主水，开窍于前后二阴。膀胱主贮存和排泄尿液。肾的气化和固摄功能调节尿液的生成和调控膀胱排尿。肾气亏虚，膀胱开合失常，则可出现少尿、癃闭或尿频、小便失禁等。

第二节　精神气血津液

精、气、血、津液是构成人体和维持人体生命活动的基本物质。它们是脏腑功能活动的物质基础，又是脏腑功能活动的产物。在人体生命过程中，精、气、血、津液和脏腑经络等组织器官的生理和病理有着密切联系。

神是人体生命活动的主宰及其外在总体表现的统称。精、气、血、津液是化神和养神的基本物质。神的产生，不仅与这些精微物质的充盛及相关脏腑机能的发挥有关，而且与脏腑精气对外界刺激的应答反应密切相关。

一、精

（一）精的概念

精是构成人体和维持人体生命活动的最基本物质。有广义和狭义之分。广义之"精"，泛指构成人体和维持人体生命活动的一切精微物质，包括先天之精、水谷之精、生殖之精、脏腑之精等；狭义之"精"，指肾中所藏之精，又称为"肾精"。

（二）精的生成

精主要来源于先天之精和后天之精。先天之精禀受于父母，在生命之初就已经形成。后天之精来源于脾胃运化水谷而生成的水谷之精。水谷之精由脾转输，由肺布散，营养周身，余者下藏于肾，补充肾精。

（三）精的藏泄

肾具有摄纳、贮藏精气的功能，所以精主要藏于肾中，为肾中之精，其余分藏于脏腑，为脏腑之精。精的排泄有两个途径：其一分藏各脏腑，其二化为生殖之精，由肝疏泄，调控藏泄。

（四）精的功能

繁衍生命，濡养脏腑，化生气血，化神。

二、神

（一）神的概念

神是人体生命活动的主宰及其外在总体表现的统称。人体之神有广义和狭义之分。广义的神，是整个人体生命活动的主宰和总体现。狭义的神，是指人的意识、思维、情感、性格等精神活动。

（二）神的生成

神的生成主要来源于两个方面：一是精、气、血、津液为化神之源；精、气、血、津液是产生神的物质基础，神是不能脱离这些精微物质而存在的。精、气、血、津液充足，脏腑功能强健，则神旺；精、气、血、津液亏耗，脏腑功能衰败，则神衰。二是脏腑精气对外界环境的应答。在外界刺激下，人体脏腑做出反应，表现为不同的意识、思维活动及情志变化。

（三）神的功能

调节精、气、血、津液的代谢，调节脏腑的生理功能，主宰人体的生命活动。

三、气

（一）气的概念

气是人体内一种活力很强、运动不息且无形可见的极细微物质，是构成人体和维持人体生命活动的最基本物质。气是一种具有很强活力的精微物质，能推动、激发脏腑功能，以及血和津液的运行。因此，人的生命活动才表现出勃勃生机。

🔍 案例分析

小李自从上高三后总是感觉精力不足，就算睡眠时间延长，睡到自然醒，但醒后只要开始学习，立即发困、疲倦，学习效率低。有人提议加强运动，小李试过下课后到操场跑步，但每次运动后还有出汗、畏风、疲劳加重的症状。小李今天到药店咨询，看看有没有中成药可以改善。

请问小李的症状是由什么原因导致的？如果要给小李介绍药物，可推荐哪一类的药物？查阅资料，说说这类药物的归经是什么？为什么补气药的归经主要是脾经、肺经？

（二）气的来源和生成

气的来源有三个方面：一是来源于父母的先天精气；二是来源于脾胃所化生的水谷精气；三是来源于自然界的清气。

气的生成有赖于全身各脏腑组织的综合作用，其中与肾、肺、脾胃关系密切。"肾为气之根"。肾所藏之精，包括先天之精和后天之精。肾在气的生成方面的作用表现在两个方面：一是直接参与元气的生成，肾精是化生元气的物质基础；二是通过元气的作用，可以激发和促进肺、脾、胃等脏腑的功能，从而促进气的生成。因此，肾为人体之气化生的根本。"肺为气之主""肺主一身之气"。肺主气、司呼吸，是人体内外气体交换的场所。肺在气的生成方面的作用是与宗气的生成有关。人体通过肺的呼吸运动将清气吸入体内，清气和水谷精气在肺内结合而积于胸中，形成宗气。宗气走息道，司呼吸，贯心脉，行气血，通达全身，以维持脏腑组织的正常生理功能，从而又促进了全身之气的生成。"脾胃为气血生化之源"。脾主运化，胃主受纳腐熟，共同完成对饮食水谷的消化和水谷精微的吸收。由脾的运化转输于肺，进而布散全身，营养脏腑经络，并化生为脏腑经络之气。脾胃所化生的水谷精微，是体内各种气的主要物质来源。水谷精微可直接化生为营气和卫气，也可与自然界的清气结合生成宗气，还可下充于肾而化生元气。人出生后，主要依赖脾胃的受纳和运化功能，将饮食物化生为水谷精微以维持生命活动。

（三）气的运动

1. 气机的概念　气的运动称作气机。气是不断运动着的活力很强的极细微物质，流行于全身各脏腑经络等组织器官，激发和推动人体的生理功能，维持人体的生命活动。气的升降出入运动一旦停止，就失去了维持生命活动的作用，人的生命活动也就终止了。

2. 气运动的基本形式　气的运动形式概括起来主要有升、降、出、入四种基本形式。升，是指气自下而上的运行；降，是指气自上而下的运行；出，是指气由内向外的运行；入，是指气自外向内的运行。人体的生命活动，依赖气的运动和全身气机的协调平衡。

一方面，气的运行必须畅通无阻；另一方面，气的升降出入运动之间必须平衡协调，这种正常状态称为"气机调畅"。气的运动失常称为气机失调。气机失调有多种表现形式：机体局部气的流通不畅，郁滞不通的病理状态，称为气滞，出现相应部位的胀满、疼痛，最常见于肺、肝、脾、胃。气的上升太过或降之不及，以脏腑之气逆上为特征的病理状态，称为气逆，最常见于肺、胃、肝，肺气上逆可见咳嗽，胃气上逆可见恶心、呕吐，肝气上逆可见头痛头胀、面红目赤、易怒等。气的上升不足，或下降太过，以气虚升举无力而下陷为特征的病理状态，称为气陷，多由气虚发展而来，与脾气的关系最密切，主要有上气不足和中气下陷两个方面，上气不足可见头晕、目眩、耳鸣等症状，中气下陷会形成胃下垂、子宫脱垂、脱肛等病变。气不内守，大量向外亡失，以致生命机能突然衰竭的病理状态，称为气脱，可见面色苍白、汗出不止、目闭口开、二便失禁、脉微欲绝等症状。气的外出严重障碍，以致清窍闭塞，出现昏厥的病理状态，称为气闭，以突然昏厥、不省人事为特点。

（四）气的功能

1. 推动作用　气有激发和推动的功能。气的推动作用，主要体现在：一是激发和促进人体的生长发育；二是激发和促进各脏腑、经络等组织器官的生理功能；三是激发和促进精血津液的生成及运行输布。因此，当气的推动作用减弱时，会出现小儿生长发育迟缓或成人早衰；会使脏腑、经络等组织器官的生理活动减退；还会出现精血津液的生成、运行和输布减缓，出现精瘀、血瘀、痰饮等病症。

2. 温煦作用　阳气的温煦，可使形体组织、脏腑器官等得到温暖，机体的体温得以保持恒定。气的温煦作用，主要体现在：一是温煦机体，维持相对恒定的体温；二是温煦各脏腑、经络、形体、官窍的生理活动；三是温煦精血津液等液态物质，助其正常循行。如果阳气不足，产热减少，可见畏寒肢冷、脏腑功能减退、精血津液运行迟缓等虚寒性表现。

3. 防御作用　气具有护卫肌表、抵御外邪、维护机体健康的作用。气的防御作用，主要表现在：一是防止病邪的入侵；二是防止疾病深入发展；三是祛邪外出，促进康复。因此，气的防御功能正常，则邪气不易入侵；或虽有邪气入侵，也不易发病；即使发病，也易于痊愈。若气的防御作用低下，则邪气易于入侵而发病，容易传变，难以康复。

4. 固摄作用　气对精血津液等液态物质具有统摄和控制，以防止其无故流失。气的固摄作用，主要表现在：一是固摄血液；二是固摄汗液、尿液、唾液、胃肠液等津液；三是固摄精液；四是保持内脏器官位置恒定而不下垂。若气的固摄作用减弱，则可能导致体内液态物质的大量流失。如气不摄血，出现各种出血证；气不摄津，出现自汗、多尿、流涎等；气不固精，出现滑精、早泄等；以及胃下垂、子宫下垂、脱肛等内脏下垂病变。

5. 气化作用　气化泛指气的运行所产生的各种变化。气化是人体生命活动的标志，气化停止，则人体的生命活动结束。包括脏腑的功能活动、精气血津液等不同物质之间的相互转化、物质与功能之间的互用、体内物质的新陈代谢及物质转化和能量转化等过程。如饮食物转化成水谷精微，然后再化成气、血、津液，再经代谢转化成尿液、汗液、糟粕等，都是气化作用的具体表现。如果气化作用失常，会影响饮食物的消化吸收，影响气、血、津液的生成、输布，影响尿液、汗液、糟粕的排泄。

（五）气的分类

1. 元气　元，有本原之意。故元气又称"原气""真气"。元气是人体最根本、最重要的气，是人体生命活动的原动力。元气根源于肾，由先天之精所化生，并赖于后天之精的充养。经三焦通达全身。作用有二：一是推动人体生长和发育；二是温煦和激发脏腑、经络等组织器官生理功能。元气充沛，各脏腑组织功能活动旺盛，则体健少病；如果元气亏虚，脏腑气衰，抗邪无力，则体弱多病。

2. 宗气　宗，有汇聚之意。宗气，即汇聚于胸中之气，又称"大气"。宗气在胸中积聚之处，称为"气海"。宗气由脾胃所化生的水谷精气和肺吸入的自然界清气结合而成。作用有三：一是走息道、司呼吸；二是贯心脉、行气血；三是资助元气。

3. 营气　营，有营养之意。营气，是行于脉中具有营养作用的气。营气与卫气相对而言，属于阴，故又称"营阴"。由于营气行于脉中，又能化生血液，故常"营血"并称。营气由脾胃运化的水谷精气中的精粹部分所化生。作用有二：一是化生血液；二是营养全身。

4. 卫气　卫，有保卫之意。卫气，是行于脉外具有保卫作用的气。卫气与营气相对而言，属于阳，故又称"卫阳"。卫气由脾胃运化的水谷精气中的彪悍滑利部分所化生。作用有三：一是护卫肌表，防御外邪入侵；二是温养脏腑、肌肉、皮毛；三是调节控制肌腠的开阖、汗液的排泄。

四、血

（一）血的概念

血，即血液，是循行于脉中富有营养的红色液态物质，是构成人体和维持人体生命活动的基本物质之一。

（二）血的生成

水谷精微和肾精是血液生成的基础。水谷精微化生的营气、津液是化生血液的主要物质基础，也是构成血液的主要成分。肾精也是生成血液的基本物质。所以，血液以水谷精微化生的营气、津液以及肾精为化生之源。

血液生成主要有两条途径：一是水谷精微化血。水谷精微是化生血液最基本的物质。饮食物通过脾胃的作用转化为水谷精微，化为营气和津液，上输于心肺，在肺吐故纳新之后，复注于心脉化赤而变成新鲜血液。二是精化为血。肾藏精，精生髓，髓充于骨，骨髓为生血之器。因此，肾精也是化生血液的基本物质。

（三）血的循行

血液的正常运行，必须具备三个条件：脉管系统完整而通畅；血液充盈；脏腑生理功能正常，尤以心、肺、脾、肝最为重要。

1. 心主血脉　心气推动血液在脉中运行至全身。心气是血液循行的动力。因此，心气充沛与否，在血液循行中起关键作用。

2. 肺朝百脉，主治节　肺气的宣发和肃降，调节全身气机而推动血液运行，其中宗气贯心脉、行气血的功能，更突出了肺气在血液运行中的作用。

3. 脾主统血　脾气健旺则能统摄血液在脉中运行，防止血液溢出脉外。

4. 肝主疏泄和主藏血　肝主疏泄，能调节气机，促进血液的运行；肝主藏血，能调节血量，防止血液外溢。

（四）血的功能

1. 营养滋润全身　血液含有人体所需的丰富的营养物质。血在脉中运行至全身，对全身脏腑组织器官起着营养和滋润作用。血的营养滋润作用，可从面色、肌肉、皮肤、毛发等方面反映出来。血液充足，则面色红润，肌肉壮实，皮肤和毛发润泽，感觉灵敏，运动自如。若血液亏少，则可能出现面色萎黄，肌肉瘦削，肌肤干涩，毛发不荣，肢体麻木或运动不灵活等。

2. 化神　血液是神志活动的物质基础之一。人体的精神活动必须得到血液的营养，只有物质基础的充盛，才能产生充沛而舒畅的精神情志活动。人体血液充足，血脉调和，则精神充沛，神志清晰，感觉灵敏，思维敏捷；若血液亏耗或血行异常，则出现不同程度的神志方面的症状，如精神疲惫、健忘、失眠、多梦，甚至神志恍惚、昏迷等。

五、津液

（一）津液的概念

津液，是机体一切正常水液的总称，包括各脏腑组织的正常体液和正常的分泌物，如胃液、肠液、唾液、关节液、泪液、汗液、尿液等，其中清稀者为津，稠厚者为液。津液是构成人体和维持人体生命活动的基本物质之一。

（二）津液的代谢

1. 津液的生成　津液来源于饮食水谷，通过脾的运化，胃的受纳腐熟，吸收饮食水谷的部分精微。小肠泌别清浊，将水谷精微和水液大量吸收后并将食物残渣下送大肠。大肠主津，在传导过程中重吸收食物残渣中的水液，促使糟粕成形为粪便。

2. 津液的输布　津液的输布主要依靠脾、肺、肾、肝和三焦等脏腑生理机能的协调配合。

脾对津液的输布作用，一方面脾气将津液上输于肺，通过肺的宣发肃降，将津液布散全身；另一方面，脾气也可以直接将津液向四周布散至全身。

肺主宣发肃降，通调水道。肺接受脾转输来的津液，一方面通过肺气的宣发，将津液向身体外周体表和上部布散；另一方面，通过肺气的肃降，将津液向身体下部和内部脏腑输布，并将脏腑代谢后产生的浊液向肾或膀胱输送。

肾为水脏，对津液输布代谢起主宰作用。一方面肾气对人体整个水液输布代谢具有推动和调控作用；另一方面，肾脏本身也是参与津液输布的一个重要环节，通过肺气肃降作用输送到肾或膀胱的浊液，经过肾气的蒸腾气化作用，将其清者重新吸收而参与全身水液代谢，将其浊者化为尿液排出体外。

肝主疏泄，使气机调畅，气行则津行，促进了津液的输布。

三焦为"决渎之官"，是津液在体内运行输布的通道。

3. 津液的排泄　津液的排泄主要通过排出尿液和汗液来完成。另外，呼气和粪便也会带走一些水分。

总之，津液的生成、输布和排泄，是全身多个脏腑相互协调配合的结果，其中尤以肺、脾、肾三脏最为重要。若某一脏发生病变，均可影响津液的生成、输布和排泄，从而形成津液不足的病变或水液停滞积聚的病理变化，如水肿、痰饮等。

（三）津液的功能

1. 滋润濡养　津液是液态物质，有着较强的滋润作用，能滋养全身皮肤、肌腠、筋骨、脏腑。

2. 充养血脉　津液入脉，成为血液的重要组成部分。由于津液和血液都是水谷精微所化生，二者之间又可以互相渗透转化，故有"津血同源"之说。

六、精神气血津液之间的关系

（一）精、气、神之间的关系

精、气、神三者之间具有相互依存、相互为用的关系。精可化气，气能生精，精与气之间相互化生；精气生神，精气养神，精与气是神的物质基础，而神又统驭精与气。

（二）气与血的关系

气属阳，血属阴，气和血是相互资生、相互依存的关系，可以概括为"气为血之帅，血为气之母"。

1. 气为血之帅　表现为三个方面：气能生血，气能行血，气能摄血。

（1）气能生血：指气参与并促进血液的生成。表现在两个方面：一是营气直接参与血液的生成，是血液的重要组成部分；二是气化作用是血液生成的动力。故临床治疗血虚时常配伍补气药。

（2）气能行血：指气的推动作用是血液循行的动力。气行则血行，气滞则血瘀。临床治疗血瘀时常配伍行气药。

（3）气能摄血：气具有统摄血在脉中运行，防止其溢出脉外的作用。若气虚则固摄血液的作用减弱，可致各种出血病证，称为"气不摄血"，治疗时须补气摄血，方能止血。

2. 血为气之母　表现为两个方面：血能载气，血能养气。

（1）血能载气：血是气的载体，气的活力很强，易于流失，气必须依附于血而不致散脱。气若不能依附于血中，则气无所归。所以，大出血患者可见气随血脱，治疗时当益气固脱。

（2）血能养气：气的充盛及其功能的发挥离不开血液的营养。血盛则气旺，血衰则气少。

⊚ 课堂问答 —————————————————

不少女性在月经来潮期间，总有疲倦、无精打采的感觉，而且经量越多，乏力困顿越明显。这是什么原因导致的？如果想改善以上症状，可以从哪些方面入手？

（三）气与津液的关系

气属阳，津液属阴，均来自于水谷精微。二者在生理上相互依存，病理上相互影响。

1. 气对津液的作用

（1）气能生津：气是津液生成的物质基础和动力。津液的生成主要来源于饮食物经脾运化的水谷精微，气可推动和激发脾的运化功能。脾气健运则津液充足；脾气虚，运化无力，则津液亏少。治疗时往往采取补气生津的治法。

（2）气能行津：气是津液在体内正常输布的动力，津液的输布和排泄全依赖于气的推动作用和升降出入的运动。肺气的宣发和肃降、脾气的散精和转输、肾气的蒸腾气化，共同完成津液在体内的输布和排泄。生理上气行则水行，病理上气滞则水停。临床上常将利水湿、化痰饮的方法与行气法同时运用。

（3）气能摄津：气具有固摄和控制津液排泄，维持体内津液代谢平衡的作用。若气虚固摄无力，则见多汗、多尿、遗尿、流涎等。

2. 津液对气的作用

（1）津能生气：由饮食水谷化生的津液，通过脾脏的升清散精，上输于肺，再经肺之宣降，通调水道，下输于肾和膀胱。津液在输布过程中受到各脏腑阳气的蒸腾温化，可以化生为气，以保证身体生理功能的发挥。因此，津液亏耗不足，也会引起气的衰少。

（2）津能载气：津液是气运行的载体之一。在血脉之外，气的运行必须依附于津液，否则也会使气漂浮失散而无所归，故说津能载气。若津液大量流失，如大汗、大吐、大泻等，可使气无所依，出现乏力、气短甚至气脱症状，称为"气随津脱"。

（四）精、血、津液之间的关系

精与血都由水谷精微化生和充养，都有濡养和化神等作用，两者之间相互资生，相互转化的关系称为精血同源。肾藏精，肝藏血，精能生血，血可化精，这种精血之间相互资生、相互转化的关系又可称为"肝肾同源"。

血与津液都来源于水谷精微，都具有滋润濡养作用，两者之间相互资生、相互转化的关系称为津血同源。汗为津液所化，汗出过多则津液损耗，津液损耗则血液减少，故有"血汗同源"之说。

📖 **考点** --

气与血的关系不正确的是（　　）。

A. 气能行血　　B. 气能生血　　C. 气能摄血　　D. 血能载气　　E. 血为气帅

| 答案：E

| 解析：气与血的关系是气为血之帅，血为气之母。气为血之帅表现为气能生血，气能行血，气能摄血；血为气之母表现为血能载气，血能养气。

章末小结

1. 藏象是以五脏为中心的整体，五脏功能是否正常是人体机能状况的主要表现。

2. 脏腑分为五脏、六腑、奇恒之腑三大类。五脏的共同生理特点是藏精气而不传，六腑的共同生理特点是传化物而不藏，奇恒之腑的共同特点是形态似腑，功能似脏。

3. 五脏与六腑互为表里，关系紧密，互相影响。

4. 五脏之间相互联系，协调精、气、血、津液的生成、输布和代谢。

5. 精、气、血、津液是构成人体和维持人体生命活动的基本物质。它们是脏腑功能活动的物质基础，又是脏腑功能活动的产物。神是人体生命活动的主宰及其外在总体表现的统称。

思考题

1. 如何理解心藏神的功能？
2. 肾藏精的功能主要表现在哪些方面？
3. 简述肝主疏泄与肝藏血两个功能之间的相互影响。
4. 简述肺、脾、肾三脏之间的关系。
5. 简述脾与胃的关系。
6. 简述气与血的关系。

（何小帆　谢　慎）

第四章
经　络

学习目标

知识目标：

- 掌握经络的定义。
- 熟悉经络系统的组成。
- 了解经络的生理功能和在中医学中的应用。

能力目标：

- 能够说出奇经八脉的功能特点。能够指出十二经脉的走向和交接规律。

素质目标：

- 引导学生体会经络理论在中医学中具有的重要意义，提升学生对中医的认同感，增强民族自豪感和发展中医药的信念。

情境导入

情境描述：

2010年11月16日，联合国教科文组织保护非物质文化遗产政府间委员会在内罗毕审议通过中国申报项目《中医针灸》，将其列入"人类非物质文化遗产代表作名录"。

学前导语：

中医针灸是针法和灸法的合称。"针"即针刺，以针刺入人体穴位治病，它依据的是"虚则补之，实则泻之"的辨证原则，进针后通过补、泻、平补平泻等手法的配合运用，以取得人体本身的调节反应；"灸"即艾灸，以火点燃艾炷或艾条，烧灼穴位，将热力透入肌肤，以温通气血。针灸就是以这种方式刺激体表穴位，并通过全身经络的传导，来调整气血和脏腑的功能，从而达到"扶正祛邪""治病保健"的目的。腧穴是人体脏腑经络之气输注于体表的部位，是针灸治疗疾病的刺激点与反应点。

经络学说是研究人体经络系统的组成、循行分布、生理功能、病理变化，以及与脏腑、气血津液等相互关系的学说，是中医学理论体系的重要组成部分。

第一节　经络的概念

经络是人体运行全身气血、联络脏腑肢节、沟通上下内外的通路。经，指经脉，有路径之义，是经络系统中的主干，多循行于人体的深部；络，指络脉，有网络之义，是经脉别出的分支，较经脉细小，走于表。经络是人体气血运行的通路，它"内属于脏腑，外络于肢节"，遍布全身，使脏腑及各组织器官联结成一个有机整体。

第二节　经络系统的组成

经络系统主要由经脉和络脉及其连属部分组成（图4-1）。经脉包括正经和奇经两类。正经有十二条，合称"十二经脉"，是气血运行的主要通道，与脏腑有直接联系；奇经有八条，合称"奇经八脉"，有统率、联络和调节十二经脉的作用。

络脉是经脉的分支，有别络、浮络和孙络之分。

一、十二经脉

1. 十二经脉的命名　十二经脉对称地分布于人体的两侧，循行于上肢的经脉为手经，循行于下肢的经脉为足经；循行在肢体内侧面的经脉为阴经，属脏，循行在肢体外侧面的经脉为阳经，属腑。同时，再结合所连属的脏腑名称而命名。因此，十二经脉中每一经脉的名称均包括手或足、阴或阳、脏或腑三部分。

2. 十二经脉的分布规律　十二经脉在体表的分布有一定规律（表4-1）。外侧分三阳，内侧分三阴，大体上，阳明、太阴经在前缘，少阳、厥阴经在中线，太阳、少阴经在后缘。三阴三阳是以阴阳之气的盛衰来划分的：阴气最盛为太阴，其次为厥阴，再次为少阴；阳气最盛为太阳，其次为少阳，再次为阳明。在头面部，阳明经行于面部、额部；太阳经行于面颊、头顶及后头部；少阳经行于头侧部。在躯干部，足三阳经则阳明经行于前（胸腹部），太阳经行于后（背腰部），少阳经行于侧面。

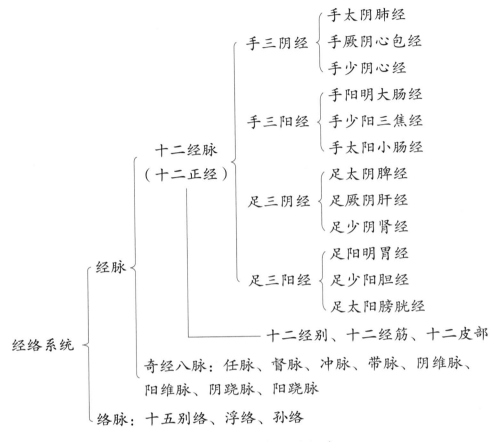

图4-1 经络系统的组成

表4-1 十二经脉在体表分布规律

	阳经 （主表属腑络脏）	阴经 （主里属脏络腑）		循行部位 （阳经行于外侧，阴经行于内侧）
手	手阳明大肠经	手太阴肺经		前缘
	手少阳三焦经	手厥阴心包经	上肢	中线
	手太阳小肠经	手少阴心经		后缘
足	足阳明胃经	足太阴脾经△		前缘
	足少阳胆经	足厥阴肝经△	下肢	中线
	足太阳膀胱经	足少阴肾经		后缘

△注：在内踝上8寸以下，肝经行于前线，脾经行于中线。

3. 十二经脉的走向和交接规律　手三阴经从胸腔走向手指末端，交手三阳经；手三阳经从手指末端走向头面部，交足三阳经；足三阳经从头面部走向足趾末端，交足三阴经；足三阴经从足趾走向腹腔、胸腔，交手三阴经。其中，阴经与阳经在四肢末端相交；阳经与阳经在头面部相交；阴经与阴经在胸腹部相交（图4-2）。

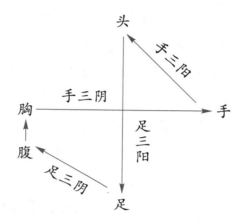

图4-2　十二经脉循行走向示意图

4. 十二经脉的流注次序　十二经脉分布在人体的上下内外，经脉中的气血阴阳是流动不息、循环贯注的。十二经脉的流注次序是从手太阴肺经开始，依次流至足厥阴肝经，再流至手太阴肺经，如此首尾相贯，如环无端（图4-3）。

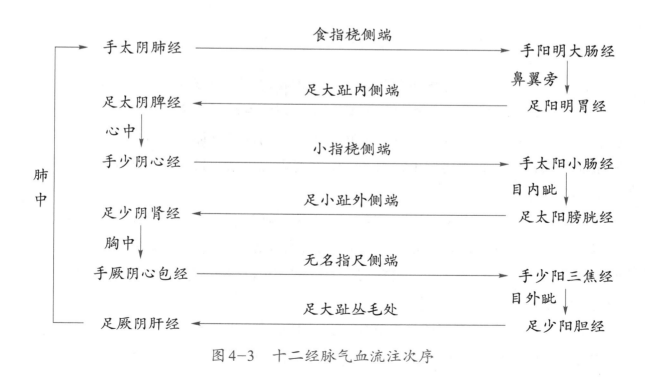

图4-3　十二经脉气血流注次序

二、奇经八脉

奇经八脉是指十二经脉之外的八条经脉，包括任脉、督脉、冲脉、带脉、阴跷脉、阳跷脉、阴维脉、阳维脉。因其异于十二正经，故称"奇经"。它们既不直属脏腑，又无表里配合。其生理功能，主要是对十二经脉的气血运行起着溢蓄、调节作用。

奇经八脉中，各条经脉因循行分布的特点不同，而表现出各自的基本功能，其中与临床关系密切的是督脉、任脉、冲脉、带脉。

督、任、冲三脉均起于胞中，同出会阴，为"一源三歧"。其中任脉行于前正中线，在生理上总任一身之阴经，为"阴脉之海"；任与"妊"相通，具有调节月经、促进女子生殖功能的作用，故有"任主胞胎"之说。督脉行于后正中线，在生理上总督一身之阳经，为"阳脉之海"，且与脑、肾、脊髓的关系十分密切，主生殖。冲脉并足少阴肾经夹脐而上，环绕口唇，十二经脉均来汇聚，能调节十二经气血，有"十二经脉之海""五脏六腑之海"和"血海"之称。带脉环绕腰部一周，有束带之意，故有"诸脉皆以属于带脉"之说，并主司妇女带下。

第三节　经络的生理功能及在中医学中的应用

一、经络的生理功能

1. 沟通联系　经络系统外行于体表，内属于脏腑，纵横交错，沟通表里，贯穿上下，通过多种通路和途径将机体五脏六腑、四肢百骸、五官九窍、皮肉筋骨等组织有机地联系起来，构成一个彼此之间紧密联系的统一整体。如肝与目通过经络的联系而关系密切，肝的功能正常与否，常在目表现出来，目的病变也常用调理肝的方法治疗。

2. 通行气血　《灵枢·本藏》说："经脉者，所以行血气而营阴阳，濡筋骨，利关节者也。"人体的各组织器官，依赖于气血的濡养，才能维持其正常的生理活动。而气血之所以能运行到全身，发挥其营养脏腑组织器官的作用，则依赖于经络系统的沟通与传注。

3. 传导感应　经络还能传导感应。如针刺治疗中的"得气"现象，就是感应传导功能的一种表现。如体表感受病邪和各种刺激，通过经络可传导于脏腑；脏腑的生理功能失常，亦可通过经络反映于体表。如在体表某些部位出现压痛、结节、隆起、凹陷、充血等反应，这类反应常可用以帮助诊断有关内脏的疾病。

4. 调节机体平衡　经络在沟通联系、运行气血、感应传导的基础上，对人体各脏腑形体官窍的功能活动具有调节作用，从而使复杂的生理活动相互协调，保持其相对平衡状态。当人体发生疾病时，出现气血不和及阴阳偏盛偏衰的证候，可运用针灸等治法以激发经络的调节作用，以"泻其有余，补其不足，阴阳平复"（《灵枢·刺节真邪》）。针刺有关经络的腧穴，使机体重新恢复到协调平衡的状态，进而达到治愈疾病的目的。

🔗 知识链接 ··

人体经络与健康

"经络"一词最早见于《黄帝内经》。《黄帝内经》认为人体经络具有"行血气，营阴阳""决死生，处百病"的重大作用。就是说人体的健康是由经络系统维持的，经络正常运转，人体就健康；经络失控则疾病发生，而疾病的痊愈则是经络恢复控制的结果，所以经络与健康密切相关。

二、经络学说在中医学中的应用

1. 阐释病理　在正常生理情况下，经络具有运行气血和传导感应的作用，而在发生病变时，病邪通过经络传导，内脏的病变又可以反映到相应体表。外邪侵犯人体，常以经络为途径，从皮毛腠理内传脏腑，脏腑之间又因经络的沟通联系而使病变相互影响。如心火可下移于小肠，肝病可影响到脾胃等。此外，内脏的病变可以通过经络的传导，反映于体表，表现出某些或特定的异常。如胃火炽盛见牙龈肿痛；肝火上炎见目赤；肝经抵小腹，布胁肋，故肝气郁结常见两胁及少腹胀痛；真心痛，不仅表现为心前区疼痛，也常引及上肢内侧尺侧缘，这是因为手少阴心经行于上肢内侧后缘之故。

2. 指导诊断　由于经络有一定的循行部位和脏腑络属，根据疾病症状出现的部位，可以协助诊断病证所属的经络或脏腑。如两胁疼痛，多为肝胆疾病；又如前额头痛多与阳明经有关；两侧头痛多与少阳经有关；头枕部痛多与太阳经有关；颠顶头痛多与厥阴经有关。此外，在经络循行部位或在某些穴位处，有明显的压痛或有结节状、条索状的反应物，或出现某些局部皮肤的形态异常时，均有助于疾病的诊断。如肺病患者常在肺俞穴出现结节或压痛；肠痈可在阑尾穴有压痛等。

3. 预防治疗　经络学说被广泛地用以指导临床各科的治疗，尤其是对针灸、按摩和药物治疗，更具有重要指导意义。

（1）针灸与按摩疗法：临床上常运用针灸或按摩，调整经络气血，达到防治疾病的目的。

（2）药物治疗：中药学中，用药物"归经"概括药物的作用部位。例如头枕部疼痛，属太阳经，应选用归太阳经的药物羌活治疗。

（3）养生保健：临床上常用调理经络的方法，以增强机体功能，提高机体抗病能力。如常灸足三里穴可强壮身体、提高机体对疾病的抵抗力；灸风门穴可预防感冒；常点按养老穴可美容明目等。

章末小结

1. 经络，是经脉和络脉的总称，是运行全身气血、联络脏腑形体官窍、沟通上下内外、感应传导信息的通路系统，是人体结构的重要组成部分。

2. 十二经脉在头面、四肢、躯干及腹部均有一定的分布规律。

3. 经络的生理功能：①沟通联系；②通行气血；③传导感应；④调节机体平衡。

4. 经络学说可以用于阐释病理、指导诊断、预防治疗等。

思考题

1. 十二经脉的命名原则有哪些？

2. 简述十二经脉的走向和交接规律。

3. 经络学说是如何阐释人体的病理变化的？

4. 奇经八脉的主要作用是什么？

5. 经络有哪些生理功能？

（林柳艺）

第五章
病因病机

学习目标

知识目标：

- 掌握六淫、疠气、七情的概念及致病特点；正、邪概念及其与人体发病的关系。
- 熟悉饮食失宜、劳逸过度、外伤及虫兽伤的病证特点；痰饮、瘀血、结石的概念及证候特点；邪正盛衰、阴阳失调和气血津液失常等基本病机。
- 了解内生"五邪"的病理机制。

能力目标：

- 学会通过临床表现正确分析发病原因，把握发病机理。

素质目标：

- 在教学过程中引导、启发学生思考，培养学生大爱无疆的奉献精神和追根溯源的探究精神。

情境导入

情境描述：

李某，女，20岁，护士，2021年盛夏，由于长时间在露天全民健身广场开展新型冠状病毒肺炎疫苗接种，出现头昏头痛，胸闷气短乏力，恶心欲吐之症；继而突然昏倒，不省人事，舌红而干，脉洪大。你认为这是什么原因导致？

学前导语：

2020年新春伊始，一场猝不及防的新型冠状病毒肺炎疫情席卷全球，在这场突如其来的战"疫"面前，有那么一群人毅然奔赴抗疫前线，是他们的坚守和付出，筑起了一道守护人民健康的防线。他们逆"风"而行，迎难而上，为抗击疫情奉献力量，传递温暖，是最美"逆行者"。他们义无反顾的"逆行"，是最勇敢的坚守，是最温暖的守护，值得我们每一个人点赞和致敬！

第一节　病因

病因是导致人体发生疾病的原因。中医学认为，人体各脏腑组织之间，人体与外界环境之间，维持着既对立又统一的动态平衡，保持着人体正常的生理活动。当这种动态平衡因某种原因被破坏，又不能立即自行调节，及时得以恢复时，人体就会发生疾病。

中医认识病因的方法主要是以病证的临床表现为依据，通过分析疾病的症状来推求病因，为治疗用药提供依据，这种以证候表现为依据来探求病因的方法，称为"审证求因"。学习病因的性质和致病特点，同时探讨各种致病因素所致病证的临床表现，以便更好地指导临床诊断和治疗。

导致疾病发生的常见病因包括六淫、疠气、七情、饮食、劳逸、外伤，以及痰饮、瘀血、结石等。

一、外感六淫

六淫，即风、寒、暑、湿、燥、火六种外感致病因素的统称。在正常的情况下，风、寒、暑、湿、燥、火称为"六气"。只有当气候变化异常，人体的正气不足，抵抗力下降，六气成为致病因素，侵犯人体发生疾病，这种情况下的六气，便称为"六淫"。其实六淫就是不正常之六气，所以又称为"六邪"。

六淫共同的致病特点如下。

1. 外感性　六淫致病侵犯人体多从肌肤或口鼻而入，故又有"外感六淫"之称。其所致疾病，统称为外感病。

2. 季节性　六淫致病多与季节气候有关。如春季多见风病，夏季多暑病，长夏多湿病，秋季多燥病，冬季多寒病。

3. 地域性　六淫致病多与居住环境有关。如南方气候潮湿，多以湿邪为病；北方气候寒冷，多以寒邪为病。

4. 相兼性　六淫既可单独致病，也可相兼为害，如风寒感冒、湿热泄泻、风寒湿痹等。

5. 转化性　六淫在发病发展过程中，不仅可以互相影响，而且在一定条件下可以相互转化，如寒邪入里可以化热，暑湿日久又可以化燥伤阴。

六淫各自的性质和致病特点如下。

（一）风

风为春季的主气，但四时皆有。故风邪引起的疾病虽以春季为多，但不限于春季，其他季节均可发生。

1. 风为阳邪，其性开泄，易袭阳位　风性轻扬升发，具有向上、向外的特点，故为阳邪。其性开泄，具有疏通、透泄之性，故风邪侵袭肌表，易使肌腠疏泄开张。其性升发，易向上、向外，所以容易侵袭人体的头面、肌表、肩背等阳位。故《素问·太阴阳明论》曰："伤于风者，上先受之。"

2. 风性善行数变　"善行"是指风邪具有易动的特性，故具有病位游移，行无定处的特性。如行痹的四肢关节疼痛呈游走不定，属风邪为患。"数变"，是指风邪致病具有发病急骤和变化无常的特性。风邪致病，一般都具有发病急、变化多、传变快等特征。如风疹、瘾疹的时隐时现，发无定处，此起彼伏的特点。

3. 风为百病之长　风邪是外感病因的先导，其余六淫病邪多依附于风邪而侵袭人体，易与寒、湿、燥、火诸邪相合而为病。故称风为百病之长，六淫之首。

4. 风性主动　风邪致病具有动摇不定的特征。临床上常表现为眩晕、震颤、四肢抽搐、角弓反张、口眼㖞斜等症状，均为风邪动摇的表现。

📖 **考点** -

表现为动摇不定证候特征的外邪是（　　　）。

A. 风　　B. 寒　　C. 暑　　D. 湿　　E. 火

▎答案：A

▎解析：风性善行数变。

- -

（二）寒

寒为冬季的主气。虽然寒邪也可见于其他季节，但由于冬季气温骤降，如果不能很好地防寒保温，人体易感受寒邪而为病。

1. 寒为阴邪，易伤阳气　寒性属阴，最易损伤人体阳气。阳气受损，不能温煦，所以全身或局部可出现明显的寒象。如寒邪束表，卫阳郁遏，则见恶寒、发热、无汗等，称之为"伤寒"。若寒邪直中于里，损伤脏腑阳气者，谓之为"中寒"。

2. 寒性凝滞，主痛　寒邪侵袭机体，经脉气血失于温煦，则气血凝结阻滞，脉络不通，"不通则痛"，故疼痛是寒邪致病的重要特征。

3. 寒主收引　收引，即收缩牵引之意。寒邪侵袭人体，气机收敛，腠理闭塞，经络筋脉收缩而挛急。寒邪侵袭肌表，则腠理闭塞，卫阳闭郁，出现发热恶寒而无汗的症状；寒邪侵袭经络关节，则见筋脉收缩拘急，屈伸不利或冷厥不仁等症状。

（三）暑

暑为夏季独有之邪气，有明显的季节性，主要发生在夏至以后，立秋以前。

1. 暑性炎热　暑为盛夏之火气，具有酷热之性，故为阳邪。暑邪伤人多表现为高热、心烦、面赤、烦躁、脉象洪大等，常称为伤暑。

2. 暑性升散，易伤津耗气　暑为阳邪，其性升散。侵犯人体，则腠理开泄而多汗，汗出伤津，津伤则口渴喜饮；在大量汗出同时，往往气随津泄，而出现气虚，故伤于暑者，常见气短乏力，甚则突然昏倒、不省人事，即中暑。

3. 暑多挟湿　长夏不仅气候炎热，还常多雨潮湿，湿热弥漫。暑邪的临床特征，除发热、烦渴等症外，还兼见四肢困倦、胸闷呕恶、大便溏稀黏滞不爽等湿邪内阻症状。

📖 **考点** --

六淫之中夏季独有的邪气是（　　）。

A. 风　　B. 寒　　C. 湿　　D. 暑　　E. 燥

▎答案：D

▎解析：暑为夏季独有之邪气，有明显的季节性，主要发生在夏至以后，立秋以前。

（四）湿

湿为长夏之主气。夏秋之交，湿热熏蒸，水气上腾，湿气最盛，故一年之中长夏多湿病。湿亦可因气候潮湿、涉水淋雨、居处潮湿所致，或因嗜酒成癖或过食生冷，以致脾阳失运，湿自内生。

1. 湿为阴邪，易阻遏气机，损伤阳气　湿性似水为阴邪，故湿邪为害，滞留于脏腑经络，易阻滞气机，使气机升降失常，而见纳呆、脘痞腹胀、便溏之候。

2. 湿性重浊　重，即沉重、重着之意。故湿邪致病，若外袭肌表，阻滞经络关节，湿浊困遏，清阳不得伸展，可见头重如裹，肌肤不仁、关节酸痛重着等症。浊，即秽浊垢腻之意。湿邪为患，易于出现排泄物和分泌物秽浊不清的现象。若湿邪浸淫肌肤，则出现湿疮脓水秽浊；湿滞大肠，则大便溏泻、下痢脓血；湿浊下注，见小便浑浊、妇女黄白带下等症。

3. 湿性黏滞　黏滞是指湿邪致病具有黏腻停滞的特性，主要表现在两个方面：一是指湿邪致病症状多黏滞而不爽，如大便、白带等分泌物黏滞不爽；二为病程的缠绵性，湿邪致病往往病程较长，易反复发作，缠绵难愈。

4. 湿性趋下　湿性似水，其质重浊，故湿邪有趋下之势，易伤及人体下部。其病多见腰以下的症状，如带下、小便浑浊、泄泻、下痢等，多由湿邪下注所致。

🔍 **案例分析** ··

患者李某，大便溏而黏滞不爽，小溲浑浊不清，伴多年小腿内侧湿疹浸淫流水，舌苔白厚腻，脉濡滑。请问：此证是哪种病邪为患（　　　）？

A. 风　　B. 寒　　C. 暑　　D. 湿　　E. 燥

┃ 答案：D

┃ 解析：湿性重浊、黏滞。湿邪为患，症状多黏滞而不爽，排泄物和分泌物秽浊不清，且病程较长，常易反复发作或缠绵难愈。

···

（五）燥

燥为秋季主气。秋季天气收敛，其气清肃，气候干燥，故多见燥病。初秋时夏热之余气尚存，燥热结合，侵犯人体，故病多温燥。深秋临冬之时，燥寒结合侵犯人体，则病多凉燥。

1. 燥性干涩，易伤津液　燥为秋季之主气，其性干涩。燥邪致病，易耗伤人体津液，而见阴津亏损的病变，表现为肌肤干涩皲裂、鼻咽干燥，口唇燥裂、毛发干枯、大便干燥等症状。

2. 燥易伤肺　"肺为娇脏"，喜润恶燥，司呼吸，外合皮毛，开窍于鼻。燥邪多从口鼻而入，最易犯肺，使肺津受损，宣肃失职，从而出现干咳少痰，或痰中带血、鼻口干燥、咽干便秘等症状。

（六）火（热）

火热气候虽旺于炎热的夏季，但不像暑邪具有明显的季节性，一年四季均可发生火热之证。

外火多由感受温热之邪而致，或由风、寒、暑、湿、燥五气转化而来。内火多由脏腑功能失调或情志过激而致。

1. 火性炎上　火为阳邪，其性升腾向上，其病变多表现在身体上部，尤以头面部多见，常见头面红赤肿痛，口舌生疮等证。

2. 火性燔灼　是指火邪致病，临床常表现为壮热口渴、肌肤灼热、面红目赤、脉洪数有力等。

3. 伤津耗气　火为阳邪，最易迫津外泄，使人体阴津耗伤。故火邪致病，其临床表现常见发热、口渴、喜冷饮，或气短乏力、舌红少津、小便短赤、大便燥结等症状。

4. 生风动血　火热之邪侵袭人体，常燔灼肝经，耗伤津血，使筋脉失养，肝风内动，而见高热、神昏谵语、四肢抽搐、颈项强直、角弓反张、目睛上视等热极生风表现。火热之邪，易灼伤脉络，迫血妄行，引起吐血、衄血、便血、尿血，以及妇女月经过多、崩漏等各种出血。

5. 易致肿疡　火热之邪透营入血，结于患部，肉腐血败，发为痈肿疮疡，表现为局部红肿热痛。

6. 易扰心神　夏季主火，故火与心气相应，心主血脉而藏神。故火热之邪伤人，最易扰乱心神，出现心烦失眠，狂躁妄动，甚至神昏谵语等症。

◎ 考点

火邪、暑邪、燥邪共同的致病特点是（　　　）。

A. 耗气　　B. 伤津　　C. 动血　　D. 炎上　　E. 生风

| 答案：B

| 解析：燥性干涩，易伤津液；火邪伤津耗气；暑为阳邪，易耗气伤津。

二、疠气

疠气，即疫疠之气，是指一类具有强烈传染性的外感病邪，又名"戾气""异气""毒气""乖戾之气""瘟疫""疫毒"等。疠气引起的一类疾病，总称为"疫疠""疫病""瘟病"。

疠气通过空气和接触传播。疠气经过口鼻等途径，由外入内，属于外感病因。是具有强烈流行性、传染性的一类疾病，称之为疫疠、瘟疫等。

疠气的性质及其致病特点如下。

1. 发病急骤，病情危重　疠气致病，以热盛为主，但毒热较火热更甚，且常夹有湿毒、毒雾、瘴气等秽浊之气，故其致病性更为凶险，死亡率高。其致病具有发病急骤、来势凶猛、病情险恶、变化多端、传变快的特点。

2. 传染性强，易于流行　疫疠之气具有较强的传染性和流行性，可以通过口鼻等途径广泛传播。具有传染性强、流行广泛、死亡率高的特点。诸如鼠疫、霍乱、大头瘟、疫痢、白喉、烂喉丹痧等。

3. 一气一病，症状相似　是指疠气种类不同，所致之病各异。每一种疠气所致之疫病，均有各自的临床表现特征和传变规律。

温病与瘟疫的关系

温病是各种外感热病的总称，瘟疫是指由疫疠之气而引起的具有强烈传染性和流行性的一类疾病。

三、七情内伤

七情是指喜、怒、忧、思、悲、恐、惊等七种正常的情志活动，是人的精神意识对外界事物的反应。在正常情况下，一般不会使人致病。只有发生突然、强烈，或长期持久的情志刺激，使人体气机紊乱，脏腑阴阳气血失调，才会导致疾病的发生。七情致病不同于六淫，六淫主要从口鼻或肌肤入侵人体，而七情则直接伤及相关脏腑而发病。七情不仅可以引起很多疾病的发生，而且对疾病的发展转归有重要影响。由于七情是造成内伤杂病的主要致病因素，故又称"内伤七情"。

七情的致病特点如下。

1. 七情内伤可直接伤及内脏　临床上主要以影响心、肝、脾为多见。情志影响心时，可见心悸不安、失眠多梦，甚至精神失常、哭笑无常、狂躁妄动等症。如影响肝时，可见精神抑郁，喜太息；或烦躁易怒，胸胁胀痛；或咽中似有物梗阻，吐之不出，咽之不下；或妇女月经不调，乳房胀痛结块；或暴怒伤肝，肝气上逆，引起出血或晕厥等症。影响脾时，可见不思饮食、脘腹胀满、肠鸣腹泻等症。《素问·阴阳应象大论》提及"怒伤肝""喜伤心""思伤脾""悲伤肺""恐伤肾"。

2. 影响脏腑气机　七情内伤容易影响人体气的正常升降出入运动，从而导致气机的紊乱，具体表现为"喜则气缓""怒则气上""思则气结""悲则气消""恐则气下""惊则气乱"。

3. 影响病情变化　七情不仅可以引起多种疾病的发生，而且对疾病的发展转归有着重要的影响。良好和稳定的情绪可使病情好转，而剧烈的不良刺激往往使病情加重，甚或急剧恶化。因此，在疾病的防治中，要充分重视人的精神因素，积极防止和及时解除病人的精神负担，端正对待疾病的态度，同样也是防治疾病的一个重要方面。

四、饮食失宜

正常饮食，是人体维持生命活动之气血阴阳的主要来源之一。饮食所化生的水谷精微是气血生化的根本，是维持人体生长、发育和健康的基本条件。

饮食失宜，是导致许多疾病发生的原因。饮食物主要依靠脾胃消化吸收，饮食失宜，首先伤及脾胃，导致脾胃的腐熟、运化功能失常，从而导致疾病的发生。

饮食失宜包括饮食不节、饮食不洁、饮食偏嗜等。

（一）饮食不节

饮食应以适量为宜，过饥过饱均可发生疾病。过饥，则摄食不足，生化乏源，气血不足，正气亏虚，从而继发其他疾病。暴饮暴食，超过脾胃的消化、吸收功能，可导致饮食结滞，出现脘腹胀满、嗳腐吞酸、厌食、吐泻等症。小儿较成人脾胃较弱，食滞日久，可见手足心热、心烦易哭、脘腹胀满、面黄肌瘦等症，称之为"疳积"。

（二）饮食不洁

进食不洁，会引起多种胃肠疾病，出现腹痛、吐泻、痢疾等；并可引起寄生虫病，如蛔虫、蛲虫、寸白虫等，常见为腹痛、嗜食异物、面黄肌瘦等症。若蛔虫窜进胆道，甚可出现上腹部剧痛，时发时止，吐蛔，四肢厥冷的蛔厥证。若食用腐败变质有毒食物，可出现腹痛、吐泻，重者可出现昏迷或死亡等食物中毒症状。

（三）饮食偏嗜

饮食结构合理，五味调和，寒热适中，无所偏嗜，才能使人体获得各种需要的营养。若饮食偏嗜或失宜，或饮食过寒过热，或饮食五味有所偏嗜，可导致阴阳失调而发生疾病。

1. 种类偏嗜　人的饮食应该以谷类为主，肉类为辅，蔬菜为充，水果为助，调配合理，根据需要，兼而取之，才能维持身体健康。若膳食结构调配不宜，有所偏嗜，则味有所偏，脏有偏胜，从而导致脏腑功能紊乱。如贪凉饮冷，则水湿内生，易发为肿满泻利。

2. 寒热偏嗜　饮食应寒温适中，若多食生冷寒凉之品，易伤脾胃阳气，使寒湿内生，发为腹痛泄泻等症。偏食辛温燥热，则胃肠积热，症见口渴、腹满胀痛、便秘或痔疮等。

3. 五味偏嗜　五味与五脏，"酸入肝，辛入肺，苦入心，咸入肾，甘入脾"。如果长期嗜食某种食物，就会使脏腑机能偏盛或偏衰而发生疾病。

> ◎ 趣味记忆 ————————————————————
>
> 中医饮食养生提倡"早餐宜好，午餐宜饱，晚餐宜少"。

五、劳逸过度

劳逸，包括过度劳累和过度安逸两个方面。正常的劳动和体育锻炼，有助于气血流通，增强体质。必要的休息，可以消除疲劳，恢复体力和脑力，维持人体健康。只有长时间的过度劳累、过度安逸，才能成为致病因素而使人发病。

（一）过劳

过劳是指过度劳累，包括劳力过度、劳神过度和房劳过度三个方面。

1. 劳力过度　劳力过度主要是指较长时期的过度活动和过度劳动，导致脏气虚少，临床出现神疲乏力、少气懒言、四肢困倦、形体消瘦等症状。

2. 劳神过度　劳神过度指思虑过度，可耗伤心血，损伤脾气，出现心悸、健忘、失眠、多梦或纳呆、腹胀、便溏等症。

3. 房劳过度　房劳过度是指性生活不节，房事过度。正常的性生活，一般不伤身体，但房劳过度则会耗伤肾精，可见腰膝酸软、眩晕耳鸣、精神萎靡，或男子遗精滑泄、性功能减退，甚或阳痿等症。

（二）过逸

过逸指过度安逸。若长期不劳动，又不从事体力锻炼，易使人体气血不畅，脾胃功能减弱，可出现食少乏力，精神不振，肢体软弱，或臃肿发胖，动则心悸、气喘、汗出等。

六、继发病因

在疾病发生和发展过程中，原因和结果可以相互转化。痰饮、瘀血、结石都是在疾病过程中所形成的病理产物。它们滞留于体内，作用于机体，又可成为新的致病因素，引起各种新的病理变化，因其常继发于其他病理过程而产生，故又称"继发病因"。

（一）痰饮

痰饮是人体水液代谢障碍所形成的病理产物。一般以较稠厚者称为痰，清稀者称为饮。痰还分有形之痰和无形之痰。由呼吸道分泌出来咳吐可见的痰液称有形之痰；瘰疬、痰核和停滞在脏腑经络等组织中看不见形质，而有眩晕、呕恶、苔腻脉滑等表现的，称为无形之痰。

总之，痰饮不仅指从呼吸道咳出来的痰液，更重要的是指痰饮作用于机体后所表现出来的症状和体征。痰、饮、水、湿同源而异流，都是由于人体水液的运行、输布、排泄失调而形成的一种病理产物，又是一种致病因素。

1. 痰饮的形成　多由外感六淫或饮食及七情内伤等，使肺、脾、肾及三焦等脏腑功能失常，影响了津液的正常输布和运行，以致水湿停聚而成。

2. 痰饮的病证特点　痰饮形成之后，由于停滞部位不同，临床表现亦不一样，阻滞于经脉的，可影响气血运行和经络的生理功能。停滞于脏腑的，可影响脏腑的功能和气机的升降。如痰壅于肺，可见咳喘痰多；痰浊犯胃，可见呕恶脘闷；痰迷心窍，可见昏迷、痴呆；痰火扰心，发为癫狂；痰浊上犯于头，可见眩晕颠仆；痰气凝结于咽，可见咽中梗阻有异物感觉；痰滞经络、筋骨，可见瘰疬、痰核，肢体麻木，或半身不遂，或阴疽流注等。饮在肠间，则肠鸣沥沥有声；饮在胸胁，则胸胁胀满，咳唾引痛；饮在胸膈，则胸闷、咳喘，不能平卧；饮溢肌肤，则肌肤水肿，身体困重。

（二）瘀血

瘀血，是指经脉内血液运行不畅，或局部血液停滞，以及滞留于体内而未能消散的"离经之血"。

1. 瘀血的形成　瘀血是由于气虚、气滞、血寒、血热等原因，使血行不畅而凝滞，或因外伤和负重过度等造成的内出血，不能及时消散或排出而形成。

2. 瘀血的病证特点

（1）疼痛：血瘀气滞，不通则痛。疼痛多呈刺痛，痛处固定不移，拒按。部分患者有昼轻夜重，得温则舒，遇寒加重的特点。

（2）肿块：瘀血内阻，凝积不散而形成肿块。外伤肌肤瘀血，局部可见青紫色血肿；体内脏腑组织发生瘀血，常可在患处触及肿块，推之不移，按之痛甚。如肝脾肿大，以及宫外孕破裂形成的肿块等。

（3）出血：瘀血阻滞脉道，使气血运行受阻，血不循经而导致出血。其血色紫暗，或兼夹血块。

此外，瘀血还有一些全身症状。如面色黧黑，肌肤甲错，舌色紫暗有瘀点，脉细涩等。

（三）结石

结石，是指停滞于脏腑管腔的坚硬如石的物质，是一种砂石样的病理产物。其形态各异，大小不一，停滞体内，又可成为继发的致病因素，引起一些疾病。

1. 结石的形成

（1）饮食不当，偏嗜肥甘厚味，影响脾胃运化，蕴生湿热，内结于胆，久见胆结石；湿热下注，蕴结于下焦，日久可形成肾结石或膀胱结石。如空腹多吃柿子，影响胃的受纳通降，可形成胃结石。此外，某些地域的饮水中含有过量或异常的矿物及杂质等，也是促使结石形成的原因之一。

（2）情志内伤，所欲不遂，肝气郁结，疏泄失职，胆气不达，胆汁郁结，排泄受阻，日久可煎熬而成结石。

（3）服药不当，长期过量服用某些药物，致使脏腑功能失调，或药物潴留残存体内，诱使结石形成。

（4）其他因素：外感六淫、过度安逸等，也可导致气机不利，湿热内生，形成结石。此外，结石的发生还与年龄、性别、体质和生活习惯有关。

2. 结石的致病特点

（1）好发于空腔性器官：肝气疏泄，关系着胆汁的生成和排泄；肾的气化，影响尿液的生成和排泄，故肝肾功能失调易生成结石。结石为病，结石易停留于空腔性器官。

（2）病程较长，轻重不一：结石多半为湿热内蕴，日久煎熬而成，故大多数结石的形成过程缓慢而漫长。结石的大小不等，停留部位不一，其临床表现各异。一般来说，结石小，病情较轻，甚至无任何症状；结石大，则病情较重，症状明显，发作频繁。

（3）阻滞气机，损伤脉络：结石为有形之邪，停留体内，阻滞气机，影响气血津液运行。可见局部胀闷酸痛，程度不一，时轻时重。甚因结石损伤脉络而见出血。

（4）疼痛：结石引起的疼痛，以阵发性为多，时呈持续性，或隐痛，或胀痛，或绞痛。疼痛部位常固定不移，但亦可随结石的移动而有所变化。结石性疼痛具有间歇性特点，发作时剧痛难忍，而缓解时一如常人。

七、外伤及虫兽伤

外伤包括枪弹、金刃伤、跌打损伤、持重努伤、烧烫伤等。枪弹伤、金刃伤、跌打损伤、持重努伤等外伤，可引起皮肤肌肉瘀血肿痛、出血，或筋伤骨折、脱臼。重则损伤内脏，或出血过多，可导致昏迷、抽搐、亡阳虚脱等严重病变。烧烫伤，轻者损伤肌肤，在受伤部位红、肿、热、痛，皮肤干燥，或起泡，剧痛；重度烧烫伤，除有局部症状外，常因剧烈疼痛，火毒内攻，体液渗出，出现烦躁不安、发热、口干渴、尿少等，甚至死亡。

虫兽伤包括毒蛇、猛兽、疯狗咬伤，或蝎、蜂螫伤等，轻则局部损伤，出现肿痛、出血等，重则损伤内脏，或出血过多而死亡。毒蛇咬伤则出现全身中毒症状，如不及时救治，常导致中毒死亡。疯狗咬伤，初起仅见局部疼痛、出血，伤口愈合后，经一段潜伏期，然后可出现烦躁、惶恐不安、牙关紧闭、抽搐、恐水、恐风等症。

第二节　病机

　　病机，就是疾病发生、发展、变化与转归的机理。导致人体疾病发生的基本病机包括正邪斗争、阴阳失调、气血津液失常等。在疾病过程中，邪正之间的斗争必然导致双方力量的盛衰变化，从而造成人体阴阳的相对平衡状态失调，或气血津液的生理功能和相互关系失常，或脏腑经络功能的紊乱，产生一系列各种各样的病理变化。

一、发病

　　（一）正邪与发病

　　正气，简称"正"，与邪气相对而言，泛指人体的抗病能力和康复能力。

　　邪气，简称"邪"，泛指各种致病因素，包括六淫、疠气、七情内伤、劳逸损伤及各种病理产物（如痰饮、瘀血、结石）等。

　　疾病的发生，即是在一定条件下邪正斗争的反映。

　　（二）正气不足是发病的内在根据

　　中医发病学十分重视人体的正气，强调人体正气在发病过程中的主导作用，认为正气充足，卫外固密，病邪难于侵犯人体，疾病则无从发生，或虽有邪气侵犯，正气亦能抗邪外出而免于发病。《素问·遗篇·刺法论》说："正气存内，邪不可干。"只有在人体正气相对虚弱，卫外不固时，邪气方能乘虚而入，导致病理性损害，从而发生疾病。《素问·评热病论》说："邪之所凑，其气必虚。"《灵枢·百病始生》也说："风雨寒热，不得虚，邪不能独伤人。卒然逢疾风暴雨而不病者，盖无虚，故邪不能独伤人。"因此，正气不足是疾病发生的内在根据。此外，正气抗邪也是有一定限度的，若邪气过盛，超过正气的抗邪能力，也可发病。

　　（三）邪气入侵是发病的重要条件

　　中医学强调正气在疾病发生过程中的主导地位，并不排除邪气对疾病发生的重要作用。任何邪气都具有不同程度的致病性，在正气相对不足的前提下，或超过正气抗邪的限度时，邪气的入侵则是疾病发生的重要条件。如六淫邪气入侵人体，常常就是外感病发生的外在因素。一般而言，邪气只是发病的条件，但在某些特殊的情况下，邪气也可以在发病中起主导作用。如疠气是一类具有强烈传染性的邪气，对人体危害较大，不论老幼强弱，均可感染致病。其他如刀枪、高温、电击、中毒等，即使正气强盛，也难免不受其害。

（四）正邪斗争的胜负决定发病与否

正气与病邪斗争的胜负，不仅决定疾病的发生与否，而且关系到发病的轻重缓急。

1. 正胜邪退则不病　人生活于自然环境之中，自然界经常存在着各种各样的致病邪气，但并非所有接触的人都会发病，这是因为正气充足，邪不能入的缘故。即使有邪气侵犯人体，若正气强盛，抗邪有力，病邪入侵后亦能被正气及时消除，并不产生病理反应，也可不发病，此即正胜邪退的结果。

2. 邪胜正负则发病　在正邪斗争的过程中，若邪气偏胜，正气相对不足，邪胜正负，便可导致疾病的发生。由于正气不足的程度、病邪的性质、感邪的轻重及邪气所中部位的深浅不同，疾病的发生也有轻重缓急之别。如感邪较重，邪气入深，则发病较急、较重；感邪较轻，邪在肌表，则发病较轻；正气不足，感邪较轻，则发病较缓等。

二、基本病机

基本病机是指在疾病过程中病理变化的一般规律及其基本原理。总体来说，基本病机不外乎邪正盛衰、阴阳失调、气血津液失常等。

（一）邪正盛衰

邪正盛衰，是指在疾病过程中，正气与邪气相互斗争所发生的盛衰变化。这种盛衰变化，不仅关系到疾病的发生、发展和转归，同时还决定着疾病的虚实病理变化。

1. 邪正盛衰与虚实变化　在疾病发展变化过程中，正气与邪气的斗争贯穿始终。邪正双方力量对比的盛衰，决定着病证的虚实变化，即《素问·通评虚实论》所谓："邪气盛则实，精气夺则虚。"

（1）实证：实是指邪气亢盛，以邪气盛为主要矛盾的一种病理反映。因为邪气亢盛，而机体正气未衰，正邪斗争较为剧烈，临床表现为一系列以"亢奋、有余"为特征的实性病理变化，如壮热、狂躁、声高气粗、腹痛拒按、二便不通、脉实有力等。实证多见于外感病的初、中期阶段，一般病程较短。

（2）虚证：虚是指正气不足，以正气虚损、抗病能力减弱为主要矛盾的一种病理反映。虚证临床表现为一系列以"衰减、虚弱"为主要特征的虚性病理变化，如神疲体倦、面容憔悴、心悸气短、自汗盗汗、畏寒肢冷、脉虚无力等。虚证多见于素体虚弱或疾病的后期，以及多种慢性消耗性疾病，一般病程较长。

（3）虚实夹杂：正气不足与邪气过盛同时并见，具体表现有表虚里实、表实里虚、上虚下实、上实下虚等。

（4）虚实转化：疾病发生后，邪正双方力量的对比经常发生变化，可发生实证转虚、因虚致实的病理变化。如由于正气本虚，脏腑生理功能低下，导致气、血、津液等不能正常运行，产生了气滞、瘀血、痰饮、水湿等实邪内停，即属于因虚致实。

（5）虚实真假：一般情况下，疾病表现与本质相一致，但在特殊情况下，现象与本质会出现不完全一致的现象，如"大实有羸状"的真实假虚和"至虚有盛候"的真虚假实现象。

2. 邪正盛衰与疾病转归　在疾病的发展过程中，有正胜邪退、邪胜正衰、正虚邪恋、邪去正虚等几种情况。

邪正盛衰不仅关系到虚实的病理变化，也关系到疾病的转归。若正胜邪退则使疾病向好转或痊愈方面转归；邪胜正衰则疾病向恶化甚至死亡方面转归；正虚邪恋使疾病处于缠绵难愈的病理过程，是疾病由急性转为慢性，或慢性病经久不愈，或遗留某些后遗症的主要原因之一；邪去正虚多见于疾病后期，机体有待逐渐恢复。

（二）阴阳失调

阴阳失调，是阴阳之间失去协调平衡的病理状态，有阴阳的偏胜、偏衰、互损、格拒、亡失等病理状态。

1. 阴阳偏胜　是指人体阴或阳偏胜所引起的病理变化。多见于"邪气盛则实"的实证。

（1）阳偏胜：阳偏胜，即阳盛，是指机体在疾病过程中出现的一种阳气偏盛，功能亢奋，机体反应性增强，阳热过盛的病理状态。多表现为阳盛的实热证，如壮热、面红、目赤等。阳偏胜多由于感受温热阳邪所致。

（2）阴偏胜：阴偏胜，即阴盛，是指机体在疾病过程中所出现的一种阴气偏盛，功能障碍或减退，产热不足，以及阴寒性病理产物积聚的病理状态。多表现为阴盛的实寒证，如恶寒、喜暖、肢冷、蜷卧、舌淡等。阴偏胜多由感受寒湿阴邪或过食生冷等原因所致。

2. 阴阳偏衰　是指人体阴或阳亏虚所引起的病理变化，主要见于"精气夺则虚"的虚证。

（1）阳偏衰：阳偏衰，即阳虚，是指机体阳气虚损，温煦等功能活动减退的病理状态。表现为"阳虚则寒"的虚寒证，如畏寒肢冷、神疲乏力、舌淡脉迟等症。临床上以脾肾阳虚较为多见。

（2）阴偏衰：阴偏衰，即阴虚，是指机体的精、血、津液等物质亏损，而导致阴不制阳，阳相对亢盛，功能虚性亢奋的病理状态。表现为"阴虚则热"的虚热证，如潮热、盗汗、五心烦热、颧红、口咽干燥、舌红脉细数等症。临床上以肺肾阴虚或肝肾阴虚较为多见。

3. 阴阳互损　指在阴或阳任何一方虚损的前提下，病变发展影响到相对的一方，最后形成阴阳两虚的病机。

4. 阴阳格拒　指阴盛至极或阳盛至极而壅遏于内，使阴与阳相互阻隔不通的病理变化。可表现为真寒假热或真热假寒等复杂的病理现象。

5. 阴阳亡失　指机体的阴液或阳气突然大量的亡失，导致生命垂危的一种病理变化。

（三）气血津液失常

1. 气的失常　主要包括气的数量不足和气机失调两个方面的病理变化。

（1）气虚：气虚是指气不足，导致脏腑组织功能减退、抗病能力下降的病理状态。气虚的形成多由先天禀赋不足、后天失调及脏腑功能失调所致。

（2）气滞：是指气运行不畅而郁滞的病理变化。多由于情志抑郁，或痰湿、食积、瘀血等实邪阻滞，影响到气的正常流通，形成局部或全身的气机不畅。

（3）气逆：是指气机升降失常，气逆于上的病理状态。气逆病变以肺、胃、肝等脏腑为多见。

（4）气陷：是以气虚无力升举为主要特征的一种病理状态。多由气虚进一步发展而致，与脾的关系最为密切，又称"脾气下陷（中气下陷）"。

（5）气闭：是指气的出入受阻，脏腑经络气机闭塞不通的一种病理状态。多因情志抑郁，或外邪、痰浊等阻滞气机所致。

（6）气脱：是指气不内守而外脱散失，导致机体功能突然衰竭的一种病理状态。多因久病、重病，或因大汗、大出血、频繁吐泻等，致使气随津泄或气随血脱所致。

2. 血的失常　主要包括血虚、血瘀、血热、出血等方面的病理变化。

（1）血虚：血虚是指血的数量不足，濡养功能减退的病理状态。

（2）血瘀：血瘀是指血运行不畅的病理状态，多因寒凝、气滞、气虚、痰阻、邪热煎熬等原因导致。

（3）血热：血热是指血分有热，血流加速的病理状态。多因外感热邪，或寒邪入里化热，或情志郁结化火，伤及血分所致。

（4）出血：出血是指血液溢于脉外的病理状态。形成原因多由热邪迫血妄行，或气虚不能固摄，或外伤损伤脉络所致。

（四）津液的失常

1. 津液不足　是指在疾病过程中，由于某些致病因素的影响，引起津液亏少，导致脏腑、官窍组织失其濡润滋养，产生一系列干燥失润的病理变化。

2. 津液运行失常　是指津液的输布、排泄障碍，以致津液在体内的运行缓慢，形成水液潴留、停阻、泛滥等病理变化。

三、内生"五邪"

内生"五邪"，是指在疾病的发展过程中，由于脏腑阴阳失调，气、血、津液代谢和生理功能异常，而产生的类似风、寒、湿、燥、火五种外邪致病特征的一类病理变化。由于其病起于内，所以分别称为"内风""内寒""内湿""内燥""内火"。所谓内生"五邪"，并不是致病邪气，而是由于脏腑阴阳失调，气、血、津液失常所形成的一些内在的综合性病机变化。

（一）"内风"

"内风"，即风气内动。凡在疾病发展过程中，表现为眩晕、麻木、抽搐、震颤等"动摇"特征的一类病理变化，即属于风气内动。《素问·至真要大论》说："诸暴强直，皆属于风。"风气内动与肝、心、脾等脏的阴阳气血失调有着不同程度的相关，其中关系最密切的是肝。所以，风气内动，习惯上又称"肝风内动"或"肝风"。《素问·至真要大论》说："诸风掉眩，皆属于肝。"

1. 肝阳化风　肝阳化风，多是由情志所伤、操劳太过等耗伤肝肾之阴，筋脉失养和阴虚阳亢，水不涵木所形成的病理变化。由于筋脉失养，肢体颤动，加之水不涵木，浮阳不潜，久则阴不制阳，肝的阳气升而无制，以致亢而化风，形成风气内动。肝阳化风，一般是以肝肾阴虚为本，肝阳亢盛为标，因此，其病理变化多属虚实错杂。其临床表现，轻则筋惕肉𣏾、肢体麻木震颤、眩晕欲仆，或为口眼㖞斜，或为半身不遂，甚则血随气逆于上，出现猝然昏倒、不省人事等。

2. 热极生风　热极生风，又称热甚动风。多见于热性病的热盛阶段。主要是因邪热炽盛，燔灼内扰，耗伤津液所形成的病理变化。由于阳热亢盛，燔灼肝经，则肝失宁静，加之邪热内扰，神明无主，热伤津液，筋脉失其濡养，阳热亢盛化而为风，从而形成风气内动。热极生风，其主要病机是邪热亢盛，因此，多属于实证。其临床表现以痉厥、四肢抽搐、目睛上吊、角弓反张等为主，并伴有高热、神昏谵语等。

3. 阴虚风动　阴虚风动，属于虚风内动。多见于热病后期阴津亏损，或慢性久病，阴液耗伤所致。主要是由于热病或久病之后，阴津耗伤，肝肾阴亏，筋脉失其濡养而变生内风。由于其病变本质属虚，所以其动风之状多较轻、较缓，常表现为筋惕肉𣏾、手足蠕动等。

4. 血虚生风　血虚生风，亦属虚风内动。多是由于失血过多，或血液生化减少，或久病耗伤阴血，或年老精血亏少，或瘀血内结日久，新血生化障碍，以致肝血不足，筋脉失养，血不营络所形成的风气内动。由于其病变本质属虚，所以其动风之状亦较轻、较缓，多表现为肢体麻木、筋肉眴动、手足拘挛等。若血燥生风则可见皮肤瘙痒或脱屑等。

（二）"内寒"

"内寒"，即寒从中生。是指机体阳气虚衰，温煦气化功能减退，阳不制阴，虚寒内生的病理变化。

内寒病理的形成多与脾肾两脏阳气虚衰有关。由于脾为后天之本，气血生化之源，尤重阳气的温煦作用，肾阳为人体阳气之根本，能温煦全身各脏腑组织，脾阳根于肾阳。所以，脾肾阳气虚衰，尤其是肾阳不足，是内寒病理形成的关键。《素问·至真要大论》说："诸寒收引，皆属于肾。"

阳气不足，虚寒内生，其病理变化主要表现在三个方面：一是阳气不足，温煦失职，如畏寒肢冷等；二是气化功能减退，津液代谢障碍，导致阴寒性病理产物在体内积聚，如痰饮、水湿等；三是阳不化阴，蒸化无权，津液不化，如尿频清长、痰涎清稀等。《素问·至真要大论》说："诸病水液，澄澈清冷，皆属于寒。"

阳虚阴盛的寒从中生，与外感阴寒病邪所引起的病理变化，即"内寒"与"外寒"二者之间，不仅有区别，而且有联系。其区别是"内寒"主要是体内阳虚而寒，以虚为主，属虚寒；"外寒"主要是外中寒邪为病，虽然也有寒邪伤阳的病理改变，但仍以寒为主，多属实寒。两者之间的主要联系是：寒邪侵犯人体，必然会损伤机体的阳气，可以导致阳虚；而阳气亏虚之体，因抗御外邪能力低下，则又易中寒邪而致病。

（三）"内湿"

"内湿"，即湿浊内生。多是由于体内津液输布、排泄障碍，导致水湿痰饮内生，蓄积停滞的病理变化。

内湿病理的形成，多与脾脏有关。由于脾主运化水液，喜燥而恶湿，所以，脾的运化失职是湿浊内生的关键。《素问·至真要大论》说："诸湿肿满，皆属于脾。"但也与肺、肾有关，因肺主通调水道而行水，若布气失于宣降，亦可致津液不布，影响脾的运化功能，内生水湿，故肺的功能失调也可导致湿浊内生。脾的运化还有赖于肾阳的温煦作用，且肾主水，肾阳为全身阳气之本，在肾阳虚衰时，必然影响到脾的运化功能而导致湿浊内生。因此，内湿不仅是脾阳虚衰，津液不化而形成的病理产物，且与肺、肾有着密切的关系。

湿浊内生的病理变化，主要表现在两个方面：一是由于湿性重浊黏滞，多易阻滞气机。如出现胸闷、腹胀、大便不爽等。二是湿为阴浊之物，湿邪内阻，可进一步影响脾、肺、肾等脏腑的功能活动。如湿阻于肺，则肺失宣降，出现胸闷、咳嗽、吐痰等；若湿浊内困日久，进一步损伤脾、肾阳气，则可致阳虚湿盛的病理改变。湿浊虽可阻滞于机体上、中、下三焦的任何部位，但以湿阻中焦、脾虚湿困最为常见。

外感湿邪与内生湿邪，即"外湿"与"内湿"二者，既有区别，又有联系。其区别是"外湿"是从外感受湿邪为病，以湿邪伤于肌表为主；"内湿"是由脾、肺、肾等脏腑功能失调，尤其是脾失健运，水津不布，留而生湿所致。两者之间的联系是湿邪外袭每易伤脾，若湿邪困脾伤阳，则易致脾失健运而滋生内湿；脾虚失运，内湿素盛者，每易招致外湿入侵致病。

（四）"内燥"

"内燥"，即津伤化燥。是指体内津液不足，导致人体各组织器官失于濡润，而出现一系列干燥枯涩的病理变化。

内燥病变的形成，多由久病耗伤阴津，或大汗、大吐、大下，或亡血失精等导致阴液亏少，或某些热性病过程中热盛伤津等所致。由于津液亏少，内不足以灌溉脏腑，外不足以润泽肌肤孔窍，则出现一系列干燥失润的症状，如肌肤干燥、口燥咽干、大便燥结等。金·刘河间《素问玄机原病式》说："诸涩枯涸，干劲皲揭，皆属于燥。"

由于内燥的本质是体内津液亏损，所以内燥病变可发生于各脏腑组织，但以肺、胃、大肠最为多见。肺为娇脏，喜润恶燥，若肺燥则宣降失职，常见干咳无痰，或咯血等；胃喜润而恶燥，若胃燥则失于通降，常见不思饮食，食后腹胀等；大肠主传导糟粕，若大肠失润则传导失职，常见大便燥结等。

（五）"内火"

"内火"，即火热内生，又称"内热"。是指由于体内阳盛有余，或阴虚阳亢，或五志化火等而产生的火自内生，机能亢奋的病理变化。

火热内生，有虚实之别，其病机主要有如下几个方面。

1. 阳气过盛化火　人身的阳气在正常情况下有温煦脏腑组织的作用，称为"少火"。但在病理状态下，若脏腑阳气过于亢盛，则化为亢烈之火，可使机能活动异常兴奋，这种病理性的阳亢则称为"壮火"，也即是"气有余便是火"，多属于实火。

2. 邪郁化火　邪郁化火包括两个方面的内容。一是外感风、寒、湿、燥等病邪，在病理过程中，郁久而化热化火。如寒邪化热、湿郁化火等。二是体内的病理性产物，如痰湿、瘀血、饮食积滞等，郁久而化火。邪郁化火的主要机理，实质上就是由于这些因素导致机体阳气郁滞不达，郁久而从阳化火生热所形成的病理变化。因此，邪郁化火的病变亦多为实火。

3. 五志过极化火　又称"五志之火"，多是指由于精神情志的刺激，影响脏腑气血阴阳，导致脏腑阳盛，或造成气机郁结，气郁日久而从阳化火所形成的病理改变。此类化火，多属实火。如过度愤怒，引起肝阳亢旺，升腾于上，发为肝火等。

4. 阴虚火旺　此属虚火，多由于阴液大伤，阴不制阳，阴虚阳亢，虚热内生的病理变化。一般多见于慢性久病之人。如阴虚而引起的牙龈肿痛、咽喉疼痛、骨蒸颧红等，均为虚火上炎所致。

综上所述，内生"五邪"病机，是疾病过程中以脏腑阴阳、气血、津液失调为主所形成的病理变化。结合基本病机所阐述的内容，"内风""内寒""内湿""内燥""内火"病变，都是阴阳失调、气血津液代谢失常病机的具体体现。

章末小结

1. 人体发病的常见病因有：外感六淫、疠气、七情内伤、饮食失宜、劳逸过度、继发病因（痰饮、瘀血、结石）、外伤及虫兽伤。

2. 正气不足是发病的内在根据，邪气入侵是发病的重要条件。

3. 人体发病的基本病机主要包括邪正盛衰、阴阳失调、气血津液失常等。邪正盛衰变化决定着疾病的虚实和转归，阴阳失调是疾病发生、发展变化机理的高度概括，也是人体发病的最基本病机，气血津液失常是分析研究各种临床疾病病机的基础。

思考题

1. 什么叫六淫？六淫致病有何共同特点？

2. 疫疠的发生与流行，多与哪些因素有关？

3. 瘀血有哪些病证特点？

4. 何谓病机？人体发病的基本病机包括哪些？

（杨庆堂）

第六章
诊 法

学习目标

知识目标:

• 了解望诊、闻诊、问诊、切诊的内容及临床意义。

能力目标:

• 能用四诊的方法收集病情资料,综合分析病情,学会分辨正常舌象和常见病舌、正常脉象和常见病脉,学会按诊的常用手法。

素质目标:

• 在收集病情资料的过程中,有换位思考的意识,做到关心、尊重、理解病人,牢固树立以服务对象为中心的职业理念和高尚的职业道德。

情境导入

情境描述:

李某,男,25岁,学生,因咳嗽自行在家服药后症状没有缓解,反而加重,于是前去中医诊所就诊,中医了解病情后,温和、耐心地为其配了两副中药,李某回家服用药物后,症状逐渐缓解。

学前导语:

中医根据患者的病情,作出准确的诊断辨证,为其配制了适宜的药物,疗效明显,前提是要学会通过一定的方法收集病情资料,并对病情进行准确诊断,辨证论治。而且医生的态度温和、耐心,给予了患者情感关怀。

诊法，即中医诊察疾病、收集病情资料的方法，包括望、闻、问、切四种诊法，简称"四诊"。通过运用这四种诊法，了解疾病的原因、性质及其内在联系，找出疾病的本质，为辨证论治、确立治法、治疗疾病提供依据。

第一节　望诊

望诊是运用视觉观察病人全身和局部的一切征象以及排出物等，以了解疾病情况的一种诊察方法，包括全身望诊和局部望诊。

一、全身望诊

全身望诊的内容包括望神、望色、望形态。

（一）望神

望神，主要是观察病人的精神好坏，神志是否清楚，动作是否矫健协调，反应是否灵敏等，从而判断脏腑、气血、阴阳的盛衰，病情轻重及预后等情况。一般分为得神、少神、失神、假神四种。

1. 得神　又称有神。表现为神志清楚，目光明亮，面色荣润，表情自然，语言清晰，肌肉不削，反应灵敏，动作灵活自如等。得神是精气充足的表现，可见于正常人；如在病中，表示正气未伤，脏腑功能未衰，病情较轻，预后良好。

2. 少神　又称神气不足。表现为精神不振，声低懒言，疲倦乏力，健忘嗜睡，目光呆滞，面色无华，动作迟缓等。少神是正气不足的表现，是轻度的失神，介于有神和失神之间，表示素体正虚，病后虚弱。

3. 失神　又称无神。表现为精神萎靡，目无光彩，瞳仁呆滞，面色晦暗，表情淡漠，言语不清，呼吸微弱，反应迟钝，动作失灵，甚则神志昏迷、循衣摸床，或猝倒而目闭口张、手撒遗尿等。失神表示精气衰竭，正气大伤，病情较重，预后较差。

4. 假神　又称"回光返照""残灯复明"。假神是无神患者突然出现精神暂时好转的假象。如本已精神模糊，突然神志清楚、目光转亮、想见亲人；或原来语声低微，时断时续，不言语，忽而语声响亮，言语不休；或原来面色晦暗，突然颧赤如妆；或原来毫无食欲，忽然食欲增强等。见于久病、重病精气极度衰弱的病人。表示病情恶化，脏腑精气衰竭，阴阳即将离决的危候，是临终前的征兆。

（二）望色

望色是观察皮肤的颜色和光泽的变化，来诊察病情的方法。面部气血充盛，皮肤薄嫩，色泽变化易显露，望色重点是观察面部色泽变化。面部颜色变化可反映脏腑病变的性质。光泽变化反映脏腑精气的盛衰，有光泽则气血未衰，病易治，预后较好；无光泽则精气已伤，病较重，预后欠佳。

我国健康人的面色红黄隐隐，明润含蓄，称为"常色"。疾病状态时面部的色泽晦暗或暴露，称为"病色"，可分青、赤、黄、白、黑五种。

1. 青色 主寒证、痛证、瘀血、惊风、肝病。

青色为寒凝血瘀，经脉阻滞，气血不通之象。寒为阴邪，易伤阳气，气血运行不畅，凝滞作痛，如寒邪外袭或阴寒内盛，寒性主痛，里寒腹痛，疼痛剧烈时，可见面色苍白而青。心、肝等脏器的慢性疾病有气血瘀滞者，常见面色青暗，口唇青紫，伴心胸刺痛，多属心阳不振，心血瘀阻。小儿高热，面部青紫，以两眉间、鼻柱、口唇四周较易察见，属惊风先兆。

2. 赤色 主热证。

赤色为气血充盈脉络所致。气血得热则行，热盛而血脉充盈，血色上荣，故面色赤红。热证有虚实之别。实热证，满面通红，多为外感发热或脏腑实热；虚热证，颧部潮红娇嫩，骨蒸盗汗。若久病重病患者，面色苍白，却颧红如妆，嫩红带白，游移不定，多为精气衰竭、阴不敛阳、虚阳浮越之"戴阳证"，属真寒假热的危重证候。

3. 黄色 主脾虚证、湿证。

黄色为脾虚湿蕴之征象。脾胃虚弱，脾失健运，气血化生不足，不能上荣于面部，故面色发黄。如面色淡黄，枯槁无光，称"萎黄"，属脾胃气虚；面色黄而浮胖，称为"黄胖"，多为脾气虚衰，湿邪内阻所致。面目、肌肤、尿黄者，为"黄疸"，黄而鲜明如橘皮色者，属阳黄，为湿热熏蒸所致；黄而晦暗如烟熏者，属阴黄，为寒湿郁阻所致。小儿生后遍体皆黄，多属胎黄。

4. 白色 主虚证、寒证、失血证。

白色为阳气虚衰、气血不足的表现。凡阳气不足，气血运行乏力或耗气失血，气血不足，不能上荣于面，皆可导致面呈白色。如面色白而虚浮，多为阳气不足；面色淡白无华，唇舌色淡，为血虚或失血证；阴寒内盛所致里寒证剧烈腹痛时，可见面色苍白；急性病突然面色苍白，冷汗淋漓，多属阳气暴脱的证候。

5. 黑色 主肾虚、水饮、寒证、瘀血证。

黑色为阴寒水盛或气血凝滞所致。肾阳虚衰，水寒内盛，影响气血流畅而面色黧黑。面色淡黑，多为肾阳衰微，肾虚水泛；面黑而焦干，多为肾精久亏；妇女目眶色黑，多见于寒湿带下；面色黧黑而肌肤甲错，多属瘀血；面色青黑，多为寒证、痛证。

（三）望形态

望形态是通过观察病人的形体与姿态以诊察疾病的一种方法。

1. 望形体　望形体主要是观察患者身体的强弱、胖瘦、皮肉筋骨等形体特征，以了解体质的强弱和气血的盛衰。

骨骼粗大、胸廓宽厚、肌肉充实、皮肤润泽等，反映脏腑精气充实，是身体强壮的征象；骨骼细小、胸廓狭窄、肌肉消瘦、皮肤枯燥等，反映脏腑精气不足，是衰弱的征象。形体强壮者，虽病预后也良好；形体衰弱者，抗病能力弱，患病后预后较差。

胖指肥胖，并非健壮；瘦指瘦削，亦非正常。肌肉松软、形体肥胖，特别是腰腹部肥胖的"大腹便便"者，多因嗜食肥甘、喜静少动，或脾失健运而痰湿积聚等所致，如形肥能食，为形盛有余；形肥食少，为脾虚有痰湿。肌肉消瘦无力者，多因脾胃虚弱、气血亏虚、久病消耗等所致，如形瘦善饥，为胃中有火；形瘦食少，为中气虚弱；消瘦到"大骨枯槁，大肉陷下"的程度，则是气液干枯，脏腑精气衰竭的危象。

2. 望姿态　主要观察患者的动静姿态、异常动作及与疾病有关的体位变化等情况。正常姿态应舒适自然，运动自如，反应灵敏。

患者的动静姿态一般具有"阳主动，阴主静"的规律，喜动多言属阳证，喜静少言属阴证。如仰卧伸足、面常朝外向光、辗转反侧、卧而不安者，多为阳证、热证、实证；蜷卧缩足、面常朝里背光、身重懒动、嗜卧喜静者，多为阴证、寒证、虚证。若患者仰面伸足，多为阳盛；蜷卧成团，属于阳虚。

通过观察患者的某些特殊姿态，对诊断疾病具有一定的意义。如发热病人眼睛、四肢不时颤动，为痉挛先兆；头摇不能自主，手足蠕动，为肝风内动；半身不遂，口眼㖞斜，为中风；喘息抬肩，不能平卧，多为哮喘；关节肿胀屈伸困难，行动不便，多属痹证；循衣摸床，撮空理线，或久病卧床不起，忽然烦躁，坐卧不安，多属危重证候。

二、局部望诊

局部望诊的内容包括望头颈、望五官、望皮肤、望舌、望小儿指纹、望排出物。

（一）望头颈

1. 望头形　小儿头形过大或过小，伴有智力发育不全者，多属先天不足，肾精亏损。

2. 望囟门　小儿囟门下陷者，多为津液损伤，脑髓不足之虚证；囟门突起者，多为痰热内蕴，或温病火邪上攻，或颅内水液停聚所致；囟门迟闭者，属于肾气不足，发育不良。

3. 望头发　正常人头发多色黑而润泽，是肾气充盛、精血充足的表现。头发稀疏易落，或干枯不荣，多为精血不足之证；青少年脱发，多因肾虚或血热；突然出现片状脱发，多属血虚受风；小儿发结如穗，多见于疳积。

4. 望颈项　头项软弱无力抬起，属虚证或病重；头项强直者，多由温病火邪上攻所致；头摇不能自主，无论成人或儿童，皆属风证。

（二）望五官

1. 望目　观察眼的神、色、形、态等方面的变化。

双目明亮光彩，转动灵活，为有神，见于常人或病轻易治；双目呆滞，晦暗无光，为无神，病重难治。目赤肿痛多为实热证。白睛发黄多见于黄疸；目眦淡白多属血虚、失血；目胞色黑、晦暗多属肾虚；眼睑浮肿为水肿；眼窝凹陷为伤津耗液；两目上视、斜视、直视，均为肝风内动；瞳孔散大为精气衰竭，瞳孔缩小多为肝胆火炽或中毒。

2. 望耳　观察耳的色、形及分泌物等的变化。

耳轮淡白属气血亏虚；耳轮红肿或耳内流脓，多属肝胆湿热或热毒上攻；耳轮青黑多见于阴寒内盛或剧痛；耳轮干枯、萎缩、色黑多属肾精亏耗；耳郭瘦小而薄，多属先天亏耗、肾气不足；耳郭皮肤甲错，可见于血瘀日久的病人。小儿耳背有红络，耳根发凉多为麻疹先兆。

3. 望鼻　观察鼻的形、色及分泌物的变化。

鼻流清涕，多为外感风寒；鼻流黄浊涕，属外感风热；久流黄浊涕，有腥臭味，为胆经蕴热。鼻端色白，多属气血亏虚；鼻端色赤，多属肺脾蕴热；鼻端色青，多为阴寒腹痛；鼻端色黑，多为肾虚寒水内停；鼻端晦暗枯槁，多为胃气已衰。鼻红肿、生疮多属胃热或血热；鼻端生红色粉刺，称为"酒渣鼻"，多为肺热内蕴所致；鼻柱溃陷多见于梅毒病人；鼻柱塌陷、眉毛脱落多属麻风恶候；鼻翼扇动，多见于风热痰火或实热壅肺，久病者为肺肾精气衰竭。

4. 望口唇　观察口唇颜色、润燥和形态的变化。

唇色淡白多属血虚或失血；唇色深红多属热邪亢盛；唇色青紫多为血瘀；唇色青黑多为寒盛、痛极；口唇樱桃红色多见于煤气中毒。口唇干裂属燥热伤津或阴液亏虚；口、唇、舌糜烂多为脾胃湿热或阴虚火旺；小儿口角流涎，多属脾虚湿盛或脾胃有热；成人口角歪斜，多为中风。口腔内溃疡，满口糜烂，又称"口糜"。小儿口腔、舌上布满白斑如雪片，称为"鹅口疮"。

5. **望齿龈** 观察齿、龈的色泽、润燥及形态的变化。

睡中磨牙，为食积或虫积；牙齿稀疏松动，为肾虚或虚火上炎；牙齿干燥多为胃阴已伤；牙齿燥如枯骨多为肾阴枯竭。齿龈淡白，多属血虚或失血；齿龈红肿，多为胃火亢盛；齿缝出血称为"齿衄"，多为胃火上炎，或脾不统血，或肾之虚火上炎所致；齿龈色淡，龈肉萎缩，多属肾虚或胃阴不足；齿龈溃烂，流腐臭血水，牙齿脱落，为"牙疳"，多为外感疫疠之邪、余毒未清、积毒上攻所致。

6. **望咽喉** 观察咽喉色泽、形态的变化。

咽部深红，肿痛明显者，多为肺胃热毒，壅盛上攻的实热证；咽部色红娇嫩，肿痛不明显者，多为肾阴亏虚，虚火上炎所致。咽部溃烂分散表浅者，多为肺胃有热或虚火上炎；咽部溃烂成片或凹陷者，多为肺胃热毒壅盛上攻。咽部溃烂处表面覆盖一层白腐，伪膜松厚，容易拭去者，病情较轻；伪膜坚韧，不易拭去，重剥出血，复生快者，病情较重。咽部一侧或两侧喉核红肿疼痛，溃烂有黄白色脓点，此为乳蛾，多为肺胃热毒壅盛所致。

（三）望皮肤

望皮肤，主要是通过观察皮肤色泽、形态的变化，了解邪气的性质和气血津液的盛衰，以判断脏腑病变、疾病预后。

1. **望形色** 正常人皮肤荣润而光泽，是精气旺盛，津液充沛的征象。皮肤虚浮肿胀，按有压痕，多为水湿泛滥；皮肤干瘪枯燥，多为津液耗伤，或精血亏损；皮肤粗糙如鳞，抚之碍手者，称为"肌肤甲错"，是血虚夹瘀所致；皮肤面目俱黄，多为黄疸。

2. **望斑疹** 斑和疹都是全身性疾病反映于皮肤的一类证候。点大成片，或红或紫，平铺于皮肤，抚之不碍手，压之不褪色者为"斑"；形如粟米，或红或紫，高出皮肤，抚之碍手，压之褪色者为"疹"。无论斑或疹，都以色泽红活润泽，神志清醒，分布均匀，疏密适中为顺；以色泽淡滞，神志模糊，色暗或突然隐没，分布疏密不匀，或先后不齐，或现而即陷为逆。

（四）望舌

望舌，又称为舌诊，是望诊的重要内容。主要观察舌质和舌苔的变化。舌质，又称舌体，指舌的肌肉和脉络组织，通过观察舌质的变化可以反映人体脏腑的虚实和气血的盛衰。舌苔指舌体上附着的苔状物，由胃气上蒸所致，通过观察舌苔可以反映病邪的深浅、胃气的盛衰、疾病的轻重以及病情的发展变化。

正常舌象表现为舌体柔软，运动灵活自如，颜色淡红润泽，舌形适中；舌面上铺有颗粒均匀、干湿适中的薄白苔，简称"淡红舌，薄白苔"。

人体五脏六腑主要通过经络的循行与舌联系起来，脏腑的精气可上营于舌，舌的不同部位可反映不同脏腑的情况：舌尖反映心肺的情况，舌中反映脾胃的情况，舌根反映肾的情况，舌边反映肝胆的情况（图6-1）。

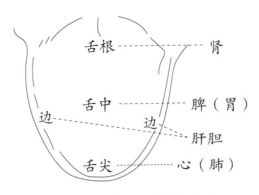

图6-1　舌面脏腑分属图

1. 望舌质　主要观察舌质的色、形、态。

（1）舌色：病理舌质颜色一般分为淡白、红、绛、青紫四种。

1）淡白舌：色较正常浅淡，主虚证、寒证。舌色淡白，舌体瘦薄者，多属气血两虚；舌淡白湿润、胖嫩，多属阳虚、水湿内停。

2）红舌：舌色较正常深，主实热证或阴虚证。舌红兼有黄厚苔，多属实热证；舌色鲜红少苔、无苔或见裂纹，多属虚热证。

3）绛舌：色深红，较红舌颜色更深，主热盛，有外感、内伤之分，一般由红舌发展而来，病情较红舌加重。外感热病见绛舌，为邪热入于营血；内伤杂病见绛舌，为阴虚火旺。

4）青紫舌：由血液运行不畅，瘀滞所致，主热证、寒证、瘀血证。舌紫而干，为热盛伤津，气血壅滞；舌紫而湿润，为寒凝血瘀；舌紫暗或有瘀斑，为气滞血瘀。

（2）舌形：舌体的形状，常见老嫩、胖瘦、芒刺、裂纹、齿痕等病理变化。

1）老嫩：纹理粗糙，形色坚敛，为老舌，主实证；纹理细腻，形色浮胖、娇嫩，为嫩舌，主虚证。

2）胖瘦：舌体较正常偏大，为胖大舌，多因水饮痰湿阻滞或心脾热盛所致；舌体瘦小而薄者，为瘦薄舌，主气血两虚或阴虚火旺、津液亏虚。

3）芒刺：舌面乳头增生、肥大，高起如刺者，为芒刺舌，多因邪热亢盛所致。

4）裂纹：舌面上有明显的裂沟，称裂纹舌。舌质红绛有裂纹，为热盛伤阴；舌淡白有裂纹，为血虚不荣。

5）齿痕：因舌体胖大而见舌体边缘有受牙齿压迫的痕迹，为齿痕舌，主脾虚湿盛。

（3）舌态：主要观察舌体运动时的状态。

1）强硬舌：舌体板硬强直，不能转动，屈伸不便，多见于热入心包或中风征兆。

2）痿软舌：舌体软弱无力，不能自如伸缩，多因气血或阴液亏虚，舌肌失濡养。

3）歪斜舌：伸舌时，舌体偏斜一侧，多见于中风或中风先兆。

4）短缩舌：舌体紧缩不能伸长者，为短缩舌。舌淡短缩或青而湿润短缩者，为寒凝经脉；舌胖苔腻而短缩者，为痰湿内阻；舌红绛而短缩，为热病津伤。

5）颤动舌：舌体震颤抖动，动摇不宁，不能自主，多见于肝风内动。久病见舌颤，属血虚生风或阴虚动风；外感热病见舌颤，属热极生风。

6）吐弄舌：舌伸出口外，久不能回缩者，为吐舌；舌微露口外又收回，或舐口唇上下左右者为弄舌。见于心脾有热，动风先兆，小儿智力发育不全。

2. 望舌苔　主要是观察苔色和苔质两方面的情况。

（1）苔色：一般舌苔有白、黄、灰、黑四种颜色。

1）白苔：主表证、寒证。苔薄白而润，属风寒表证；苔薄白而舌质偏红，为风热表证；苔白厚腻，见于痰饮、湿浊、食积内停。

2）黄苔：主里证、热证。黄色愈深，热势愈重。苔淡黄为热轻，深黄为热重，焦黄为热极。

3）灰苔：主里热证、寒湿证。由白苔转化而来，也可与黄苔同时并见。苔灰而干，为热盛伤津；苔灰而润，为痰饮内停或寒湿内阻。

4）黑苔：主热极、寒盛。多由灰苔或焦黄苔发展而来。苔黑而燥裂，为热极津枯；苔黑而润滑，为阳虚寒盛。

（2）苔质：主要观察舌苔的厚薄、润燥、腐腻、剥落等情况。

1）厚薄：主要反映病邪深浅和疾病轻重。透过舌苔能隐约见到舌体者为薄苔，见于正常人，也见于疾病初起，病邪在表，病情较轻者。不能透过舌苔见到舌体者的为厚苔，表示病邪入里，病情较重，或内有饮食痰饮积滞。舌苔由薄增厚，提示病进；舌苔由厚变薄，表示病退。

2）润燥：主要反映机体津液盈亏。苔面水分过多者为滑苔，多见于阳虚阴盛，水湿内停。苔面干燥少津者为燥苔，多见于热盛伤津、阴液不足证。

3）腐腻：主要反映中焦湿浊及胃气的盛衰情况。"腐苔"苔厚而颗粒粗大疏松，易揩去，形如豆腐渣，为阳热有余蒸化胃中食浊上升而成。"腻苔"苔质颗粒细腻致密，刮之不脱，多为痰饮、湿浊、食积内停，阳气被遏所致。

4）剥脱：可反映胃气、胃阴的存亡。"剥脱苔"是舌苔全部或部分剥脱，剥落处光滑无苔，为气阴两伤所致。舌苔从有到无是胃的气阴不足，正气渐衰的表现，若全部剥脱，光洁如镜，称"镜面舌"，是胃阴大伤，胃气将绝的表现。

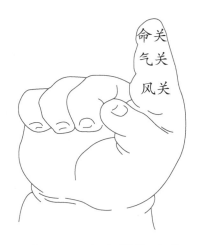

（五）望小儿指纹

望小儿指纹是通过观察3岁以下小儿示指掌侧前缘浅表络脉色泽变化，来诊察疾病，推断病情的发展，判断疾病的预后。

1. 望指纹的部位　小儿指纹分为风、气、命三关。示指第一节为风关，第二节为气关，第三节为命关（图6-2）。

2. 望指纹的方法　抱小儿于光线充足处，医生用左手握住小儿示指末端，以右手大拇指用适中力量从命关向气关、风关直推数次，使指纹显露，便于观察。

图6-2　小儿指纹三关示意图

3. 望指纹的临床意义　指纹的色泽、浮沉及部位可反映疾病的性质、病势轻重及邪正盛衰情况，即浮沉分表里、红紫辨寒热、淡滞定虚实、三关测轻重。

（1）正常指纹：红黄相兼，隐现于风关之内，不明显浮露，不超出风关。

（2）病理指纹：指纹的色泽、浮沉及部位可反映疾病的性质、病势轻重及邪正盛衰情况。

1）浮沉分表里：指纹浮露者，多属表证；指纹沉隐者，多属里证。

2）红紫辨寒热：色鲜红者，为外感风寒；色紫红者，为热证；色青者主风、主惊、主痛；色紫黑者，多为血络郁闭，病情危重。

3）淡滞定虚实：指纹细而浅淡者，多属虚证；粗而浓滞者，多属实证。

4）三关测轻重：指纹显于风关，为邪气入络，表示邪浅病轻；达于气关，为邪气入经，邪深病重；达于命关，为邪入脏腑，病情危重；若指纹透过风、气、命三关，一直延伸指端者，即所谓"透关射甲"，提示病情凶险，预后不良。

🔗 知识链接

小儿指纹的现代认识

据现代研究，心气心阳虚衰和肺热病患儿，大多数指纹向命关伸延，这是由于静脉压升高所致。因指纹充盈度与静脉压有关，静脉压越高，指纹充盈度就越大，也就愈向指尖方向发展。血虚患儿由于红细胞及血红蛋白减少，则指纹变淡。

（六）望排出物

望排出物是通过观察患者的痰涎、呕吐物、二便等的色、质、量及其变化，来了解相关脏腑的病变和邪气的性质。排出物色白、清稀者，多为寒证、虚证；排出物色黄、质黏稠者，多为热证、实证。因为寒凝则阳气不运，机能衰退，水湿不化，以致水液澄澈清冷，排出物质地清稀；热邪熏灼，煎熬津液，所以排出物黄浊且黏稠。

1. 望痰涎　痰色清淡而量多，有泡沫者为风痰；无泡沫而黏者为寒痰；痰白滑易咯出者为痰湿；色黄质黏稠成块者为热痰；痰夹血丝者为燥火伤肺；咳唾腥臭痰或见脓血者为肺痈；多涎喜唾可见胃寒。

2. 望呕吐物　呕吐物清稀无臭为胃寒；稠浊酸臭或夹未消化食物，多属胃热或胃内宿食；呕吐黄绿苦水，属肝胆湿热；呕吐清水痰涎，多属痰饮。

3. 望大便　大便溏薄多属虚寒；燥硬如羊粪为实热；便黄如糜状且溏黏恶臭多为肠胃湿热；小儿见绿便有泡沫多属消化不良或受惊吓；便下脓血，或如黏冻状伴里急后重，多属痢疾；便下有血，色鲜红且先血后便者是近血，见于风热伤络之肠风或痔疮、肛裂出血；便下色黑褐者，且先便后血者是远血，病多在脾胃，为瘀血内积。

4. 望小便　小便清长量多者属虚寒；短少黄赤为实热或下焦湿热；小便黄赤浑浊或偶见砂粒为石淋；浑浊如米泔、淋沥而痛是膏淋；尿中带血，热涩刺痛为血淋。

第二节　闻诊

一、听声音

（一）语声

语声高亢洪亮有力，声音连续，多言而躁动，属阳证、实证、热证；语声低微无力，细弱懒言，声音断续，沉默寡言，属阴证、虚证、寒证。

（二）语言

神志不清，语无伦次，声高有力，为"谵语"，多属热扰心神之实证；神识不清，语言重复，时断时续，声音低弱模糊，为"郑声"，多属心气大伤，精神散乱之虚证；精神错乱，语无伦次，狂躁妄动，哭笑无常，为狂证，多见于痰火内扰；精神抑郁而沉闷，自言自语，首尾不续，为癫证，见于痰气郁闭。

（三）呼吸

呼吸有力，声高气粗而促，多属实证、热证；呼吸声低，气息微弱而慢，多属虚证、寒证。气息急迫，呼吸困难，不能平卧为喘；呼吸急促，喉间痰鸣，为哮；呼吸微弱，短而声低，气少不足以息，为少气。

（四）咳嗽

咳声重浊有力，多为外感风寒或痰湿聚肺之实证；咳声低微无力，多为肺气虚损之虚证；咳声不扬，兼痰黄稠难咳，多为热甚伤津；干咳无痰或少痰，多属燥邪犯肺或肺阴虚证；咳声阵发，连声不绝，终止时似鹭鸶叫声，称为"顿咳"或"百日咳"，多因风邪与伏痰搏结，阻遏气道所致；咳声如犬吠，见于"白喉"，多属肝肾阴虚，火毒攻喉所致。

二、嗅气味

（一）口气

气味臭秽多属实证、热证；气味变淡多为虚证、寒证。如胃热者多口气臭秽，胃有宿食者多口气酸馊。牙疳者多臭秽难闻，牙龈腐烂。口气腐臭，或兼咳吐脓血者，多是内有溃腐脓疡。

（二）排出物

排出物包括痰液、脓液、二便、带下等。恶臭者，多为实热证；略带腥味者，多为虚寒证。如咳吐浊痰脓血，伴腥臭气者，多属肺痈；大便臭秽，多属大肠湿热；大便有腥气者，多为寒证；矢气奇臭，多属宿食内停；小便黄赤，臊臭者，多为下焦湿热；小便清长色白而无臭，为虚寒；白带黄稠，有恶臭，多是湿热下注；白带清稀，腥秽者，多属虚寒证。

（三）病室气味

病室有血腥味，多为失血证；病室有腐臭气，多为患溃腐疮疡；病室尸臭，多为患者脏腑衰败，病情重笃；病室尿臊气，多见于水肿晚期；病室有烂苹果气味，多为消渴之危重症。

第三节　问诊

问诊是医生向患者或陪诊者有目的地询问，以了解疾病的发生、治疗经过和现在症状等相关情况的一种诊察方法。

一、问诊的意义及方法

（一）问诊的意义

疾病的许多情况，必须通过询问才能了解到。如疾病的起因、酸麻胀痛等自觉症状、治疗服药的经过、饮食嗜好等等。在疾病的初期，病人还未出现客观体征时，患者的自觉症状就显得尤其重要。因此，问诊为分析病情和辨证论治提供了重要的依据。

（二）问诊的方法

问诊时要重视患者的主诉，抓住重点，病证结合。如患者诉说腹痛，要问清楚腹痛的部位、疼痛的感觉、有无引起疼痛或疼痛加剧的诱因等，以诊断疾病。还要问清疼痛的伴随症状，如有无口干舌燥等，以便作为辨证论治的根据。

二、问诊的内容

问诊的内容包括患者的一般情况、主诉、现病史、既往史、个人史、婚育史和家族史等。

🔗 **知识链接** ···

《十问歌》

《十问歌》最早见于明代张景岳的《景岳全书》。后来，清代陈修园作了修改，并记载在《医学实在易》里。内容如下：

"一问寒热二问汗，三问头身四问便。五问饮食六问胸，七聋八渴俱当辨。九问旧病十问因，再兼服药参机变。妇人尤必问经期，迟速闭崩皆可见。再添片语告儿科，天花麻疹全占验。"

（一）一般情况

包括姓名、性别、年龄、职业、住址、民族、籍贯等情况。

了解病人的一般情况，有助于医生的诊断。一般而言，年龄、性别、职业等不同，常见病也会有所不同。适龄的女性，要留意是否有痛经、怀孕等问题。另外，年龄、性别、职业等不同，药物的选择和药量大小上也会有所区别。

（二）主诉

主诉是指病人就诊时最感痛苦的症状、体征及持续时间。

主诉是病人就诊的主要原因，也是疾病的主要矛盾所在。通过主诉可以了解疾病的范畴类别和病情的轻重缓急。

（三）现病史

现病史是指疾病的发生情况及发展诊治过程。问现病史时要注意重点询问患者的现在症状。

1. 问寒热　突发怕冷，得衣加被缓解，多见于外感病，又称为恶寒。长期怕冷，得衣加被未能缓解，多见于内伤病，又称为畏寒。热是指全身或局部自觉发热，体温可正常或增高。

（1）恶寒发热：恶寒发热并见，多见于外感表证。恶寒重发热轻，多为风寒表证；发热重恶寒轻，多为风热表证。此外，发热轻而恶风，常见于伤风表证。

（2）但寒不热：只觉怕冷，不觉发热。突发恶寒，常见于里寒证。久病畏寒，多为阳虚证。

（3）但热不寒：只觉发热，不觉怕冷。有以下几种情况。

1）壮热：高热（体温＞39℃），常伴面赤、汗多、大渴等。多见于气分热证。

2）潮热：午后或夜间按时发热，或按时热更甚，如潮汐般有规律，可见于湿热或阴虚内热。

3）微热：低热（体温＜38℃），或自觉发热而体温正常。常见于阴虚、气虚、瘀血或情志不舒等，病程较长。

4）寒热往来：恶寒与发热交替发作。寒热往来，发无定时，见于少阳证，主半表半里证；寒热往来，发有定时，常见于疟疾。

2. 问汗　注意询问出汗的特点、时间、部位、汗量和伴随的症状等情况。

（1）无汗：表证无汗，多见于外感风寒；里证无汗，多见于实寒证或气血虚弱等。

（2）有汗：表证有汗，多见于风邪袭表、外感风热等；里证有汗，情况比较复杂。

1）大汗：伴壮热大渴，属里实热证。

2）自汗：人体在安静状态下不自主地汗出不止，称为自汗。常在活动后加剧，多见于气虚证。

3）盗汗：入睡后汗出，醒后汗止，称为盗汗。多见于阴虚内热证。

4）头汗：常因上焦热盛，中焦湿热，或虚阳上越所致；手足心汗，多因阴虚内热、阳明热盛或中焦湿热所致。

3. 问疼痛　注意疼痛的部位、性质、程度、发作时间和伴随症状等。一般而言，疼痛时间短，拒按者多属实证；疼痛时间长，迁绵不愈，喜按者多属虚证。

（1）问疼痛性质（表6-1）

表6-1　问疼痛性质

症状	冷痛	灼痛	重痛	刺痛	胀痛	走窜痛	绞痛	掣痛	空痛	隐痛
常见原因	受寒，阳虚	火热炽盛，阴虚火旺	湿阻经络	瘀血	气滞	气滞，风湿阻络	结石，瘀血，寒凝	经脉失养，阻滞不通	精亏血虚，中气下陷	气虚，血虚

（2）问疼痛部位（表6-2）

表6-2　问疼痛部位

部位		常见原因
头部	后脑、枕部，连及项背	太阳头痛
	前额连及眉棱骨	阳明头痛
	颠顶	厥阴头痛
	两侧	少阳头痛
胸胁	胸痛，咳嗽或深呼吸时加重	肺
	胸前左乳附近疼痛，或疼痛放射至左手臂	心
	胁	肝胆病
腰腹	上腹	脾虚气滞或食滞脾胃
	中腹	大肠病
	少腹	膀胱、疝气、妇科疾病
	腰	肾虚或肾结石
周身关节	新病身痛	外感风寒湿
	久病身痛	气血不足
	关节	肾虚、肝血虚

4. 问不适（表6-3）

表6-3　问不适

症状	头晕	胸闷	心悸	胁胀	脘痞	腹胀	身重	麻木
常见原因	肝阳上亢，气血两虚，痰湿内阻	痰瘀内阻	心脉痹阻，心气血虚，阴虚火旺	肝气郁结，肝胆湿热	脾虚气滞	脾虚气滞，食滞胃肠	湿邪困阻	气血亏虚，痰湿内阻

5. 问耳目　注意询问发作时间的长短、伴随的症状等情况。

（1）问耳：突发耳鸣，鸣声如潮，按之不减，常见于肝阳上亢、肝胆火旺；渐发耳鸣，鸣声细如蝉，按之减轻，多属肾精亏虚。突发耳聋，常见肝胆火旺；渐发耳聋，多属肝肾虚损。

（2）问目：目痒，突发者多属肝火上炎；渐发者，多属肝阴血虚。目痛暴作，常见于肝火上炎；时发时止，经久不愈，常伴眼干，多见于肝阴虚火旺。目眩，突发者多见于风火、风痰；久病多属肝肾不足、中气下陷。目昏，多见于肝肾亏虚。

6. 问饮食口味　注意询问口渴不渴、饮水量、喜热喜冷、食欲食量以及口中的气味感觉等。

（1）口渴与饮水：口不渴不喜饮，多见于寒证、湿证。口渴喜冷饮，多见于实热证；口渴或口不甚渴，但喜热饮，多见于虚寒证。口渴，但不喜饮，多见于湿热证；口渴，但欲漱口而不欲咽，多见于瘀血证。

（2）食欲与食量：食欲旺盛、食量增加，称为消谷善饥或多食易饥，多由胃火炽盛所致。消谷善饥，反见消瘦，见于消渴病。食欲减退，食量减少，又称纳呆、纳少，多因脾胃虚弱，或湿盛困脾。纳少伴有饥饿感，称为饥不欲食，多因胃阴虚火旺所致。恶闻食物，甚至闻之反胃，称为厌食，多见于食积。孕妇厌食，属生理现象。

（3）饮食偏嗜：食生米等异物，常见于虫病。孕妇偏嗜酸辣等物，属生理现象。

（4）口味：口淡乏味，多见脾胃气虚或寒证；口苦，多见于肝胆火旺、胆气上逆；口甜，多见脾虚，或痰湿内蕴；口酸，多见肝胃郁热；口咸，多见肾虚；口黏腻，伴舌苔厚腻，多见食积痰浊停滞。

7. 问睡眠　注意询问伴随症状等情况。

（1）失眠：又称不寐，指入睡困难，或睡而易醒，甚至彻夜不得眠。短期失眠，心火旺盛或饮食积滞多见。长期失眠，多由心血不足、阴虚火旺等所致。

（2）嗜睡：又称多寐，指睡意很浓，常不自主地入睡。嗜睡伴痰多身重，多属痰湿内盛，上蒙清窍；饱饭后嗜睡，多因中气不足；年老者嗜睡，伴腰膝酸软，常因阳气虚衰。

8. 问二便　要注意询问大小便的次数、性状、颜色、气味、量和伴随症状等情况。

（1）大便：便秘，大便干结或排便时间延长，或几天排一次。突发便秘，大便干结，多见于热结肠道。长期便秘，常见于血虚、气虚或阳虚等。泄泻，大便次数增多，便质稀薄，甚至如水样。暴泻多实，常见于肠道湿热。久泻多虚，常见于脾肾阳虚。若黎明时腹痛即泻，伴形寒肢冷，腰膝酸软，常见于肾虚，称为"五更泄"。

排便感异常，若肛门灼热，多见于大肠湿热；若腹痛窘迫，时时欲便，肛门重坠，便出不爽，称为里急后重，常因湿热阻滞肠道所致；若排便不爽，多见于肠道湿热或气滞；若肛门重坠，甚者脱肛，多属脾虚中气下陷；若滑泻失禁，多因脾肾衰极。

（2）小便

1）尿量异常：若小便量多清长，多属于虚寒证；若量多清长伴消瘦、多饮、多食，常见于消渴病；若尿量减少，常见于热证或水饮内停。

2）尿次异常：若小便频数，伴尿急、尿痛，多属于下焦湿热；若小便频数，量多清稀，夜间尤甚，多为虚寒；若癃闭（小便不畅，点滴而出为癃；小便不通，点滴不出为闭），常见于肾气虚、湿热、瘀血或结石等。

3）排尿感异常：若小便涩痛，多见湿热；若小便点滴不尽，失禁或遗尿，多见于肾气不足。

9. 问经带　适龄女性应注意询问月经和白带的情况。

（1）问月经：注意询问经期、经量、经色、经质和伴随症状。

1）经期异常：若月经提前一周以上，称为月经先期，多见于气虚、血热或阴虚火旺等；若月经推后一周以上，称为月经后期，多见于气血虚、寒凝、气滞或血瘀；若经期不定，或前或后，称为月经先后不定期，多因肝气郁滞，或瘀血阻滞所致。

2）经量异常：若经量过多，常见于血热、气虚或瘀血；若经量过少，常见于血虚、寒凝或血瘀等；若闭经（在行经年龄，未受孕，又非哺乳期，停经超过三个月，称为闭经），多因气虚血亏、气滞血瘀或寒凝痰阻所致；若崩漏（阴道不规则出血，来势猛，出血量多称崩，或称崩中；来势缓，出血量少，点滴不止，称漏，或称漏下），多因血热、气虚或瘀血所致。

3）经色、经质异常：色淡质稀，多见于气血虚；经色深红质稠，多属血热；经色紫暗，夹有血块，多属血瘀。

4）痛经：经期或行经前后小腹周经性疼痛，多见于气滞、血瘀、寒凝或气血两虚。

（2）带下：女性在排卵期间，阴道出现的一种无色无味清稀的分泌物。应注意询问带下量、色、质、味有无异常。若带下色白质稀，淋漓不绝，多见于虚证或寒湿证；带下色黄或赤，质稠臭秽，多见于下焦湿热。

10. 问小儿　注意询问小儿出生前后情况，如是否足月分娩、是否顺产、是否按时预防接种等情况。

（四）既往史

指患者以往的健康状况，包括患者平素的身体健康状况以及曾患疾病、住院、手术等情况。

（五）个人史

包括患者个人的生活经历、精神情志、饮食嗜好等情况。

（六）婚育史

成人患者要注意询问婚姻与生育的情况。如是否近亲结婚、是否生育过、是否顺产等。

（七）家族史

包括病人的父母、兄弟姐妹、子女等具有血缘关系的人及与病人接触密切的人，如配偶等的身体状况。

第四节　切诊

切诊是医生用手触按患者身体的某个部位，以获取病情相关资料的一种方法，包括脉诊和按诊两个部分。

一、脉诊

脉诊又称为切脉、把脉，是医生用手指腹切按患者桡动脉（寸口脉），根据脉象的反映，了解病情和诊断疾病的一种方法。

（一）诊脉的位置

诊脉的位置有多种，但最常用的是寸口。寸口脉在桡骨茎突内侧。以桡骨茎突为标志，分为三部。桡骨茎突前内侧为关，关前（腕侧）为寸，关后（肘侧）为尺（图6-3）。

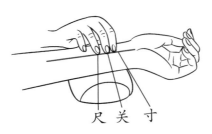

尺　关　寸

图6-3　诊脉示意图

（二）寸口脉分候脏腑

寸口脉分候脏腑理论历来有多种，但现今临床上倾向于以下的理论（表6-4）：

表6-4　寸口脉分候脏腑

寸口位置	左手	右手
寸	心	肺
关	肝、胆	脾、胃
尺	肾	肾

（三）构成脉象的 8 个要素

1. 脉位　是指脉动最明显的地方，轻取即得，脉位表浅，为浮脉；重按得之，脉位深沉，为沉脉。

2. 频率　是指一段时间内脉动的次数。常以医生本人的一个呼吸周期为脉动次数的计量单位。一呼一吸为"一息"。一息脉动四~五次为平脉，一息六至以上为数脉，一息不足四至为迟脉。常人的呼吸频率是16~20次/min，脉动的频率是60~90次/min。

3. 宽度　是指脉动应指径向范围的大小。常用大细来表示。脉道宽大者为大脉，狭小者为细脉。

4. 长度　是指脉动应指轴向范围的长短。脉动范围超过寸关尺三部称为长，不及三部，只见关或寸部称为短。

5. 力度　是指脉动的强弱。常用虚实表示。脉搏应指无力为虚，反之为实。

6. 流利度　指脉搏来势的流利通畅程度。常用滑涩表示，脉来流利者为滑，来势艰难，不流利者为涩。

7. 紧张度　指脉管的紧急或弛缓程度。常用弦缓来表示，脉管绷紧为弦，脉管弛缓为缓。

8. 均匀度　指脉动节律是否均匀和脉动的力度、大小是否一致。不均匀的常用结、代、促表示。

（四）正常脉象

正常脉象又称为平脉、常脉。具有胃、有神、有根的特点。具体表现在脉动一息四~五至（60~90次/min），不浮不沉，不大不小，从容和缓，流利有力，寸关尺三部均可触及，尺部沉取不绝。

? 课堂问答 ————————————————————

人体的平脉并非一直不变，而是随着内外环境的变化而发生变化。请你回答性别、年龄、气候等不同，平脉会发生什么变化？

斜飞脉

你知道吗？有些人桡动脉解剖位置变异，走行与常人不同。如寸口不见脉搏，而由尺部斜向手背，称为斜飞脉。若脉象出现于寸口的背侧，则称为反关脉。斜飞脉和反关脉均不属于病脉。

（五）常见病脉及临床意义

1. 脉位分类

（1）浮脉

【脉象】轻取即得，重按反减，如水漂木。

【主病】表证，虚阳外越。

【脉理】外邪犯表，正气抗邪外出；阴不敛阳，虚阳外越，脉气均鼓动于外，则见浮脉。若邪盛正不虚，则脉浮有力；若邪盛正不足，则脉浮无力。

（2）沉脉

【脉象】轻取不应，重按始得，如石沉底。

【主病】里证。

【脉理】病变在里，正邪交争于内，部位较深，故脉见沉。若邪实正气不虚，则脉沉有力；若气血不足，则脉沉无力。

2. 脉率分类

（1）迟脉

【脉象】脉来缓慢，一息不足四至（<60次/min）。

【主病】气虚，寒证，里实证。

【脉理】气虚无力鼓动脉气，则脉迟无力；寒邪内侵，凝滞血脉，气血运行受阻，可见脉迟有力；食滞、邪热内结等，导致血脉运行受阻，也可出现脉迟有力。

（2）数脉

【脉象】脉来急促，一息五~六至（>90次/min）。

【主病】热证。

【脉理】热迫血妄行，故见脉动加快；阴不制阳，虚热内燔，也可见脉数。一般而言，数而有力为实热，数而无力为虚热。常人在剧烈运动、饮酒、进食、情绪激动时也可出现数脉。

3. 脉宽度分类

（1）洪脉

【脉象】脉形宽大，来盛去衰，来大去长，势如波涛。

【主病】热甚。

【脉理】邪热亢盛，气盛血涌，则脉道宽大，如波涛汹涌，充实有力；阴液欲绝，阴不敛阳，孤阳外越，也可见洪脉，但常洪而无力。

（2）细脉

【脉象】脉细如线，应指明显。

【主病】诸虚劳损，寒证，痛甚，湿证。

【脉理】气血亏虚，不能充盈脉道，无力鼓动血行，故脉道细小，且多无力；暴感寒邪或痛甚，脉道收引，则见脉细，多兼弦紧；若湿邪阻遏，脉道变窄，也可见脉细。

4. 脉长度分类

（1）长脉

【脉象】脉体过长，超过本位。

【主病】热证，实证。

【脉理】邪气盛实，正气不衰，邪正搏击有力，故脉体较长，超过寸、关、尺三部。健康之人，气血旺盛，脉气盈余，长而柔和。老年人若两尺脉长而脉实多长寿。

（2）短脉

【脉象】脉体过短，不足本位。

【主病】气病。

【脉理】气郁、气滞时，脉气受阻，不得伸展，故见脉短，但短而有力；气虚无力鼓动血行，也可见脉短，但常短而无力。

5. 脉力度分类

（1）虚脉

【脉象】按之无力，应指空豁，一切无力脉的总称。

【主病】虚证。

【脉理】气虚阳虚，无力鼓脉，脉道松弛；阴虚血虚，脉道不盈，均见虚脉。空豁无力，多见气虚；脉细无力，多见血虚；数而无力，常见阴虚；迟而无力，多为阳虚。

（2）实脉

【脉象】充实有力，来去皆盛，一切有力脉的总称。

【主病】实证。

【脉理】邪气亢盛，正气不虚，邪正相搏，气血壅盛，脉道充满，故脉充实有力。

实而浮数，多见于实热证；实而迟沉，常见于实寒证。常人气血旺盛，也可见脉实，但必兼和缓。

6. 脉流利度分类

（1）滑脉

【脉象】往来流利，应指圆滑，如盘走珠。

【主病】痰饮，食滞，实热。

【脉理】邪气有余，正气不虚，气实血涌，故脉来应指圆滑，往来流利有力。常人气血充沛，脉多滑而和缓，青壮年多见。妇女怀孕时冲任旺盛，也可见滑脉。

（2）涩脉

【脉象】形细行迟，艰涩不畅，如轻刀刮竹，病蚕食叶。

【主病】伤精，血少，痰食内停，气滞血瘀。

【脉理】精伤血少，脉道不充，血行不畅，故往来艰涩无力；痰食内停、气滞血瘀，经脉受阻，血行不利，故脉来涩滞有力。

7. 脉紧张度分类

（1）弦脉

【脉象】端直以长，如按琴弦。

【主病】肝胆病，诸痛，痰饮。

【脉理】弦为肝脉，肝胆病、疼痛、痰饮等，均可使肝失疏泄，气机失常，血气敛束不伸，气亢逆，急劲有力，而见弦脉。

（2）濡脉

【脉象】浮而细软，如絮浮水。

【主病】虚证，湿证。

【脉理】气血阴阳诸虚，皆可使脉道不充，而见细小浮软；湿邪内阻，阻遏阳气，气血不畅，也可见濡脉。

8. 脉均匀度分类

（1）结脉

【脉象】缓而时止，止无定数。

【主病】阴盛气结。

【脉理】寒痰瘀血等阴邪过盛，结于体内，气行受阻，故脉来迟而时有一止。

（2）代脉

【脉象】缓而时止，止有定数。

【主病】脏气衰竭，痛证，七情惊恐，跌仆损伤等。

【脉理】脏腑气血衰竭，脉气运行不能连续，故脉时有歇止。疼痛、七情惊恐、跌仆损伤时，气机不畅，血行涩滞，脉也可见歇止，但多有力。

（3）促脉

【脉象】速而时止，止无定数。

【主病】热盛，实证，脱证。

【脉理】阳热亢盛，迫血妄行，热灼津耗气，心气受损，鼓动失常，故脉来数急时有一止，止无定数；痰食瘀血等有形之邪，阻滞气血，郁久化热，扰乱气机，故也可促脉；脏器衰竭，阴阳离决，气血不相接续，也可见促脉，但多促而无力。

（六）相兼脉与主病

相兼脉又称复合脉，是两种或两种以上的单一脉象同时出现。一般来说，相兼脉的临床意义是组成相兼脉的各单一脉主病的总和。例如，浮紧脉，浮主表证，紧主实寒证，因此浮紧脉主外感风寒表寒证。

二、按诊

按诊是医生用手触摸或按压病人身体某些部位，以了解局部冷热、润燥、软硬及有无压痛、肿块等异常情况，从而推断病变的部位、性质及轻重等情况的一种诊察方法。

（一）按诊的手法

按诊的手法主要有触、摸、按、叩四种。触者用力轻仅在皮肤；摸者稍用力达于肌层；按则加重指力达筋骨或腹腔深部；叩是用手叩击，使之振动产生叩击音。

（二）按诊的内容

1. 按头颈 若头颈部及耳后，按之有1个或多个豆粒状肿物，累累如贯珠，推之可移，按之则痛，为瘰疬，常因气郁、痰火所致。若颈前喉结两侧出现肿大，或硬或软，皮色不变，随吞咽动作移动者，为瘿瘤，为气滞血瘀或痰凝胶结而成。

2. 按胸胁 胸前高起，叩之清音者，多为肺胀。若胁下疼痛拒按有包块者，多为气滞血瘀所致。右胁下包块，按之疼痛，常见于胆囊炎或胆结石；若肿块质硬，推之不移，多见于肝癌。

3. 按腹部 腹部按之濡软无压痛者，多为虚证。按之较硬而疼痛者，多属实证。腹部胀满膨大，叩之如鼓，为气鼓。叩之如囊裹水，有波动感者，为水臌。腹内有肿块，推之可移，时聚时散，痛无定处，为气聚，称瘕；推之不移，坚硬，痛有定处，称癥，多为瘀血所致。

4. 按手足 了解手足的冷热，以了解阳气的盛衰和邪气的寒热虚实等情况。病人手足俱冷者，多属阳虚、寒盛。手足俱热者，多为热盛；手足心发热，多为阴虚发热。

5. 按肌肤　主要了解肌肤润燥、冷热，有无肿胀等情况。

（1）肌肤润泽，津液未伤；肌肤干燥，津液亏乏或输布受阻；肌肤黏腻，多为湿邪所致。

（2）肌肤温度升高，为火热炽盛所致；肌肤温度降低，为阳气不足或外感寒邪。

（3）肌肤肿胀，按之凹陷，举手即起者，为气肿；肌肤肿胀，按之凹陷，举手久不起者，为水肿。

（4）肌肤局部疮疡，按之包块边界清楚，灼热，痛甚，柔软，有波动感，为有脓；若按之包块边界未清，坚硬，痛甚，为脓未成。

6. 按腧穴　腧穴是脏腑经络之气的转输之处，是内脏疾病在体表的反应点。脏腑病变时，相应体表常有过敏点，或腧穴有明显的压痛，或出现结节、条索状物等。

章末小结

诊法，即望、闻、问、切四种诊察疾病的方法。望诊包括全身望诊（神、色、形态）和局部望诊（头颈、五官、皮肤、舌、小儿指纹、排出物），其中以望神、色、形态、舌为重点内容，对诊察脏腑的病变有着重要意义。闻诊是通过听患者的语音、语言、呼吸、咳嗽的异常变化，嗅患者的口气、排出物（痰液、脓液、二便、带下等）、病室的异常气味，来判断疾病的性质、病邪的深浅、病情的轻重。本章还介绍了问诊的内容、方法和意义；诊脉的方法、正常脉象的特点及常见病脉的特点及临床意义；按诊的手法、内容及其临床意义。

思考题

1. 试述望神、望色的内容及意义。
2. 请简述正常舌象的表现。
3. 问诊包括哪些内容？
4. 正常的脉象有哪些特点？
5. 脉象的要素有哪些？

（卢玲玲　吴雪燕）

第七章
辨　证

学习目标

知识目标：

- 掌握辨证的概念，八纲辨证及脏腑辨证常见证候的辨证要点。
- 熟悉八纲辨证及脏腑辨证常见证候的临床表现。
- 了解辨证的常用方法。

能力目标：

- 能够初步运用八纲辨证和脏腑辨证的方法分析典型案例，初步诊断其证型，为指导患者用药打下基础。

素质目标：

- 培养实事求是、严谨治学的学习和工作态度，关心、爱护病人。

情境导入

情境描述：

　　张某，男，30岁。1天前因气候变化，出现恶寒、发热、无汗身痛、咳痰清稀等症状。到药店欲购买板蓝根颗粒，药店店员小李问清楚情况后，根据病人目前的症状辨证为表寒证，不能用板蓝根颗粒，给病人推荐了风寒感冒颗粒，病人用药后果然症状明显缓解。

学前导语：

　　辨证是指导患者正确使用中成药的前提，需要我们客观、细致地诊查病人，综合分析病人的每个表现，不断总结经验，作出准确的判断，力求做到"大医精诚"。感冒用中成药治疗，应辨证论治，辨清是表寒证还是表热证。感冒表寒证可选用辛温解表类中成药，如风寒感冒颗粒等；感冒表热证可选用辛凉解表类中成药，如板蓝根颗粒等，不能滥用。请你说说，案例中的小李是怎么辨出病人是表寒证的？

辨证，是分析、辨别疾病的证候。即从整体观念出发，运用中医学理论，将四诊收集的病情资料进行分析综合，判断疾病现阶段的病因、病位、病变性质及邪正关系，从而诊断出何种证候的过程。辨证是中医认识和诊断疾病的方法，是治疗疾病、指导用药的前提和依据，辨证论治是中医学基本特点之一。

中医学的辨证方法很多，主要有八纲辨证、脏腑辨证、气血津液辨证、六经辨证、卫气营血辨证和三焦辨证等。这些辨证方法虽有各自特点，从不同的角度分析、辨别证候，但又互相联系、互相补充。其中八纲辨证是各种辨证的总纲，脏腑辨证是各种辨证方法的基础，临床应用较为广泛。

第一节　八纲辨证

八纲，即阴、阳、表、里、寒、热、虚、实八个辨证纲领，是各种辨证的总纲。其中阴阳两纲又可以概括其他三对纲领，即表、热、实属阳；里、寒、虚属阴，所以阴阳又是八纲的总纲。

一、表里

表里是辨别病位深浅和病势趋向的一对纲领。

表与里是一对相对的概念。一般认为，外邪侵犯机体，病在皮毛肌腠，部位表浅者属表证；病在脏腑、气血、骨髓，部位较深者属里证。表里辨证在外感病辨证中尤为重要。

（一）表证

表证是外感六淫之邪从皮毛、口鼻侵入人体，病位表浅，邪在肌表之证候，多具有起病急、病程短、病位浅的特点。表证多见于外感病初期。

【临床表现】发热，恶寒或恶风，苔薄，脉浮为主症，常伴见头身疼痛、鼻塞流涕、咽喉痒痛、咳嗽等症状。

【辨证要点】发热，恶寒或恶风，苔薄，脉浮。

临床常见的表证有表寒证和表热证。

1. 表寒证　又可称为风寒束表证。

【临床表现】恶寒重，发热轻，无汗，头身疼痛、鼻塞、流涕清稀、苔薄白，脉浮紧。

【辨证要点】恶寒重，发热轻，无汗，苔薄白，脉浮紧。

2. 表热证　又可称为风热犯表证。

【临床表现】发热重，恶寒轻，头痛，口干微渴，咽喉痒痛，舌尖红，苔薄黄，脉浮数。

【辨证要点】发热重，恶寒轻，舌尖红，苔薄黄，脉浮数。

（二）里证

里证是病变部位深在脏腑、气血、骨髓所反映的证候。多具有病位深、病情较重、病程长等特点。里证多见于外感病中、后期，或内伤杂病。

【临床表现】里证病因复杂，病位广泛，表现多样，以脏腑失调的症状为主。

【辨证要点】病变所在脏腑不同，临床表现各异。概而言之，外感病凡非表证（及半表半里证）的特定证候，一般都属于里证的范畴，即所谓"非表即里"。内伤杂病均为里证。

（三）表证与里证的鉴别

可从寒热、常见症状、舌象、脉象等方面来区别表证和里证（表7-1）。

表7-1　表证与里证的鉴别

	表证	里证
寒热	发热恶寒同时并见	但热不寒或但寒不热
常见症状	以头身疼痛、鼻塞流涕、咳嗽等为主症，内脏证候不明显	内脏证候如咳喘、心悸、腹痛、呕泻等表现为主症
舌象	舌苔变化不明显	一般舌苔变化明显
脉象	多见浮脉	多见沉脉或其他多种脉象
特点	多起病急，病情轻，病程短	多起病缓，病情重，病程长

（四）表证与里证的关系

1. 表里同病　表证和里证同见，称为表里同病。如病人既有发热、恶寒、苔薄、脉浮等表证，又有腹痛拒按、大便秘结、小便短赤等里证，此即为表里同病。表里同病，一般多见于表证未解，邪已入里；或病邪同时侵犯表里；亦有旧病未愈，复感外邪所致。

2. 表里转化　表证、里证还可以相互转化，即所谓"由表入里"和"由里出表"。表证和里证之间相互转化是有条件的，主要取决于正邪相争的结果。

半表半里证

在外感病过程中，如外邪由表内传，尚未入里；或里邪透表，尚未至表，邪正相搏于表里之间，此时出现的证候称为半表半里证。其表现为寒热往来，胸胁苦满，心烦喜呕，默默不欲饮食，口苦，咽干，目眩，脉弦等。

二、寒热

寒热是辨别疾病性质的一对纲领，是阴阳偏盛偏衰的具体表现。辨寒热就是辨阴阳之盛衰，阴盛或阳虚则出现寒证，阳盛或阴虚则出现热证。辨别疾病性质的寒热，是治疗立法的依据之一。

（一）寒证

寒证是外感寒邪，或阳虚阴盛，导致机体功能活动抑制或衰减所表现出的一类证候，其病机为"阴盛则寒"或"阳虚则寒"。寒证包括表寒证、里寒证（包括虚寒证和实寒证），表寒证已在前面介绍，虚寒证即阳虚证，见后面阳虚证。此处主要介绍里实寒证。

【临床表现】畏寒喜暖，口淡不渴，面色苍白，肢冷倦卧，痰、涎、涕清稀，小便清长，大便稀溏，舌淡苔白而滑，脉迟或紧。

【辨证要点】畏寒喜暖，口淡不渴，肢冷，舌淡苔白，脉迟或紧。

（二）热证

热证是外感热邪，或阴虚阳盛，导致机体的功能活动亢进所表现出的一类证候。其病机为"阳盛则热"或"阴虚则热"。热证包括表热证、里热证（包括虚热证和实热证）。表热证已在前面介绍，虚热证即阴虚证，见后面阴虚证。此处主要介绍里实热证。

【临床表现】发热喜凉，口渴喜冷饮，面红目赤，烦躁不宁，痰涕黄稠，大便秘结，小便短赤，舌红苔黄而干，脉滑数。

【辨证要点】发热喜凉，口渴喜冷饮，舌红苔黄，脉滑数。

（三）寒证与热证的鉴别

可从寒热、面色、口渴、四肢等方面来区别寒证与热证（表7-2）。

表7-2 寒证与热证的鉴别

	寒热	面色	口渴	四肢	二便	舌象	脉象
寒证	畏寒喜热	白	不渴	冷	小便清长，大便稀溏	舌淡，苔白润	迟或紧
热证	恶热喜冷	红	渴喜冷饮	热	小便短赤，大便干结	舌红，苔黄干	数

（四）寒证与热证的关系

寒证与热证虽然有着阴阳盛衰的本质区别，但又互相联系，既可以同时出现，表现为寒热错杂的证候；在一定条件下又可互相转化；在疾病的危重阶段，还可出现假象。总之临床表现错综复杂，必须详辨。

1. 寒热错杂　寒证和热证同时并存。包括上热下寒、上寒下热、表寒里热、表热里寒等证型。

（1）上热下寒证：阳盛于上，阴盛于下。症见胸中烦热、频频欲吐（上热）；腹痛喜按、大便稀溏（下寒）。

（2）上寒下热证：阴盛于上，阳盛于下。症见胃脘冷痛、呕吐清水痰涎（上寒）；小便短赤、大便秘结（下热）。

（3）表寒里热证：寒邪袭表，表证未解而邪气入里化热；或内本有热而又复外感寒邪。症见恶寒，发热，无汗，身痛（表寒）；气喘，烦躁，口渴饮冷，尿赤便结（里热）。

（4）表热里寒证：外感风热而内伤生冷，或平素脾胃虚寒而复外感风热所致。症见发热，微恶寒，头痛，咽喉肿痛（表热）；小便清长，大便溏薄，畏寒肢冷（里寒）。

2. 寒热转化　寒证和热证在一定条件下可以相互转化。

（1）由寒转热：临床上先出现寒证，后转为热证，其寒证消失，此谓寒证转化为热证。

多因机体的阳气偏盛，寒邪从阳化热所致。也可因治疗不当，过服温燥药物所致。例如外感寒邪，开始为表寒证，出现恶寒发热、头身疼痛、无汗、苔薄白、脉浮紧等临床表现，病情进一步发展，寒邪入里化热，恶寒症状消失，继而出现壮热、口渴、心烦、舌红苔黄、脉洪大等临床表现，表明证候已由表寒证转化为里热证。

（2）由热转寒：临床上先见热证，后转为寒证，其热证消失，此即为热证转化为寒证。

多因邪盛正虚，正不胜邪，功能衰败所致；也可因误治失治，损伤阳气而致。如高热病人大汗不止，气随汗泄，或吐下过度，阳随津脱，出现体温下降、面色苍白、四肢厥冷、脉微欲绝的虚寒证，此属由热证转寒证。

寒热转化是病情发展的表现，它反映了邪正盛衰情况。由寒证转化为热证，是机体正气未衰，寒邪郁而化热；热证转化为寒证，多属邪盛正虚，正不胜邪。

3. 寒热真假　在疾病发展过程中，尤其在危重阶段，有时会出现真热假寒、真寒假热这类症状与疾病本质不一致的证候，要注意明辨。

（1）真热假寒证：又称"阳盛格阴证"，由于阳热内盛，深伏于里，阳气被郁而不能外达四肢或肌表，而出现一些假寒的现象。病人可表现出手足厥冷、脉沉等似寒之症；但细察之，病人手足虽冷但身体灼热，不恶寒而反恶热，脉虽沉却数而有力；并见口渴喜冷饮、烦躁不安、大便干结、尿少色黄、舌红苔黄等一派热象。此时所见之手足厥冷、脉沉为假寒之象，内热才是疾病的本质。

（2）真寒假热证：又称"阴盛格阳证"，由于阴寒内盛，阳气虚弱已极，阳不制阴，虚阳浮越于外，使阴阳不相顺接而致。病人可表现出身热、口渴、面赤、脉大等似热之症；但细察之，病人虽身热反而欲盖衣被，虽口渴但不欲饮，或喜少量热饮，虽面赤但颧红如妆，嫩红带白，游移不定，脉虽大却按之无力；并见四肢厥冷、小便清长、大便稀溏、精神萎靡、舌淡苔白等一派寒象。此时所见之身热、口渴、面赤、脉大为假热之象，里寒才是疾病的本质。

三、虚实

虚实是概括和判断邪正盛衰的一对纲领。实证是指邪气过盛，虚证是指正气不足，正如《素问·通评虚实论》说："邪气盛则实，精气夺则虚。"辨别疾病证候属虚属实，是治疗时确定扶正或祛邪原则的主要依据。

（一）虚证

虚证是指人体的正气不足，脏腑功能衰退所表现的证候。多见于先天不足，或后天失养，或久病、重病之后。因气血阴阳虚损的不同，故而临床上又有气虚、血虚、阴虚、阳虚的区别。

1. 血虚证　是指因血液亏虚，脏腑组织器官失养所出现的证候。

【临床表现】面色苍白或萎黄无华，唇色淡白，头晕眼花，心悸失眠，手足麻木，妇女月经量少、色淡、后期或经闭，舌质淡，脉细无力。

【辨证要点】面色苍白或萎黄，唇色淡白，舌质淡，脉细无力。

2. 气虚证　是指由于气的不足或气的功能减退所致脏腑组织功能活动低下所出现的证候。

【临床表现】面色无华，头晕目眩，神疲乏力，少气懒言，语声低微，自汗，动则诸症加重，舌淡，脉虚弱。

【辨证要点】神疲乏力，少气懒言，活动时诸症加剧，脉虚弱。

3. 阴虚证　是由于体内阴液亏虚，其滋润、濡养、宁静的功能减退所出现的证候。

【临床表现】形体消瘦，午后潮热，盗汗，两颧红赤，咽干口燥，手足心热，小便短赤，大便干结，舌红少津或少苔，脉细数。

【辨证要点】潮热盗汗，咽干口燥，舌红少苔，脉细数。

4. 阳虚证　由于体内阳气虚衰，其温煦、推动、蒸腾和气化作用不足所出现的证候。

【临床表现】面色㿠白，神疲乏力，自汗，畏寒肢冷，口淡不渴，小便清长，大便稀溏，舌淡胖，苔白滑，脉沉迟无力。

【辨证要点】神疲乏力，畏寒肢冷，口淡不渴，舌淡胖，脉沉迟无力。

（二）实证

实证是指人体感受外邪，或疾病过程中阴阳气血失调，导致体内病理产物蓄积，以邪气盛，正气不虚为基本病机，表现为有余、亢盛、有形实邪停聚的各种证候。如实热证、实寒证、湿证、痰证、饮证、气滞证、瘀血证、食滞证等，均属实证范畴。由于致病邪气的性质及所在部位的不同，实证的表现亦不一致，常见的临床表现有：壮热烦躁，甚至神昏谵语，胸闷，呼吸气粗，痰涎壅盛，脘腹胀痛拒按，大便秘结或下利、里急后重，小便不利或淋沥涩痛，舌质苍老，舌苔厚腻，脉实有力等。

（三）虚证与实证的鉴别

1. 虚证与实证的鉴别（表7-3）

表7-3　虚证与实证鉴别表

	病程	声息	疼痛	大便	小便	舌象	脉象
虚证	较长	声低息微	喜按	稀溏或滑泄	清长或失禁	舌淡嫩	虚弱或细数
实证	较短	声高气粗	拒按	干结或下利、里急后重	不利或淋漓涩痛	舌苍老，苔厚腻	实大有力

2. 虚寒证与实寒证的鉴别（表7-4）

（1）虚寒证：是体内阳虚生寒而成，故又称阳虚证。

（2）实寒证：是因寒邪（阴邪）过盛，困阻阳气所致的病证。

表7-4　虚寒证与实寒证鉴别表

	虚寒证	实寒证
症状	精神不振，少气乏力，面色淡白，畏寒肢冷，腹痛喜按，大便稀溏，小便清长	精神尚佳，面色苍白，畏寒肢冷，腹痛拒按，大便秘结或肠鸣腹泻，或痰多喘息，小便清长
舌象	舌淡胖苔白滑	苔白厚腻
脉象	微或沉迟无力	沉伏或弦紧有力
病机	阳气虚衰，温化失职	寒邪过盛，阳气被遏

3. 虚热证与实热证的鉴别（表7-5）

（1）虚热证：是指阴血不足，阴不制阳而阳亢的证候，又称阴虚证。

（2）实热证：是指里热炽热，热灼津伤的证候。

表7-5　虚热证与实热证鉴别表

	虚热证	实热证
症状	潮热盗汗，两颧红赤，形体消瘦，五心烦热，咽干口燥	壮热烦渴，面红目赤，甚或神昏谵语，或腹胀满痛拒按，便秘尿赤
舌象	舌红少苔	舌红苔黄
脉象	细数	洪数或滑数
病机	阴液亏虚，虚热内生	热邪内盛，热灼津伤

（四）虚证与实证的关系

疾病的发展是一个复杂的过程，常由于体质、治疗等多种因素的影响，使虚证和实证之间发生虚实夹杂、虚实转化等变化，有时还会出现症状与疾病本质不一致的假象，辨证时需详辨，去伪存真。

1. 虚实夹杂　即虚证和实证相兼出现。虚实夹杂证候，或以实证为主，或以虚证为主，或虚实证并重，常见有六种临床类型。

（1）表虚里实：素体卫阳不足，感受外邪后又伤食滞。症见汗出，恶风（表虚）；脘腹胀满或疼痛，嗳腐吞酸，厌食（里实）。

（2）表实里虚：表邪未解，里气已虚；或素体虚弱而又感受外邪。症见发热，恶寒，无汗（表实）；神疲乏力，脘腹隐痛，喜按（里虚）。

（3）上实下虚：痰浊壅肺，肾虚不纳。症见咳喘，痰涎壅盛，胸闷脘胀，不得平卧（上实）；腰膝酸软无力，形寒肢冷（下虚）。

（4）上虚下实：心气虚于上，湿热注于下。症见心悸，怔忡，失眠（上虚）；腹痛，下利脓血，里急后重（下实）。

（5）虚中夹实：脾肾阳虚，水湿泛滥。症见腰膝冷痛，食少便溏，小便不利，面浮足肿，腹大如鼓。

（6）实中夹虚：气血郁结，正气已虚。症见腹胀满痛，肝、脾大，二便不利，腹露青筋，面晦舌紫，形瘦，纳差，少气乏力，脉细。

2. 虚实转化　在疾病发展过程中，由于邪正的变化，在一定条件下，虚证和实证可以相互转化。临床上由实证转为虚证者居多，往往因实证失治、误治或大汗、大吐、大泻后耗伤气血津液等所致。如实热证病人本表现为高热，口渴、烦躁、脉洪大等症状；由于治疗不当，日久不愈而出现形体消瘦、不思饮食、神疲乏力、脉细弱等气津两虚的虚证表现。由虚证转为实证者较少，大多是由于正气不足，阳气不振而产生痰饮、水湿、瘀血等实邪。

3. 虚实真假　虚证和实证，有真假疑似的情况，辨证时要从错杂的临床表现中，详辨真假，以去伪存真，辨出疾病本质的证候。

（1）真虚假实：病本虚证，虚衰之体反见实盛之状，称为真虚假实，即所谓"至虚有盛候"。例如脏腑虚衰，气血不足，运化不力，因而出现腹部胀满、腹痛、脉弦等类似实证的表现。但病人虽腹胀而时有减轻，不似实证之常胀不减；腹虽痛，却不拒按，反而按之痛减；脉虽弦，重按却无力。由此可推断，病变的本质是虚证而不是实证。

（2）真实假虚：病本实证，大实之体反呈虚羸之状，称为真实假虚，即所谓"大实有羸状"。如热结肠胃，痰食壅滞，大积大聚，致使经络阻滞，气血不通，因而出现神情默默，身体倦怠，大便下利，脉象沉细或伏等类似虚证的表现。但仔细观察，病人虽神情默默，不欲言语，但语时多声高气粗；身体虽倦怠，但稍动反感舒适；虽大便下利，但得泄而反快；脉象沉细，但按之有力。因此，病变的本质是实证不是虚证。

🔘 **案例分析** --

蔡某，女，42岁。心悸气短2年。近两年时感心悸，气短，精神疲惫，乏力，自汗，每当劳累之后症状加重，面色淡白，舌质淡，脉虚。

请思考：用八纲辨证分析，蔡某目前的证型属表证还是里证？属虚证还是实证？

四、阴阳

阴阳是概括病证类别的一对纲领，可以从总体上概括整个病情。阴阳又是八纲的总纲，它可以概括其他三对纲领，即表、热、实属阳；里、寒、虚属阴。因此，尽管病证千变万化，但总括起来又不外乎阴证和阳证两大类。

（一）阴证

阴证是体内阳气虚衰，阴寒内盛，机体功能呈衰退表现的一类证候，如里证、寒证、虚证均属此类病证，以虚寒证为代表。

【临床表现】精神萎靡，面色苍白，畏寒肢冷，气短声低，口淡不渴，大便稀溏，小便清长，舌淡胖嫩，苔白，脉迟弱等。

（二）阳证

阳证是体内阳气亢盛，实邪壅盛，机体反应多呈亢盛表现的一类证候，如表证、热证、实证均属此类病证，以实热证为代表。

【临床表现】身热，面赤，烦躁，气粗声高，渴喜冷饮，大便秘结，小便短赤，舌红绛，苔黄，脉洪滑有力等。

阴证、阳证的辨证是辨证的基本大法，对复杂的证候，应结合其他辨证方法做出辨证，不宜简单作出阴证、阳证的辨证结果。

（三）亡阴证与亡阳证

亡阴证和亡阳证是疾病过程中，体内阴液或阳气大量丧失的危重证候。一般在高热大汗，或发汗过多，或剧烈吐泻，或失血过多，或久病重病等情况下出现。

1. 亡阴证　是指体内阴液大量消耗或丢失，而表现出阴液衰竭的危重证候。

【临床表现】大汗出，汗热而黏，身热烦躁，手足温，面色潮红，呼吸短促，渴喜冷饮，舌红而干，脉细数无力。

【辨证要点】大汗出，汗热而黏，身热烦躁，手足温，脉细数无力。

2. 亡阳证　是指体内阳气严重耗损，而表现出阳气衰竭的危重证候。

【临床表现】冷汗淋漓，精神淡漠或昏不知人，气息微弱，面色苍白，四肢厥冷，口淡不渴或渴喜热饮，舌淡，脉微欲绝。

【辨证要点】冷汗淋漓，四肢厥冷，精神淡漠或昏不知人，脉微欲绝。

由于阴阳是互根的，阴竭则阳气无以依附而散脱；阳亡则阴液无以化生而枯竭。所以亡阴后可迅速导致亡阳，亡阳后亦可出现亡阴，最后阴阳离决，精神乃绝。亡阴亡阳多为相继出现，只是先后主次不同而已，临床上应正确区分亡阴和亡阳的主次先后，才能及时正确地抢救病人，挽救生命。

知识链接

八纲的来源

八纲一词，古代医家虽然并未明确提出，但实际上八纲内容早已存在，并且八纲辨证的重要性也早已被历代认识和重视。《素问》提出："察色按脉，先别阴阳。"指出阴阳是辨证的总纲。明朝张景岳在《景岳全书·传忠录》中有"阴阳篇""六变篇"，即所谓"二纲六变"之称，并以二纲统六变。清代程钟龄在《医学心悟》云："病有总要，寒、热、虚、实、表、里、阴、阳八字而已。病情既不外此，则辨证之法亦不出此。"明确指出临床辨证实际上就是辨别八纲的过程。

正式提出八纲一词始自近代的祝味菊先生，他在《伤寒质难》中说："所谓八纲者，阴、阳、表、里、寒、热、虚、实是也。"20世纪60年代出版的中医院校第二版《中医诊断学》教材中，正式将八纲列为专章进行讨论，明确了八纲是分析疾病共性的辨证方法，是各种辨证的总纲。此后，这一观点得到普遍认识。

第二节　脏腑辨证

脏腑辨证是中医辨证体系中的重要内容之一，也是中医临床各科辨证的必备基础。中医用于临床的辨证方法较多，但无一不与脏腑密切相关，而且脏腑辨证的内容比较系统、完整，生理、病理概念均较确切，纲目清楚，内容具体，有利于对辨证思维的指导，也有利于对其他辨证方法所述证候实质的理解。因此，脏腑辨证是临床辨证的基本方法，是整个辨证体系中的重要组成部分。

学习脏腑辨证时应注意以下四个方面：一是要密切联系中医藏象学说，根据脏腑不同的生理功能及其病理变化来分辨病证，是脏腑辨证的基本方法；二是要从整体观念出发，分析脏腑病变所属证候，仔细审辨其内在联系；三是要注意八纲、病因、气血津液各种辨证方法与脏腑辨证方法的相互关系，脏腑辨证不单是辨明病证所在脏腑的病位，还应分辨出脏腑病位上的病因和病性；四是要加强对临床病例的分析与讨论，才能掌握脏腑辨证的基本规律和思维方法。

🔗 知识链接

名医施今墨

施今墨（1881.3.28—1969.8.22），是中国近代中医临床家、教育家、改革家，"北京四大名医"之一。其年幼时，因母多病，遂立志学医；20岁左右已经通晓中医理论，1925年，孙中山在京卧病，施今墨应邀参加会诊；1930年，出诊西安，为杨虎城将军诊治，药到病除，载誉而归。

施今墨在实践中十分注重辨证论治，他曾讲过这样一个医案："天津一妇人血崩，血出不止，在医院里止血药、止血针无济于事，将其倒悬、堵塞，血亦渗出，人皆束手，求治于我。中医理论'气为血帅，血随气行'，急当固气。故我亦用老山参浓煎频灌，终得血止人活。有人以为人参可以止血，就把人参当止血药用，再遇崩漏，必用人参，结果不但不止血，反生他症而不自知。所以人参用之得当可以'起死回生'，用之不当亦可伤生。当与不当，在于辨证。"施今墨之辨证准，施治确，由此可见一斑。

"治学严谨、天人合一、辨证施治"，这是老一辈中医人的特色。我们应该发扬中医的特色，做到能看病、看好病，为群众服务。

一、心与小肠病辨证

心的病变主要表现为血液运行的失常和神志活动的异常，常见症状包括：心悸、心痛、心烦、失眠、健忘、神昏谵语、脉结代或脉促等。此外，某些舌体病变，如舌痛、舌疮等症，亦常归属于心。小肠病变以小肠分清泌浊功能失常为主，常见症状为小便黄、小便涩痛、尿血等。

（一）心气虚、心阳虚、心阳暴脱证

心气虚、心阳虚、心阳暴脱三证，是心的功能由轻到重，由重到衰的三个发展阶段。

【临床表现】心悸，气短，自汗，活动时加重，脉细弱或结代，为其共有症状。若兼见面白无华，体倦乏力，舌淡苔白，此属心气虚。若兼见形寒肢冷，心胸憋闷，舌淡胖，苔白滑，此属为心阳虚。若在心阳虚表现的基础上，突然见大汗淋漓，四肢厥冷，面色苍白，或心痛剧烈，口唇青紫，呼吸微弱，脉微欲绝，神志模糊甚至昏迷不醒者，为心阳暴脱之危候。

【辨证要点】心气虚证以心悸、胸闷及气虚证为主。心阳虚证常由心气虚进一步发展而来，以心悸怔忡，心胸憋闷或痛及阳虚证为主。心阳暴脱证以心悸怔忡，心胸憋闷或痛伴亡阳证表现为主。

（二）心血虚、心阴虚证

心血虚、心阴虚证均是指由于心血心阴不足，不能濡养心脏所表现的一系列证候。

【临床表现】心悸怔忡、失眠多梦、健忘为其共有症状。若见面白无华，眩晕，唇舌色淡，脉细，此为心血虚证。若兼见五心烦热，午后潮热，颧红，盗汗，舌红少津，脉细数，此为心阴虚证。

【辨证要点】心血虚证以心悸、失眠、健忘伴血虚证为主。心阴虚证以心悸、心烦、失眠多梦伴阴虚证为主。

（三）心火炽盛证

心火炽盛证是指心火内盛所表现的证候。

【临床表现】心胸烦热，失眠多梦，面赤口渴，舌尖红赤，苔黄，脉数；或见口舌生疮，舌体糜烂疼痛；或吐血衄血，甚或狂躁、谵语等。

【辨证要点】以心胸烦热，失眠烦躁，口舌生疮，舌尖红赤，脉数等实火内盛见症为主。

（四）心血瘀阻证

心血瘀阻证是指由于瘀血、痰浊、阴寒、气滞等因素闭阻心脉所表现的证候。

【临床表现】心悸怔忡，心胸憋闷疼痛，痛引肩背内臂，时作时止。或见痛如针刺，舌紫暗或有瘀斑，脉涩或结代；或见心胸闷痛，体胖多痰，身重困倦，舌胖苔厚腻，脉沉滑；或见心胸遇寒剧痛，得温痛减，畏寒肢冷，舌淡苔白，脉沉迟或沉紧；或见胸痛因情志波动而加重，喜太息，舌淡红或暗红，脉弦。

【辨证要点】以心悸怔忡，心胸憋闷或疼痛为主。在临床上单纯由瘀血或寒邪等一种因素引发者固属多见，但致病因素之间可以相互兼夹出现两种或两种以上者，如气滞血瘀、气郁痰凝以及气滞血瘀痰阻、寒凝气滞血瘀等，尤以痰瘀交阻更为多见。所以临床辨证必须掌握不同病因的证候特征，全面分析才能作出正确的诊断。

（五）痰迷心窍证

痰迷心窍证是指痰浊蒙蔽心神，表现以神志异常为主症的证候。

【临床表现】本证常见于癫、痫及痰厥的病证。癫病，常见精神抑郁，表情淡漠，神志痴呆，喃喃独语，举止失常，苔腻，脉滑。痫病，常见突然昏仆，不省人事，口吐涎沫，喉中痰鸣，四肢抽搐，两目上视，口中如猪羊叫声，醒后如常人，苔腻脉滑。痰厥，常见面色晦滞，脘闷呕恶，意识模糊，语言不清，喉中痰鸣，甚则昏迷不省人事，苔白腻脉滑。

【辨证要点】以神志异常伴有痰鸣或吐痰涎，苔腻，脉滑等痰证症状为主。

（六）痰火扰心证

痰火扰心证是指由于火热痰浊侵扰心神，表现以神志异常为主的证候。

【临床表现】身热，面赤，气粗，口苦，便秘尿黄，吐痰色黄，或喉间痰鸣，胸闷，心烦不寐，甚则狂越妄动，打人毁物，胡言乱语，哭笑无常，或见神昏谵语。

【辨证要点】以神志异常伴有痰黄稠、舌红苔黄腻、脉滑数等痰火内盛症状为主。

（七）小肠实热证

小肠实热证是心火下移小肠，小肠里热炽盛所表现的证候。

【临床表现】心中烦热，口渴喜凉饮，口舌生疮，小便赤涩，尿道灼痛，或尿血，舌红苔黄，脉数。

【辨证要点】以小便赤涩疼痛，心烦，舌红苔黄，脉数为主。

🔍 案例分析

张某，男，65岁。主诉胸痛，昏迷半小时。患者近8年来常感心悸，胸闷气短，形寒肢冷，未经明确诊断和治疗。半小时前突然心痛剧烈，胸闷持续不解，冷汗淋漓，进而神志昏迷，呼吸微弱，面色苍白，四肢厥冷，唇色青紫，脉微欲绝。

请思考：张某所患为何证？

二、肺与大肠病辨证

肺的病变主要表现为呼吸功能和水液代谢失常，常见症状有咳嗽、气喘、咳痰、胸闷、胸痛等，其中尤以咳、痰、喘更为多见。大肠传导功能失常，主要表现为便秘与泄泻。

（一）风寒束肺证

风寒束肺证是指由于风寒之邪侵袭肺脏，卫气不固，肺失宣肃所表现的证候。

【临床表现】咳嗽，痰稀色白，鼻塞流清涕，兼恶寒发热，无汗，头身疼痛，舌苔薄白，脉浮紧。

【辨证要点】以咳喘，痰液清稀与风寒表证并见为主。

（二）风热犯肺证

风热犯肺证是指风热邪气侵袭肺脏，肺卫受病所表现的证候。

【临床表现】咳嗽，痰稠色黄，鼻塞流浊涕，兼发热微恶风寒，口渴，咽干咽痛，目赤头痛，舌尖红，苔薄黄，脉浮数。

【辨证要点】主要症状以咳嗽，痰黄与风热表证并见为主。

（三）燥邪犯肺证

燥邪犯肺证是指外界燥邪侵犯肺卫，肺系津液耗伤所表现的证候，又称肺燥证。根据其偏寒、偏热不同，又有温燥、凉燥的区别。

【临床表现】本证多见于秋天，症见干咳无痰，或痰少而黏，不易咳出，唇、舌、口、鼻、咽喉干燥，或发热恶寒，头痛，或胸痛咯血，舌红少津，苔白或黄，脉浮数或浮紧。

【辨证要点】以干咳，口、鼻、咽喉干燥与表证并见为主。初秋感燥，燥偏热，多病温燥；深秋感燥，燥偏寒，多病凉燥。

（四）肺热炽盛证

肺热炽盛证是指邪热内盛于肺，肺失清肃而出现的肺经实热证候，简称肺热证或肺火证。

【临床表现】发热或壮热，口渴，咳嗽，气喘，鼻扇气灼，胸痛，咽喉红肿疼痛，小便短赤，大便秘结，舌红苔黄，脉数。

【辨证要点】主要症状以发热，口渴，咳嗽，气喘与里实热证并见为主。

（五）痰热阻肺证

痰热阻肺证是指痰热互结，壅闭于肺，致使肺失宣降所表现的肺经实热证。

【临床表现】咳嗽，咳痰黄稠而量多，胸闷，气喘息粗，甚则鼻翼扇动；或喉中痰鸣，烦躁不安，发热口渴；或咳吐脓血腥臭痰，胸痛，大便秘结，小便短赤，舌红苔黄腻，脉滑数。

【辨证要点】以咳喘，痰多色黄与里实热证并见为主。

（六）痰湿阻肺证

痰湿阻肺证是指痰湿阻滞肺系致使肺失宣降所表现的证候。

【临床表现】咳嗽痰多，色白而黏，容易咯出，胸部满闷；或见气喘，喉中痰鸣，舌淡苔白腻，脉滑。

【辨证要点】以咳喘，痰多色白易咯，胸闷，苔白腻，脉滑为主。

（七）肺气虚证

肺气虚证是指由于肺功能减弱，其主气、卫外功能失职所表现的虚弱证候。

【临床表现】咳喘无力，痰液清稀，动则气短，声音低微，面色淡白无华，体倦乏力；或自汗畏风，易于感冒，舌淡苔白，脉弱。

【辨证要点】以咳喘无力，痰液清稀与气虚证并见为主。

（八）肺阴虚证

肺阴虚证是指由于肺阴不足，失于清肃，虚热内生所表现的证候。若虚热症状不明显，则为津伤肺燥证。

【临床表现】干咳少痰或无痰，或痰少而黏稠不易咯出，或咳痰带血，声音嘶哑，口燥咽干，形体消瘦，午后潮热，五心烦热，颧红，盗汗，舌红少津，脉细数。

【辨证要点】以干咳无痰或痰少而黏与阴虚内热证并见为主。

（九）大肠湿热证

大肠湿热证是指由于湿热蕴结肠道，传导失职，表现为以泄泻下痢为主的证候。

【临床表现】腹痛，下痢脓血，里急后重；或暴注下泻，色黄而秽臭，肛门灼热，小便短黄，身热口渴，舌质红，苔黄腻，脉滑数。

【辨证要点】以泄泻或下利脓血伴湿热征象为主。

（十）肠热腑实证

肠热腑实证是指由于邪热入里，与肠中糟粕相搏，燥屎内结所表现的里实热证候。在六经辨证中称为阳明腑实证。

【临床表现】高热，或日晡潮热，脐腹部硬满疼痛，拒按，大便秘结；或热结旁流，气味恶臭，汗出口渴，甚则神昏谵语、狂乱，小便短黄，舌质红，苔黄厚而燥，或焦黑起刺，脉沉数有力，或沉实有力。

【辨证要点】以腹满硬痛，便秘及里热炽盛见症为主。

三、脾与胃病辨证

脾的病变主要为运化功能失职而致水谷、水湿消化、吸收、输布障碍，化源不足，水湿潴留，痰湿内生，以及脾不统血，清阳不升等方面为主。因此，临床上脾病的常见症状以食欲减退，腹胀腹痛，腹泻便溏，水肿，肢体困重，舌苔厚腻，内脏下垂，出血等为常见症状。胃的病变则主要表现在受纳腐熟功能障碍，胃失和降，胃气上逆等方面。胃病的临床症状常见食少，纳差，胃脘胀满疼痛，恶心，呕吐，呃逆，嗳气等。

（一）脾气虚证

脾气虚证，是指由于脾气不足，运化失职，饮食精微吸收不足，导致机体失于充养所表现的证候。

【临床表现】食少纳呆，脘腹胀满，食后尤甚，大便溏薄，神疲乏力，少气懒言，面色萎黄，口淡无味，四肢倦怠，消瘦或浮肿，舌淡边有齿痕，苔白，脉弱。

【辨证要点】以食少，腹胀，便溏与气虚证并见为主。

（二）脾阳虚证

脾阳虚证，常见于脾气虚进一步发展，损及脾阳，呈现虚寒状态时所表现的证候。它是在脾气虚基础上发展的，比脾气虚更重。

【临床表现】纳少，脘腹胀满冷痛，喜温喜按，大便溏薄；或肢体浮肿，小便短少；或白带量多质稀。并伴见全身阳虚的症状，如腹痛喜温喜按，四肢不温，畏寒，舌淡胖苔白滑，脉沉迟无力等。

【辨证要点】以食少，腹胀冷痛，便溏或水肿与虚寒证并见为主。

（三）脾虚气陷证

脾虚气陷证是指由于脾气亏虚，升举无力而反下陷所表现的证候，又称脾气下陷证、中气下陷证。

【临床表现】本证多由脾气虚进一步发展，出现脘腹坠胀，食后益甚，或便意频频，肛门重坠，或久泄不止，甚则脱肛，或脏下垂，或小便浑浊如米泔。常伴神疲乏力，头晕目眩，肢体倦怠，面白无华或萎黄，食少便溏，舌淡苔白，脉弱。

【辨证要点】以脘腹坠胀，内脏下垂与脾气虚证并见为主。

（四）脾不统血证

脾不统血证是指由于脾气虚弱，不能统摄血液，而致出血为主要表现的证候，又称气不摄血证。

【临床表现】面色萎黄或苍白无华，神疲乏力，少气懒言，食少便溏，并出现便血，尿血，肌衄，鼻衄，齿衄或妇人月经过多，崩漏，舌淡，脉细弱。

【辨证要点】以出血与脾气虚证并见为主。

（五）寒湿困脾证

寒湿困脾证是指由于寒湿内盛，中阳受困所表现的证候，又称湿困脾阳证、寒湿中阻证。

【临床表现】脘腹痞闷或胀痛，食少便溏，口腻纳呆，泛恶欲吐，口淡不渴，头身困重；或见肢体浮肿，小便短少；或身目发黄，晦暗不泽；或妇女白带过多，舌淡胖，苔白腻，脉缓弱。

【辨证要点】以脘腹痞闷，泛恶便溏伴寒湿内盛证为主。

（六）湿热蕴脾证

湿热蕴脾证是指由于湿热内蕴中焦，脾胃运化功能失职所表现的证候，又称脾胃湿热证。

【临床表现】脘腹痞闷，纳呆呕恶，口黏而甜，肢体困重，便溏尿黄，渴不多饮，身热不扬，汗出不解，或见身目发黄，或皮肤发痒，舌红苔黄腻，脉濡数。

【辨证要点】以脘腹痞闷，呕恶便溏伴湿热内蕴证为主。

（七）食滞胃脘证

食滞胃脘证是指由于暴饮暴食等原因，导致饮食停滞胃脘，以脘腹胀满疼痛，呕泄酸馊腐臭为主症的证候。

【临床表现】脘腹胀满或疼痛，嗳腐吞酸；或呕吐酸腐饮食，吐后腹痛得减，厌食；或矢气酸臭，腹痛肠鸣，泻下不爽，便臭如败卵，舌苔厚腻，脉滑。

【辨证要点】以脘腹胀满或疼痛，嗳腐吞酸，厌食为主。

（八）寒滞胃脘证

寒滞胃脘证是指由于寒邪侵犯胃脘，表现以脘部冷痛为主症的实寒证候，简称胃寒证。

【临床表现】脘部冷痛，痛势暴急，遇寒加剧，得温则减，恶心呕吐，吐后痛缓，口淡不渴，或口泛清水，面白或青，肢冷不温，舌苔白润，脉弦或沉紧。

【辨证要点】以胃脘冷痛，遇寒则甚，得温痛减，舌淡苔白滑，脉弦或迟为主。

（九）胃火炽盛证

胃热炽盛证是指由于胃中火热炽盛，胃失和降所表现的实热证候，又简称胃热证、胃火证或胃实热证。

【临床表现】胃脘灼痛，拒按，渴喜冷饮，或消谷善饥，或见口臭，或牙龈肿痛溃烂，齿衄，大便秘结，小便短黄，舌红苔黄，脉滑数。

【辨证要点】以胃脘灼热疼痛，消谷善饥，口臭，伴火热内盛证为主。

（十）胃阴虚证

胃阴虚证是指由于胃阴不足，胃失濡润和降所表现的证候。

【临床表现】胃脘隐隐灼痛，饥不欲食，或胃脘嘈杂，或脘痞不舒，或干呕呃逆，口燥咽干，大便干结，小便短少，舌红少津，苔少或无，脉细数。

【辨证要点】以胃脘隐痛，饥不欲食与阴虚证并见为主。

四、肝与胆病辨证

肝的病变主要为精神抑郁，急躁易怒，胸胁少腹胀痛，眩晕，肢体震颤，手足抽搐以及目疾，月经不调，睾丸疼痛等症状为主。胆的病变主要为口苦、黄疸、惊悸、胆怯及消化异常等为主。

（一）肝血虚证

肝血虚证是指由于肝血不足，相关组织器官失养所表现的证候。

【临床表现】面色苍白或萎黄，眩晕耳鸣，爪甲不荣，两目干涩，视物模糊或夜盲；或见肢体麻木，关节拘急不利，手足震颤，肌肉瞤动；或见妇女月经量少，色淡，甚则闭经，舌淡，脉细。

【辨证要点】以目、爪、筋脉失养，或冲任失充伴血虚证为主。

（二）肝阴虚证

肝阴虚证是指由于肝之阴液亏损，阴不制阳，虚热内扰所表现的证候。

【临床表现】头晕眼花，耳鸣如蝉，两目干涩，视力减退，面部烘热或颧红，口咽干燥，五心烦热，潮热盗汗，或见手足蠕动，或胁肋隐隐灼痛，舌红少津，脉弦细而数。

【辨证要点】以头目、筋脉、肝络失于滋润伴阴虚内热证为主。

（三）肝气郁结证

肝气郁结证是指由于肝的疏泄功能异常，疏泄不及而致气机郁滞所表现的证候，又称肝郁气滞证，简称肝郁证。

【临床表现】情志抑郁，胸胁或少腹胀满窜痛，善太息，或见咽部异物感，或见瘿瘤、瘰疬，或见胁下瘤块；妇女可见乳房胀痛，痛经，月经不调，甚则闭经；舌苔薄白，脉弦或涩。病情轻重与情志变化关系密切。

【辨证要点】以情志抑郁、易怒，肝经循行部位胀痛，或妇女月经失调为主。

⊘ **案例分析** ┈┈┈┈┈┈┈┈┈┈┈┈┈┈┈┈┈┈┈┈┈┈┈┈┈┈┈┈┈┈┈┈┈┈┈┈┈┈┈

小晴，女，24岁，会计。主诉右胁胀痛2个月余。问诊发现，小晴自失恋后，出现上述不适，详细诊病发现：头晕，失眠，不欲食，口微苦，大便欠爽，小便尚可，脉弦，苔薄白。医师提问跟岗学习的两名学生，你们认为病人应辨为何证？A学生说属于肝气郁结；B学生说脾失健运证。

你认为谁的辨证是正确的？
┈┈

（四）肝火上炎证

肝火上炎证是指由于肝经火盛，气火上逆，所表现以火热炽盛于上为特征的证候。

【临床表现】头晕头痛，面红目赤，急躁易怒，口苦咽干，耳鸣如潮，甚或突发耳聋，或耳内肿痛流脓，或目赤肿痛，或胁肋灼痛，或吐血，衄血，尿黄便秘，不眠或噩梦纷纭，舌红苔黄，脉弦数。

【辨证要点】以火热炽盛于肝经循行部位的头、目、耳、胁的症状为主。

（五）肝阳上亢证

肝阳上亢证是指由于肝肾阴亏，肝阳抗扰于上所表现的上实下虚证候。

【临床表现】眩晕耳鸣，头目胀痛，面红目赤，急躁易怒，失眠多梦，头重脚轻，腰膝酸软，舌红少津，脉弦有力或弦细数。

【辨证要点】以眩晕耳鸣，头目胀痛，急躁易怒，腰膝酸软，头重脚轻为主。

（六）肝风内动证

肝风内动证是对内生之风的病机、病状的概括，此"内风"之所以冠以"肝"，这是由于内风之生成与内脏阴阳失调有关，特别与肝的关系更为密切。肝风内动证是泛指患者出现眩晕欲仆、抽搐、震颤等具有"动摇"特点为主的一类证候。根据病因病性的不同，临床常见有肝阳化风、热极生风、阴虚动风和血虚生风等不同证候。

1. 肝阳化风证　肝阳化风证是指由于肝阳升发，阴不制阳，阳亢化风，所形成的本虚标实、上实下虚的动风之证。

【临床表现】眩晕欲仆，头摇，头痛，肢体震颤，项强，语言謇涩，手足麻木，步履不正，舌红，苔白或腻，脉弦细有力；甚或突然昏倒，不省人事，口眼㖞斜，半身不遂，舌强不语，喉中痰鸣。

【辨证要点】以平素既有头晕目眩等肝阳上亢之状，而又突见动风之象，甚或卒然昏倒，半身不遂为主。

2. 热极生风证　热极生风证是指由于邪热炽盛，伤津耗液，筋脉失养所表现的动风证候，在卫气营血辨证中属于血分证。

【临床表现】本证多见于外感温热病，出现高热烦躁，躁扰如狂，手足抽搐，颈项强直，两目上视；甚则角弓反张，牙关紧闭，神志昏迷，舌质红绛，苔黄燥，脉弦数。

【辨证要点】以高热兼见动风之象为主。

3. 阴虚动风证　阴虚动风证是指由于阴液亏虚，筋脉失养所表现的动风证候。

【临床表现】本证多因外感热性病后期，阴液耗损，或内伤久病，阴液亏虚，出现手足蠕动，眩晕耳鸣，潮热颧红，口燥咽干，形体消瘦，舌红少津，脉细数。

【辨证要点】以手足蠕动，眩晕等动风症状伴阴虚证的表现为主。

4. 血虚生风证　血虚生风证是指由于血液亏虚，筋脉失养所表现的动风证候。

【临床表现】本证多见于内伤杂病，因久病血虚，或因急性、慢性失血导致，出现手足震颤，肌肉瞤动，肢体麻木，眩晕耳鸣，面色无华，爪甲不荣，舌质淡白，脉细弱。

【辨证要点】以肢麻震颤，眩晕等动风症状伴血虚证的表现为主。

（七）肝胆湿热证

肝胆湿热证是指由于湿热蕴结肝胆，疏泄功能失职所表现的证候。

【临床表现】胁肋胀痛，口苦纳呆，呕恶腹胀，小便短赤，大便不调，苔黄腻，脉弦数；或身目发黄，发热；或阴囊湿疹，睾丸肿大热痛；或外阴瘙痒，带下黄臭等症。

【辨证要点】以胁肋胀痛，纳呆呕恶，或身目发黄伴湿热内蕴的症状为主。

（八）寒凝肝脉证

寒凝肝脉证是指由于寒邪侵袭，凝滞肝经，表现以肝经循行部位冷痛为主症的证候。

【临床表现】少腹胀痛，睾丸坠胀，遇寒加重；或见阴囊内缩，痛引少腹，面色白，形寒肢冷，口唇青紫，小便清长，舌淡苔白，脉沉弦。

【辨证要点】以少腹、阴部冷痛伴寒盛之象为主。

五、肾与膀胱病辨证

肾与膀胱病变主要以人体生长、发育和生殖功能障碍、水液代谢失常、呼吸功能减退及脑、髓、骨、发、耳及二便异常为主要病理变化。

（一）肾精不足证

肾精不足证是指由于肾精亏损，表现以生长发育迟缓，生殖功能低下，早衰为主症的一类证候。

【临床表现】小儿发育迟缓，身材矮小，囟门迟闭，智力低下，动作迟钝，骨骼痿软；成人可见早衰，发脱齿摇，耳鸣耳聋，健忘恍惚，足痿无力。

【辨证要点】以生长发育迟缓，生殖功能减退，以及成人的早衰表现，并无明显热象及寒象为主。

（二）肾阳虚证

肾阳虚证是指由于肾阳虚衰，温煦失职，气化失权所表现的一类虚寒证候。

【临床表现】腰膝酸软，形寒肢冷，以下肢为甚，头晕耳鸣，神疲乏力；或生殖功能减退，男子阳痿、早泄、精冷，女子宫寒不孕、性欲减退；或见尿少，浮肿；或见五更泄泻，完谷不化，面色㿠白，舌淡胖，苔白滑，脉沉弱无力。

【辨证要点】以腰膝酸软，性与生殖功能低下伴阳虚证的表现为主。

（三）肾阴虚证

肾阴虚证是指由于肾阴亏虚，失于滋养，虚热内生所表现的证候。

【临床表现】腰膝酸软，眩晕，耳鸣耳聋，失眠多梦，口燥咽干，形瘦，五心烦热，潮热盗汗，男子遗精，女子经闭，不孕，或见崩漏，舌红，苔少而干，脉细数。

【辨证要点】以腰膝酸软，男子遗精，女子月经不调伴阴虚证的表现为主。

（四）肾气不固证

肾气不固证是指由于肾气亏虚，封藏固摄功能失职所表现的证候。

【临床表现】腰膝酸软，耳鸣耳聋，小便频数清长，遗尿，小便失禁，或余沥不尽，夜尿多，滑精早泄，白带清稀，胎动易滑，舌淡苔白，脉沉弱。

【辨证要点】以小便频数清长，滑精早泄，或白带清稀，胎动易滑为主。

（五）肾虚水泛证

肾虚水泛证是指由于肾阳亏虚，气化失权，水湿泛滥所表现的证候。

【临床表现】全身水肿，腰以下尤甚，按之没指，腹部胀满，小便短少，腰膝酸软，形寒肢冷，或心悸气短，或喘咳痰鸣，舌淡胖嫩有齿痕，苔白滑，脉沉细。

【辨证要点】以水肿与肾阳虚证并见为主。

（六）肾不纳气证

肾不纳气证是指由于肾气虚衰，降纳无权，表现以短气喘息为主的证候。又称肺肾气虚证。

【临床表现】喘息短气，呼多吸少，动则喘息尤甚，语声低怯，自汗乏力，腰膝酸软，舌淡脉弱；或喘息加剧，冷汗淋漓，肢冷面青，脉大无根；或气短息促，面赤心烦，咽干口燥，舌红，脉细数。

【辨证要点】以久病咳喘，呼多吸少，动则尤甚和肺肾气虚表现为主。

（七）膀胱湿热证

膀胱湿热证是指由于湿热蕴结膀胱，气化不利所表现的以小便异常为主症的一类证候。

【临床表现】尿频，尿急，排尿灼热疼痛，小便短赤，或尿血，或尿有砂石，或尿浊，或腰痛，少腹拘急胀痛，发热，舌红，苔黄腻，脉濡数。

【辨证要点】以尿频、尿急、尿痛伴湿热之象为主。

> ● · · · · **章末小结**
>
> 　　辨证，是运用中医学理论，将四诊收集的病情资料进行分析综合，判断疾病现阶段的病因、病位、病变性质及邪正关系，从而诊断出何种证候的过程。辨证是治疗疾病、指导用药的前提和依据。
>
> 　　中医的辨证方法很多，主要有八纲辨证、脏腑辨证、气血津液辨证、六经辨证、卫气营血辨证和三焦辨证等。这些辨证方法虽有各自特点，从不同的角度分析、辨别证候，但又互相联系、互相补充。
>
> 　　八纲辨证是辨证的总纲，八纲是对病证的大体分类，包括阴阳、表里、寒热、虚实四对辨证的纲领，在临床指导治疗用药上不够具体，应当结合其他的辨证方法对疾病的证候进行全面而深入的分析判断。其中表寒证、表热证、实寒证、实热证、血虚证、气虚证、阴虚证、阳虚证、亡阳证等证型的临床表现及辨证要点是学习的重点。

脏腑辨证是辨证体系中的重要组成部分，在临床应用较为广泛，是在认识脏腑生理功能和病变特点的基础上，推究病因病机，具体判断病变的部位、性质、正邪盛衰情况的一种辨证方法。包括心与小肠病辨证、肺与大肠病辨证、肝与胆病辨证、脾与胃病辨证、肾与膀胱病辨证。脏腑辨证各证型的临床表现及辨证要点是学习的重点。

临床辨证需客观、详细、综合地分析病情，才能正确辨证和论治。

思考题

1. 八纲是指哪几个辨证纲领？
2. 简述表证与里证的鉴别要点是什么？
3. 表证的辨证要点有哪些？
4. 实热证与虚热证的临床表现有什么不同？
5. 虚证常见的证候有哪四个？请简述各证候的临床表现。
6. 什么是肝风内动证？请阐述其常见分类和临床表现。
7. 请分析风寒表证与风寒束肺证的区别。
8. 瘀血病证有哪些共同特点？
9. 请试述心血瘀阻证的临床表现。

（黄海芸　陈可婷）

第八章
预防与治则

学习目标

知识目标:

- 掌握治标与治本、正治与反治、扶正祛邪、调整阴阳、三因制宜等治则的概念和基本内容。熟悉治未病的内容和预防的基本措施。
- 了解标本缓急、正治与反治法的应用规律。

能力目标:

- 能够应用防治原则开展健康教育,指导养生与疾病的预防治疗。

素质目标:

- 培养学生的整体观念和全面分析问题的能力,能够运用辨证论治思维守正创新。

➡ 情境导入

情境描述:

　　春秋战国时期,神医扁鹊医术高明,经常出入宫廷为君王治病。有一天,扁鹊见到蔡桓公,侍立于桓公身旁细心观察其面容,然后说:"君有疾在腠理,不治将深。"桓公不信。过了几天,扁鹊又见蔡桓公,说:"君有疾在血脉,不治恐深。"桓公又不信。又过了几天,扁鹊又见蔡桓公,说:"君有疾在肠胃间,不治将深。"桓公十分生气。又过了几天,扁鹊见到蔡桓公,扭头就走。桓公纳闷,派人询问,扁鹊说:"疾之居腠理也,汤熨(用布包热药敷患处)之所及也;在血脉,针石(针刺穴位)之所及也;其在肠胃,酒醪之所及也;其在骨髓,虽司命无奈之何。"

扁鹊首次指出桓侯患有疾病，如果加以治疗就能防止其恶化，遵循了"治未病"的原则，体现了扁鹊见微知著，运用整体观念全面地分析和解决问题的能力。

第一节　预防

预防，是指预先采取一定的措施，以防止疾病的发生和发展。中医学历来重视对疾病的预防，早在《内经》中就明确提出了"治未病"的预防思想。《素问·四气调神大论》指出："圣人不治已病治未病，不治已乱治未乱，此之谓也。夫病已成而后药之，乱已成而后治之，譬犹渴而穿井，斗而铸锥，不亦晚乎。"强调"防患于未然""治未病"的重要意义。所谓治未病，包括未病先防和既病防变两个方面的内容。

一、未病先防

未病先防是指在疾病未发生之前，采取各种预防措施，以防止疾病的发生。疾病的发生与机体正气、致病邪气的强弱密切相关。正气不足是疾病发生的内在因素，邪气侵袭是疾病发生的重要条件，外邪是通过内因而起作用的。因此，要预防疾病的发生，必须从这两方面着手，重视正与邪双方的盛衰对比。

（一）调养正气，提高机体抗病能力

《素问·遗篇·刺法论》："正气存内，邪不可干。"就是说正气在发病中处于主导地位的。正气充足，气血旺盛，脏腑功能健全，则机体抗病力强；正气不足，气血亏虚，脏腑功能低下，则机体抗病力弱。因此，调养正气，提高机体抗病能力，是预防疾病发生的关键。

1. 调摄精神　情志与脏腑功能、气血运行有着密切的关系。《素问·上古天真论》指出："恬淡虚无，真气从之，精神内守，病安从来。"思想清静，心情舒畅，则人体的气机调畅，气血平和，正气充沛，抗病能力强。而如果有突然、强烈、持久的精神刺激，则可导致人体气机紊乱，气血失调而发生疾病。并且在疾病的过程中，情志的异常变化，也往往会引起病情的变化。因此，注意调摄精神，减少不良的精神刺激和情志变动，对于防止或减少疾病的发生，具有重要的意义。

2. 加强锻炼　经常锻炼身体是增强体质，提高机体抗病能力，防止或减少疾病发生的重要措施。汉代医家华佗，模仿虎、鹿、熊、猿、鸟的姿态创立"五禽戏"来锻炼身体，促使血脉流通，关节疏利，气机调畅，从而达到强壮身体，预防疾病的目的。后世医家进行发展、演变，逐渐出现了多种健身方法，如八段锦、易筋经、太极拳以及各种气功等，不仅能增强体质，提高健康水平，预防疾病发生，而且对各种慢性疾病的治疗具有一定作用。

3. 合理营养　饮食营养物质是人类赖以生存和维持健康的基本条件。注意饮食调节，保持合理营养，对于增强体质，调养正气，预防疾病具有重要意义。《素问·脏气法时论》指出："五谷为养，五果为助，五畜为益，五菜为充。气味合而服之，以补益精气。"即认为进食食物应该多样化，不能有所偏嗜。唐代孙思邈在《备急千金要方》中，列《食治》一门，详细介绍了谷、肉、果、菜等食物的疗病作用。他认为，养生之道"不知食宜者，不足以存生"。另外，饮食还应有一定的节制，不可过饥或过饱，以致脾胃受损，健运失职而营养吸收不良。与此同时，还要注意饮食卫生等。

4. 药物预防与人工免疫　《素问·遗篇·刺法论》指出："小金丹……服十粒，无疫干也。"这说明我国很早就开展了用药物预防疾病的工作。16世纪以前发明的用人工接种以预防天花的方法，开创了人工免疫法预防疾病的先河。在两千多年前，民间就有焚香、佩香囊、香枕、药物沐浴等方法预防传染病，后世医家有用苍术、雄黄、艾叶等燃熏以消毒防病。

（二）外避病邪，防止邪气侵犯

邪气是导致疾病发生的重要条件，甚则有时可能起主导作用。因此，防止病邪的侵害，是预防疾病发生的另一重要环节。《素问·上古天真论》曰："虚邪贼风，避之有时。"提出须注意防范外部致病因素的侵袭，顺时避害，才不致得病。清代绮石的《理虚元鉴》明确提出："一年之内，春防风，又防寒；夏防暑热，又防因暑取凉，而致感寒；长夏防湿；秋防燥；冬防寒，又防风。"当疫病发生之时，要"避其毒气"，以避免或减少疫病的流行，使用药物杀灭病邪。讲究卫生，防止环境、水源和食物的污染，避免外邪侵袭，加强劳动保护，防范意外伤害等。

发病的内在因素是（　　　）。

A. 邪气侵袭　　B. 邪盛正衰　　　C. 正胜邪却　　　D. 正气不足　　　E. 阴阳失调

▎答案：D

▎解析：疾病的发生与机体正气、致病邪气的强弱密切相关，正气不足是疾病发生的内在因素，邪气是导致疾病发生的重要条件。

二、既病防变

既病防变指疾病已经发生之时，应争取早期诊治，控制疾病的传变，从而防止病情的进一步发展。

（一）早期诊治

疾病的发展和演变，往往是由表入里，由浅入深，由轻到重，治疗愈加困难的。《素问·阴阳应象大论》云："故邪风之至，疾如风雨，故善治者治皮毛，其次治肌肤，其次治筋脉，其次治六腑，其次治五脏。治五脏者，半死半生也。"因此，在防治疾病的过程中，一定要根据疾病发生发展的规律，争取早期诊断，有效治疗，从而防止疾病进一步的传变。

（二）控制传变

人体是一个统一的整体，脏腑在生理功能方面协调配合，在病理方面互相影响、互相传变。临床诊治疾病，不仅要注重早期诊治，还必须要了解疾病的传变规律，对可能产生的影响及时给予相应的预防性治疗措施。《难经·七十七难》曰："见肝之病，则知肝当传之于脾，故先实其脾气，无令得受肝之邪。"即在临床上治疗肝病之时，常配合以健脾和胃之法，使脾气盛而不受邪。清代医家叶天士提出"务必先安未受邪之地"，根据温热病伤及胃阴之后，病情进一步发展，往往耗及肾阴的病变规律，主张在甘寒养胃的方药中加入咸寒滋肾之品，以补其肾阴，预防疾病进一步传变。

第二节　治则

治则，即治疗疾病的法则。它是在中医学的整体观念和辨证论治理论指导下制定的，是用以指导治疗方法的总则。

治则与治法不同，治则是治疗疾病的法则，是对临床治疗的立法、处方、用药方面具有普遍意义的指导思想，而治法是治则的具体化，治法是从属于治则的。例如，疾病的发生、发展，都是由正邪双方力量的消长而决定的，正胜邪却则疾病向愈，邪胜正衰则病势加重。因此，扶正祛邪就是治疗疾病必须遵循的一个重要法则。在这一原则的指导下，根据具体病情，所采取的滋阴、补阳、益气、养血等治法，就是扶正的具体方法，而发汗、清热、攻下等治法，则是祛邪的具体措施。临床遵循的治则有治病求本、扶正祛邪、调整阴阳、三因制宜四个方面。

一、治病求本

治病求本，是在临床治疗疾病时，必须抓住疾病的本质，并针对疾病的本质进行治疗。《素问·阴阳应象大论》说："治病必求于本。"

疾病在发生与发展的过程中，有各种错综复杂的原因，会通过若干症状和体征表现出来，但是这些显露于外的现象，并不是疾病的本质。所以必须从诸多复杂的表象中进行综合分析，透过疾病的表面现象，找出疾病发生的根本原因，然后再针对其本质进行治疗。如头痛，它可由外感、血虚、痰湿、肝阳上亢、血瘀等多种原因引起，所以治疗就不能简单地采取对症治疗，而是应在辨证基础上，找出病因所在，分别采用解表、养血、燥湿化痰、平肝潜阳、活血化瘀等方法进行治疗。这便是"治病求本"的含义。

临床运用治病求本这一法则时，必须注意"治标与治本""正治与反治""病治异同"三种情况。

（一）治标与治本

"标"，指表象；"本"，指本质。标与本是一个相对的概念，常用来概括说明事物的本质与现象、因果关系及病变过程中矛盾的主次等。因此，只有分清标本，才能抓住疾病的本质，予以正确的治疗。分辨标本的方法，以正邪而言，正为本，邪为标；就病因和症状而言，病因为本，症状为标；从病变部位来分，内脏为本，体表为标；按病程来说，旧病为本，新病为标。一般来说，"本"代表疾病过程中占重要地位和起主要作用的方面；"标"代表疾病过程中居次要地位和起次要作用的方面。但这种标本主次关系并不是不变的，在特殊的情况下"标"也可能转化为主要的方面。因此，在治疗上就应该分清先后缓急，或先治标，或先治本，或标本兼治，灵活地处理疾病过程中的不同矛盾。

1. 急则治其标　指在标病危急，如若不先治其标病，就会危及患者生命或影响对本病的治疗之时，所采取的一种暂时性的急救措施。如面临各种原因引起大出血，将危及患者生命之时，应当首先止血以治其标，而后针对病因以治其本。急则治标的最终目的，就是为了创造治本的条件，能够更好地治本。

2. 缓则治其本　指在病势较缓时，针对疾病本质进行治疗的原则。临床上在治本的同时标病也随之消失。例如阴虚发热伴咳嗽患者，发热、咳嗽为标，阴虚为本，采用滋阴治本法，阴虚平复后，发热、咳嗽自然缓解。此法对慢性病或急性病恢复期的治疗具有较好的指导意义。

3. 标本同治　指在标病、本病俱急的情况下，采用标本兼治，以提高疗效，缩短病程的一种方法。如临床表现为身热，腹硬满痛，大便燥结，口干，舌燥苔焦黄，此属实热内结为本，阴液受伤为标，应用增液承气汤可标本兼顾治之，泻其实热可以存阴，滋阴润燥有利于通下，达到标本同治的目的。

（二）正治与反治

《素问·至真要大论》提出"逆者正治，从者反治"之法，乃是中医"治病求本"这一法则的具体应用。

1. 正治　正治是逆其证候性质而治的一种常用治疗法则，又称"逆治"。逆，是指采用方药的性质与疾病证候的性质相反。它适用于病证的现象与本质相一致的情况。如寒证见寒象，热证见热象，虚证见虚象，实证见实象，在治疗时分别采用"寒者热之""热者寒之""虚则补之""实则泻之"的不同治法。

（1）寒者热之：指寒证出现寒象，用温热性质的方药来治疗。

（2）热者寒之：指热证出现热象，用寒凉性质的方药来治疗。

（3）虚则补之：指虚证出现虚象，用补益性质的方药来治疗。

（4）实则泻之：指实证出现实象，用攻邪泻实的方药来治疗。

📖 考点 ┄┄

表寒证用辛温解表法治疗，体现了下列哪种治法（　　　）。

A. 寒者热之　　B. 热者寒之　　C. 虚则补之　　D. 实则泻之

▍答案：A

▍解析：病证出现寒象，用温热性质的方药来治疗，体现了寒者热之。

┄┄

2. 反治 反治是顺从疾病假象而治的一种治疗法则，又称"从治"，从，是指所采用方药的性质与病证的表面假象相一致。究其实质，仍是针对病证本质进行的治疗。如寒证表面见热象，热证表面见寒象，虚证表面见实象，实证表面见虚象，在治疗时分别采用"寒因寒用""热因热用""塞因塞用""通因通用"的方法。

（1）寒因寒用：是以寒治寒，用寒性药物治疗假寒症状的病证。适用于"真热假寒"证的治疗。如热厥证，里热极盛，格阴于外，出现四肢厥冷（胸腹部扪之灼热，不欲近衣被），脉沉，很似寒证，但壮热心烦，口渴而喜冷饮，小便短赤等，因为热盛是其本质，故须用寒凉药治其真热，假象方能消失。

（2）热因热用：是以热治热，用热性药物治疗假热症状的病证。适用于"真寒假热"证的治疗。如《伤寒论》"少阴病下利清谷，里寒外热，手足厥逆，脉微欲绝，身反不恶热，其人面赤……通脉四逆汤主之"，即是热因热用的范例。由于阳虚寒盛是其本质，故仍用温热药治其真寒，假热就会自然消失。

（3）塞因塞用：是以补开塞，用补益的药物治疗具有闭塞不通的病证。适用于因虚而闭阻的"真虚假实"证的治疗。如气血亏虚所致的经闭，用补气养血的方法治疗，气充血足，而后经血自来。这种以补开塞的方法，即是针对其虚甚的本质而治疗的。

（4）通因通用：是以通治通，用通利的药物治疗有通泄症状的实证。如食积腹痛、瘀血崩漏、湿热痢疾等病证，分别治以消导泻下、活血祛瘀、清利湿热之法，这种以通治通的方法，亦是针对其邪实的本质而治疗的。

总之，正治与反治虽然概念有别，在方法上有逆从之分，但二者都是针对疾病的本质而治的，均属于"治病求本"的范畴。

（三）病治异同

病治异同，包括"同病异治"与"异病同治"两个方面。

同病异治，即所谓"一病多方"；异病同治，即所谓"多病一方"。其治疗的本质，都是着眼于疾病所表现的临床证候，即"证同治亦同""证异治亦异"，均为"治病求本"的具体体现。

⊙ **案例分析** -

张某，女，58岁，有慢性胃炎病史8年，口腔黏膜糜烂3周，经口腔科诊断为"口腔溃疡"，服用清热泻火中成药无效。现口腔黏膜糜烂成片，覆盖黄色膜状物，灼热疼痛，进食和语言均受限，伴胃脘疼痛，喜热饮，大便溏薄，每日2～3次，肢体怕冷，面色苍白，舌质偏红，苔黄腻，脉沉细而缓。

分析：

张某属于脾胃中阳不足，阴火内生，浮越于上，上热下寒，即真寒假热。上热为假，下寒为真，宜热因热用，治宜温中健脾，以附子理中汤加减应用。

二、扶正祛邪

疾病发生的过程，就是正气与邪气矛盾双方相互斗争的过程。邪正斗争的胜负，决定着疾病的进退方向。邪胜于正则病进，正胜于邪则病退。因而，治疗疾病的一个基本原则，就是要扶助正气，祛除邪气，改变邪正双方的力量对比，使疾病向痊愈的方向转化。"扶正祛邪"是指导临床治疗的一个重要法则。

（一）扶正与祛邪的含义

扶正，就是以扶助正气，增强体质，提高抗病能力为目的的一种治疗原则，主要适用于以正虚为主要矛盾，而邪气也不盛的虚性病证，即"虚则补之"。临床上可根据病人的具体情况，分别运用益气、养血、滋阴、补阳、填精、增液等治法。扶正多使用补益的药物及针灸、气功、体育锻炼等，而且精神的调摄和饮食营养的补充，对扶正也具有重要的作用。

祛邪，即祛除邪气，以削弱或祛除病邪的侵袭和损害为目的的一种治疗原则，主要适用于以邪实为主要矛盾，而正气未衰的实性病证，即"实则泻之"。临床上可根据病人的具体情况，分别运用发汗、攻下、清热、散寒、利湿、消导等治法。祛邪多使用攻泻、祛邪的药物或运用针灸、手术等其他疗法以祛除病邪。

（二）扶正与祛邪的运用原则

在临床上运用扶正祛邪原则时，要全面地分析正邪双方消长盛衰的情况，根据正邪在疾病发生、发展及其变化和转归过程中所处的地位，区别主次、先后，加以灵活应用。或单以扶正为主，或单以祛邪为主，或先扶正后祛邪，或先祛邪后扶正，或攻补兼施，二者并重。但应注意其总的原则是"扶正而不留邪，祛邪而不伤正"。

三、调整阴阳

疾病的发生，从根本上说即是阴阳的相对平衡遭到破坏，出现偏盛偏衰的结果。对此，《素问·至真要大论》指出："谨察阴阳所在而调之，以平为期。"即是调整阴阳，损其偏盛，补其偏衰，促使其阴平阳秘，恢复相对的协调平衡，是临床治疗的根本法则。

（一）损其有余

适用于阴或阳的一方过盛、有余的实证，可采用"损其有余"的方法治疗。

1. 阳偏盛　"阳盛则热"，阳热亢盛的实热证，用"热者寒之"的方法治疗，以清泻其阳热。

2. 阴偏盛　"阴盛则寒"，阴寒内盛的实寒证，用"寒者热之"的方法治疗，以温散其阴寒。

（二）补其不足

适用于阴或阳的一方或双方偏衰不足的病证，可采用"补其不足"的方法治疗。

如阴虚不能制阳，常表现为阴虚阳亢的虚热证，此非火热有余，乃水之不足，应滋阴以制阳，即"壮水之主，以制阳光"；因阳虚不能制阴，而致阳虚阴盛的虚寒证，此非阴邪有余，乃火之不足，应补阳以制阴，即"益火之源，以消阴翳"；若属阴阳双虚，则应阴阳双补。

由于阴阳是相互依存、互根互用的，因此，在治疗阴阳偏衰病证时，还应注意"阳中求阴"或"阴中求阳"的方法，即在补阴的同时适当配合补阳药，补阳的同时适当配合补阴药，故《景岳全书·新方八略引》中说："善补阳者必于阴中求阳，则阳得阴助而生化无穷；善补阴者必于阳中求阴，则阴得阳升而泉源不竭。"

阴阳是辨证的总纲，疾病的各种病理变化均可以用阴阳的变化来说明，凡病理上出现的表里出入，上下升降，寒热进退，邪正虚实，气血不和等，均为阴阳失调的具体表现。因此，从广义来讲，解表攻里，升清降浊，清热散寒，补虚泻实，调理气血，调和营卫等治法，均属于调整阴阳的范畴。

四、三因制宜

疾病在发生发展的过程中，经常受时令气候、地理环境和自身体质等因素的影响。因此，在治疗疾病时，要根据当时的季节气候，地理环境，个人的体质、性别、年龄等实际情况，制定出相适宜的治疗方法，即因时、因地、因人制宜，简称三因制宜。

（一）因时制宜

根据不同的季节气候特点，以及昼夜晨昏变化来指导治疗用药的原则，叫作"因时制宜"。四时气候的变化，对人体的生理和病理均产生不同的影响，故在治疗用药时应因时而异。如在春夏季节，气候由温渐热，阳气升发，人体腠理疏松开泄，即使患者外感风寒，也不宜过用辛温发散药物，以免开泄太过，耗伤气阴；在秋冬季节，气候由凉变寒，阴盛阳衰，人体腠理致密，阳气内敛，当慎用寒凉药物，以防伤阳；

又如在暑季多雨之时，气候潮湿，解表时应适当加入化湿、渗湿之品；在秋季气候干燥之时，治病应慎用香燥之剂等。昼夜晨昏的变化，对人体生理、病理、疾病的预后转归等也有影响，故在治疗用药时应因时而异。如肝阳上亢型眩晕的治疗，由于白天阳气升，故治疗时平肝潜阳类药剂量宜大，入夜阳气降，平肝潜阳类药剂量宜小。

香薷乃夏月之麻黄

古人说："夏月之用香薷，犹冬月之用麻黄。"香薷气味辛香，外能散暑邪而解表，内能化暑湿和中，为解表化湿之良药。用于因贪凉饮冷或夜宿着凉，邪气犯表引起的恶寒、无汗，或吐泻、腹痛等症。因在夏季人体肌腠疏泄，易于汗出，这时用香薷解表犹如冬季腠理致密时用麻黄解表，故有"香薷乃夏月之麻黄"之说。

（二）因地制宜

根据不同地区的地理环境特点来指导治疗用药的原则，称之为"因地制宜"。在不同的地区，其环境、气候、生活习俗、生活条件等各不相同，因而机体的生理活动和病变特点也不尽相同，治疗用药时应灵活变通。如西北地高气寒少雨，病多燥寒，治宜辛温润燥；东南地低气温多雨，病多温热或湿热，治宜苦寒清化。地区不同，临床用药经验也有差别。如患感冒，西北地区，人多体质壮实，腠理致密，故需用麻黄、桂枝等峻猛发汗解表药物方能奏效；东南地区，人多腠理疏松，宜用发散之力较轻的药物，常用荆芥、防风之类，且药量亦轻。

（三）因人制宜

根据病人年龄、性别、体质、生活习惯等不同特点，来指导治疗用药的原则，称为"因人制宜"。不同年龄则生理状况和气血盈亏不同，治疗用药也应有所区别。如老年人脏气衰弱，脏腑功能活动低下，气血也逐渐衰少，所患病证多见虚证或虚实夹杂证，治疗多应偏于补益，即使有邪实之证，攻之也要慎重，以防损伤正气。小儿生机旺盛，但脏腑娇嫩，形气未充，所患病证易寒易热，易虚易实，病情变化快，因此治疗小儿之病，忌投峻攻之剂，少用补益之品，药量宜轻。男女性别不同，各有生理特点，妇女有经、带、胎、产等情况，治疗用药时应加以考虑。如妊娠期治疗用药应禁用或慎用峻下、破血、走窜及有毒之品，产后应考虑气血亏虚或恶露情况等。患者体质有强弱与寒热之偏的不同，对药物的反应性也有差异，体质壮实者用药量宜重，体质虚弱者用药量轻。阳盛或阴虚之体，慎用温热之剂；阳虚或阴盛之体，慎用寒凉之品等。患者素有某些慢性病或职业病、情志因素、生活习惯等不同，在诊治时也应考虑。

三因制宜的治疗法则，充分地体现了中医治病的整体观念和辨证论治在实际应用上的原则性和灵活性。它要求在诊治疾病时，应全面地看问题，具体情况具体分析，善于因时、因地、因人制宜，才能取得较好疗效。

章末小结

预防与治则是中医学理论体系的重要组成部分，是在整体观念和辨证论治的精神指导下制定的。预防是指预先采取一定的措施，以防止疾病的发生和发展，即"治未病"，包括未病先防和既病防变两个方面。未病先防是在疾病发生之前，做好各种预防工作，以防止疾病的发生。既病防变是指一旦发病，应争取早期诊断和早期治疗，以防止疾病的发展与传变。治则即治疗疾病的法则，是确定治法的原则。对临床治疗立法、处方、用药，具有普遍指导意义。治则包括治病求本、扶正祛邪、调整阴阳、三因制宜等方面。

思考题

1. 提高正气，增强抗病能力有哪些具体措施？
2. 治则与治法有何区别与联系？
3. 扶正与祛邪的运用原则是什么？
4. 治疗疾病时，为什么要强调三因制宜？

（王　欣）

第二篇

中药学基础

第九章
中药基础知识

学习目标

知识目标：

- 掌握中药的性能；中药七情的内容及含义；中药炮制的目的和用药禁忌；常用中药的功效、主治、用法用量和使用注意。
- 熟悉中药四气、五味、归经、道地药材的含义。
- 了解中药的产地、采集与贮存加工。

能力目标：

- 学会用中药的基本知识，指导中药的临床配伍应用。

素质目标：

- 在教学过程中，引导、启发学生思考问题，注重培养学生良好的职业素养和探究问题的能力。

情境导入

情境描述：

  患者，女，25岁。感冒发热7天，症见面红、目赤、口渴、烦躁、汗出、舌红、苔黄厚、脉数，体温38.9℃。该患者应如何选择药物来治疗？

学前导语：

  该患者虽先期为感冒发热，但由于热邪侵入人体时间较长，证候已由表热转化为里热，从而导致患者出现目赤、口渴、汗出、舌红等症，同时因热邪较重，故出现高热、汗出、苔黄厚、脉数等症，故此时治疗宜选清热泻火药。

第一节　中药的产地、采收与贮藏

中药主要来源于天然的动物、植物和矿物。中药的产地、采集与贮藏是否适宜是影响药材质量的重要因素，不合理的采收对野生动、植物来说，还会严重损害药材资源。如果生长或栽培、驯养的环境适当，土地合宜，采收适时并有计划，贮藏恰当，则药材质量高，药性强，疗效好；反之则药性弱，疗效差。早在《神农本草经》已经指出："阴干、暴干，采造时月，生熟，土地所出，真伪存新，并各有法。"历代医家十分重视中药的产地、采集，并在长期的实践中积累了宝贵的知识与经验。当今，人们利用现代科学技术，发现了中药的产地、采集、炮制、制剂与药物的疗效有很大的关系。

一、产地

药材的分布和生产，离不开一定的自然条件。我国幅员辽阔，自然地理条件复杂多样，各地区的水土、气候、日照、生物分布等生态环境不完全相同，甚至相差很大。因而各种药材的生产，无论产量和质量方面都有一定的地域性。自古以来医家非常重视"道地药材"就是这个原因。

道地药材，或称地道药材，指来自传统产区，质量好、疗效高的中药材。道地药材的形成，是由于自然环境、气候等因素，与生产、管理技术有关，并有一定的历史、文化因素。由于自然条件的不同，各地所产的药材，其质量优劣也不一样，这样就逐渐形成了"道地药材"的概念。如四川的黄连、川芎、附子、贝母，浙江的白芷、菊花、芍药，河南的地黄、牛膝、山药，广东的陈皮、砂仁、藿香，东北的人参、细辛、五味子，云南的三七，山东的阿胶，宁夏的枸杞，甘肃的当归，山西的党参等，都是著名的道地药材。道地药材是在长期的生产和用药实践中形成的，但也不是一成不变的，环境条件的变化会使道地药材发生变化，如三七原产于广西，称为广三七、田七，云南产者后来居上，称为滇三七，成为三七的新道地产区。

随着医疗事业的发展，中药材需求量的日益增长，以及有些药材的生长周期较长，产量有限。因此，单单强调道地药材产区扩大生产，已经无法满足药材需求。在这种情况下，进行药材的引种栽培及药用动物的驯养，成为解决道地药材不足的重要途径。在现代的技术条件下，我国已能对不少名贵或短缺药材进行异地引种和动物驯养，以满足一些药材的需求，并不断取得一定的成效。例如，西洋参在国内的引种成功，天麻的人工栽培，人工培育牛黄等。当然在这些引种或驯养工作中，应以确保该品种的原有性能和疗效作为关键，以保证"道地药材"的真正含义。

二、采收

中药材治病防病的基础为其所含的有效成分，而有效成分的质和量与中药材的采收季节、时间、方法有着十分密切的关系。因此，药材的采收应在有效成分含量最多的时候进行。由此可见，中药材的采收是确保药物质量的重要环节之一，是影响药物性能和疗效好坏的重要因素。

中药大部分是植物类药材，各种植物在其生长发育的不同阶段，其中化学成分的积累是不相同的，因而药性的强弱也往往有较大的差异。而且植物药材其根、茎、叶、花、果实各器官的生长成熟期有明显的季节性，通常以入药部位的成熟度作为依据。因此每种植物类药材都有一定的采收时节和方法，大致可按药用部位归纳为以下几种情况：

1. 全草类药材　大多在植物充分生长、枝叶茂盛的花前期或刚开花时采收。地上部分入药的可从根以上割取，如益母草、荆芥、薄荷、紫苏等。以带根全草入药的则连根拔起全株，如车前草、蒲公英、紫花地丁等。茎叶同时入药的藤本植物，应在生长旺盛时割取，如夜交藤、忍冬藤等。有的须用嫩苗或带叶花梢，则应适时采收，如茵陈蒿、夏枯草等。

2. 叶类药材　通常在花蕾将开放或正盛开时，此时正当植物生长茂盛的阶段，药力雄厚，最适于采收。如大青叶、枇杷叶、艾叶等。荷叶在荷花含苞欲放或盛开时采收，此时色泽翠绿，质量最好。有些特定的品种，如霜桑叶，则须在深秋或初冬经霜后采集。

3. 花类药材　应在花正开放时，由于花朵次第开放，所以要分次采摘，采摘时间很重要。若采收过迟，则易致花瓣脱落和变色，气味散失，影响质量，如菊花、旋覆花。有的花要求在含苞欲放时采摘花蕾，如金银花、辛夷等。有的则在刚开放时采摘最好，如月季花。而红花则宜于花冠由黄色变橙红色时采收。至于蒲黄之类以花粉入药的，则须于花朵盛开时采收。

4. 果实和种子类药材　除枳实、青皮、乌梅等少数药材要在果实未成熟时采收果实或果皮外，通常当于果实成熟时采收，如瓜蒌、马兜铃等。以种子入药的，如果同一果序的果实成熟期相近，可以割取整个果序，悬挂在干燥通风处，以待果实全部成熟，然后进行脱粒。若同一果序的果实次第成熟，则应分次摘取成熟果实。有些干果成熟后很快脱落，或果壳裂开，种子散失，如茴香、豆蔻、牵牛子等，最好在开始成熟时适时采取。容易变质的浆果，如枸杞、女贞子等最好在略成熟时采收。

5. 根和根茎类药材　古人以二月、八月为佳，认为春初"津润始萌，未充枝叶，势力淳浓""至秋枝叶干枯，津润归流于下"，并指出"春宁宜早，秋宁宜晚"，这种认识是很正确的。因为早春及深秋时植物根或根茎中有效成分含量较高，此时采集则产量和质量也都较高，如天麻、苍术、葛根、桔梗、大黄、玉竹等。此外，也有少数例外的，如半夏、延胡索等则以夏季采收为宜。

6. 树皮和根皮类药材　通常在清明至夏至间（即春、夏时节）植物生长旺盛，植物体内浆液充沛时采集，则药性较强，疗效较高，并容易剥离，如黄柏、杜仲、厚朴等。但肉桂多在十月采收，此时油多易剥离。另有些植物根皮则以秋后采取为宜，如牡丹皮、地骨皮、苦楝皮等。

中药材中还有部分动物类药材，因品种不同，采收时间和方法各异。其具体时间，以保证药效及容易获得为原则。如桑螵蛸应在三月中旬采收，过时则虫卵已孵化；驴皮应在冬至后剥取，其皮厚质佳；小昆虫等，应于数量较多的活动期捕捉，如斑蝥于夏秋季清晨露水未干时捕捉。

矿物类药材大多可随时采集。

三、贮藏

中草药在采集以后，都应进行一定的加工处理，以便贮藏。植物类药材，采集后应先除去泥土杂质和非药用部分，洗净切片。各类药材除鲜用外，都应根据药物的性质及时干燥，妥善保管。常用保管方法如下：

（一）干燥

干燥是保存药材的最基本条件，许多化学变化就不会发生，微生物也不易生长。干燥方法有以下四种：

1. 晒干法　把药材摊开放在阳光下暴晒。如有条件搭架子，把席子放在架子上则干燥得更快，这是最经济、简便的方法。凡是不怕光的药材，均可应用此法。含水分或淀粉较多的药物，如延胡索、贝母、百合等不宜晒干的药物，要用开水烫煮或蒸后才能晒干。

2. 阴干法　将药物放在通风的室内或遮阴的棚下，避免阳光直射，利用空气流通，使药材中的水分自然蒸发而达到干燥的目的。凡高温、日晒易失效的药物，如花类及其他芳香性药材均可应用此法。

3. 烘干法　利用火低温烘烤，使药材干燥，特别适用于阴湿多雨的季节。烘烤芳香性药材和含有油性的果实、种子等药材，温度宜低一些，一般不超过40℃。

4. 石灰干燥法　易生虫、发霉的少量高价药材如人参等，放入石灰缸内贮藏干燥。

（二）低温

低温不仅可以防止药材有效成分变化或散失，还可以防止菌类孢子和虫卵的繁殖。一般温度低于10℃，霉菌和虫卵就不易生长。因此，药材最好存放在背光、阴凉干燥处。

（三）避光

凡易受光线作用而变化的药材，应贮藏在暗处或陶瓷容器，或有色玻璃瓶中。有些易氧化变质的药材，应放在密闭容器中。

（四）化学药物熏杀

这是较常用的有效防虫、灭虫方法，但只适用于储存大量药材的仓库。最常用的是用磷化铝或硫黄来熏蒸。

此外，芒硝易风化，冰片易挥发，均应密闭保存。种子类药材，如白扁豆、麦芽等要注意防鼠。鲜药材应常洒水以防干燥，冬季要注意防冻。

剧毒药材应写明"剧毒药"标签，设置专人、专处妥善保管，严格规章制度，提高警惕，杜绝事故的发生。

第二节　中药的炮制

炮制是药物在应用前或制成各种剂型之前必要的加工处理过程，包括对原药材进行一般修治整理和部分药材的特殊处理。古代称为炮炙、修治、修事等。由于中药材大都是生药，在应用以前，应根据医疗、配方、制剂的不同要求，结合药材的自身特点，进行一定的加工处理，才能使其充分发挥疗效，符合治疗需要。因此，按照不同的药性和治疗要求而有多种炮制方法，有些药材的炮制还要加用适宜的辅料，并且注意操作技术和讲究火候，正如前人所说："不及则功效难求，太过则性味反失。"炮制是否得当，直接关系到药效，而少数毒性药和烈性药的合理炮制，更是确保用药安全的重要措施。药物炮制法的应用与发展，已有悠久的历史，方法多样，内容丰富。

一、炮制的目的

中药炮制的目的是多方面的，往往一种炮制方法或者炮制一种药物，同时具有几个方面的目的。现将其归纳如下：

1. 降低或消除药物的毒性或副作用　如大戟、甘遂醋制后可降低毒性，柏子仁去油后可不致滑肠，何首乌酒蒸后可去除致泻作用等。

2. 转变药物的性能　如地黄生用清热凉血，制成熟地黄后则滋阴补血；蒲黄生用行血破瘀，炒炭后可以止血。

3. 增强药物的疗效　如延胡索醋制后能增强止痛作用，马兜铃蜜制后可增强润肺止嗽功效，淫羊藿用羊脂油制后能增强助阳作用。

4. 引药归经　如知母、黄柏盐制以后可增强入肾经作用，柴胡、青皮醋制以后可增强入肝经作用。

5. 便于调剂和制剂　原药材加工成一定规格的饮片，而便于调剂和制剂。矿质类药材经过煅、淬炮制加工，而使质地变为酥脆，有效成分便于煎出。

6. 利于贮藏保存药效　药材经过加热处理通常可使其进一步干燥，使酶类成分失去活性，而使之久存不变质。特别是具有活性的药材，如种子类槐角、莱菔子等。药材的酒制品、醋制品皆具有防腐作用。

7. 矫味、矫臭　动物类或其他具有特殊不良臭味的药物，经麸炒、酒制后能起到矫味和矫臭作用，如酒制蛇蜕、酒制胎盘、麸炒椿根皮等。

8. 去除杂质和非药用部位　一般药材皆通过挑拣修治，水洗清洁，尽可能地去除非药用部位，如苦杏仁去皮，远志去心等。

二、炮制的方法

炮制的方法是历代逐渐发展和充实起来的，现代的炮制方法在古代炮制经验的基础上有了很大的发展和改进，根据实际应用情况，可分为五大类型。

（一）修治

1. 纯净处理　采用挑、拣、簸、筛、刮、刷等方法，去掉灰屑、杂质及非药用部位，使药物清洁纯净。如枇杷叶刷除背面的绒毛，刮去肉桂、厚朴的外层粗皮等。

2. 粉碎处理　采用捣、碾、镑、锉等方法，使药物粉碎，以符合制剂和其他炮制法的要求。如牡蛎捣碎易于煎煮，川贝母碾粉便于吞服，羚羊角镑成薄片，则易于煎出。

3. 切制处理　采用切、铡的方法，把药物切制成一定的规格，便于进行其他炮制，也利于干燥、贮藏和调剂时称量。根据药材的性质和医疗需要，切片有很多规格。如天麻、槟榔要切成薄片，泽泻、白术宜切厚片，黄芪宜切斜片，白芍、甘草宜切圆片，肉桂、厚朴宜切圆盘片，枇杷叶宜切丝，麻黄切段，茯苓、葛根应切块等。

（二）水制

用水或其他液体辅料处理药材的方法称为水制法。水制的目的主要是清洁药物、软化药材、调整药性。常用的有洗、淋、泡、润、漂、水飞等。

1. 洗　将药材放入清水中，快速洗涤，除去上浮杂物及下沉泥沙，及时捞出晒干备用。除少数易溶，或不易干燥的花、叶、果肉类药材外，大多需要淘洗。

2. 淋　将不宜浸泡的药材，用少量清水浇洒喷淋，使其清洁和软化。

3. 泡　将质地坚硬的药材，在保证其药效的原则下，放入水中浸泡一段时间，使其变软。

4. 润　又称闷或伏。根据药材质地的软硬，加工时的气温、工具，用淋润、洗润、泡润、浸润、晾润、盖润、伏润、露润、包润、复润、双润等多种方法，使清水或其他液体辅料徐徐入内，在不损失或少损失药效的前提下，使药材软化，便于切制饮片。如淋润荆芥，泡润槟榔，酒洗润当归，姜汁浸润厚朴，伏润天麻，盖润大黄等。

5. 漂　将药物置宽水或长流水中浸渍一段时间，并反复换水，以去掉腥味、盐分及毒性成分的方法。如将昆布、海藻、盐附子漂去盐分，紫河车漂去腥味等。

6. 水飞　系借药物在水中的沉降性质分取药材极细粉末的方法。将不溶于水的药材粉碎后置乳钵或碾槽内加水共研，大量生产则用球磨机研磨，再加入多量的水搅拌，较粗的粉粒即下沉，细粉混悬于水中，倾出；粗粒再飞再研，倾出的混悬液沉淀后，分出，干燥即成极细粉末。此法所制粉末既细，又减少了研磨中粉末的飞扬损失。常用于矿物药、贝壳类药物的制粉。如飞朱砂、飞炉甘石、飞雄黄。

（三）火制

用火加热处理药材的方法称火制法，是使用最为广泛的炮制方法。常用的火制法有炒、炙、煅、煨、烘焙等。

1. 炒　有炒黄、炒焦、炒炭等程度不同的清炒法。用文火炒至药物表面微黄称炒黄；用武火炒至药材表面焦黄或焦褐色，内部颜色加深，并有焦香气者称炒焦；用武火炒至药材表面焦黑，部分炭化，内部焦黄，但又保留药材固有气味（即存性）者称炒炭。炒黄、炒焦使药物易于粉碎加工，并缓和药性。种子类药物炒后煎煮时有效成分易于溶出。炒炭能缓和药物的烈性、副作用，或增强其收敛止血的功效。除清炒法外，还可拌固体辅料如土炒、米炒、麸炒，可减少药物的刺激性，增强疗效，如土炒白术、麸炒枳壳、米炒斑蝥等。与砂或滑石、蛤粉同炒的方法习称烫，药物受热均匀酥脆，易于煎出有效成分或便于服用，如砂炒穿山甲、蛤粉炒阿胶等。

2. 炙　将药材与液体辅料拌炒，使辅料逐渐渗入药材内部，以改变药性，增强疗效或减少副作用的炮制方法称为炙。通常使用的液体辅料有蜜、酒、醋、姜汁、盐水等。如蜜炙黄芪，可增强补中益气的作用；蜜炙百部，可增强润肺止咳作用；酒炙川芎，可增强活血之功；醋炙香附，可增强疏肝止痛之效；盐炙杜仲，可增强补肾功能；酒炙常山，可减轻催吐作用。

3. 煅　将药材直接或间接用猛火煅烧，使质地松脆，易于粉碎，充分发挥疗效。其中直接放明火上或容器内而不密闭加热者，称为明煅，坚硬的矿物药或贝壳类多用明煅法，如紫石英、海蛤壳等。将药材置于密闭容器内加热煅烧者，称为密闭煅或焖煅，多用于质地轻松，可炭化的药材，如煅血余炭、煅棕榈炭等，以增强止血作用。

4. 煨　将药材包裹于湿面粉、湿纸中，放入热火灰中加热，或用草纸与饮片隔层分放加热的方法，称为煨法。此法可减轻药物的烈性或毒副作用。其中以面糊包裹者，称为面裹煨；以湿草纸包裹者，称纸裹煨；经草纸分层隔开者，称隔纸煨；将药材直接埋在火灰中，使其高热发泡者，称为直接煨。如煨生姜、煨甘遂、煨肉豆蔻等。

5. 烘焙　将药物用微火加热，使之干燥的方法叫烘焙。

（四）水火共制

常见的水火共制包括煮、蒸、焯、淬等。

1. 煮　是用清水或液体辅料与药物共同加热的方法。如醋煮芫花可减低毒性，酒煮黄芩可增强清肺热的功效。

2. 蒸　是利用水蒸气或隔水加热药物的方法。不加辅料者，称为清蒸；加辅料者，称为辅料蒸。加热的时间，视炮制的目的而定。如改变药物性味功效者，宜久蒸或反复蒸晒，如蒸制熟地黄、何首乌；为使药材软化，以便于切制者，以变软透心为度，如蒸茯苓；为便于干燥或杀死虫卵，以利于保存者，加热蒸至"圆气"，即可取出晒干，如蒸银杏、桑螵蛸。

3. 焯　是将药物快速放入沸水中短暂浸煮，立即取出的方法。常用于种子类药物的去皮和肉质多汁药物的干燥处理，如焯苦杏仁、桃仁以去皮；焯马齿苋、天门冬以便于晒干贮存。

4. 淬　是将药物煅烧红后，迅速投入冷水或液体辅料中，使其酥脆的方法。淬后不仅易于粉碎，且辅料被其吸收，可发挥预期疗效。如醋淬自然铜、鳖甲。

（五）其他制法

常用的有制霜、发酵、发芽等。

1. 制霜　种子类药材压榨去油或矿物类药材重结晶后的制品，称为霜。其相应的炮制方法称为制霜。如巴豆霜，去油以降低毒性。

2. 发酵　将药材与辅料拌和，置一定的湿度和温度下，利用霉菌使其发泡、生霉，并改变原药的药性，以生产新药的方法，称为发酵法。如神曲、淡豆豉。

3. 发芽　将具有发芽能力的种子药材用水浸泡后，保持一定的湿度和温度，使其萌发幼芽，称为发芽。如谷芽。

三、常用剂型

中药制剂的生产，有着悠久的历史，它是以"丸散膏丹"为代表，习称"传统制剂"。传统制剂多用复方，是历代医药学家从长期的医药实践中逐步形成的经验积累。我国应用最早、最广泛的剂型是汤剂。

1. 汤剂　能适应中医辨证施治，随症加减的原则。具有制备简单易行，溶媒来源广，吸收快，能迅速发挥疗效，无刺激性及副作用，而且能充分发挥中医方剂中各药物的配伍作用。

2. 丸剂　丸剂是在汤剂的基础上发展起来的，历代中医在临床上广泛应用，而且品种繁多、制备精巧的一大类剂型。丸剂服后在胃肠道崩解缓慢，逐渐释放药物，作用持久，对毒、剧、刺激性药物可延缓吸收，减弱毒性和不良反应。

3. 外用膏剂　外用膏剂在我国的应用甚早。在《黄帝内经》中已有"疏砭之，涂以豕膏"的记载。此类制剂广泛应用于皮肤科与外科等，有的对皮肤起保护作用，有的对皮肤或黏膜起局部治疗作用，也有的透过皮肤或黏膜起全身治疗作用。

4. 丹剂　丹剂在我国已有两千多年的历史。其特点是用量少，药效确切，但毒性较强，一般只可外用，不能内服。

5. 片剂　片剂是在丸剂使用基础上发展起来的，在《中华人民共和国药典》（2020年版）所收载的制剂中，约占1/3以上，目前已成为品种多、产量大、用途广、使用方便、质量稳定的剂型之一。

6. 注射剂　注射剂的出现比较晚，由于注射剂可以从皮内、皮下、肌肉、穴位、静脉等部位给药，为很多药物发挥药效，开辟了新途径。该剂型药效迅速，作用可靠，对于不宜口服的药物、不宜口服给药的患者尤其适用。但注射剂给药不方便，制备过程较复杂，对于口服效果好的药物，就不一定制成注射剂。

随着医药科学的迅速发展，一些中药制剂新工艺、新品种或新剂型已不断涌现。在口服剂型方面如浓缩丸剂、肠溶胶丸、糖丸、膜剂、泡腾片、缓释片等；皮肤及黏膜用药方面如涂膜剂、栓剂、海绵剂、熨剂、气雾剂等；注射用药方面如油注射剂、粉针剂、注射用乳剂等。大多数现代剂型均已用于中药剂型的制备。

第三节　中药的性能

中药的性能即指药物的性质和作用，简称药性。涉及的内容主要有四气五味、升降浮沉、归经和毒性等。

中医学认为，一切疾病的发生和发展过程都是致病因素作用于人体，引起机体阴阳偏盛、偏衰，脏腑经络机能失常的结果。中药治病的基本作用，就在于帮助机体祛除病邪，调整阴阳平衡，恢复脏腑经络的正常生理功能。药物具有上述作用，是由于各种药物具有各自的若干特性，前人称之为药物的偏性。以药物的偏性纠正疾病所表现的阴阳偏盛偏衰，谓之"以偏纠偏"。所以熟悉药物的性能，掌握每味药的特点，对于临床正确地使用药物，具有十分重要的意义。

一、四气

四气，又称四性，是指药物所具有的寒、热、温、凉四种不同药性。

四气中温热与寒凉属于两类不同的性质，温热属阳，寒凉属阴。温与热，凉与寒分别具有共性，但程度上又有差异。有些药物还标以大热、大寒、微温、微寒等，这也仅仅是四气程度不同的进一步区分。一般认为，微寒即凉，凉次于寒，寒次于大寒；微温次于温，温次于热，热次于大热。

此外，还有一种平性药，这类药物作用平和，温热或寒凉之性不显著，故称为平性。但所谓平性，并非绝对，仍有微温、微寒之偏，未越出四气范围。故四气从本质而言，实际上是寒热二性。

药性寒热温凉，是从药物作用于机体所发生的反应概括出来的，是与所治疾病的寒热性质相对应的。故药性的确定是以用药反应为依据，病证寒热为基准。能够减轻或消除热证的药物，一般属于寒性或凉性；能够减轻或消除寒证的药物，一般属于温性或热性。寒凉性质的药物，大多有清热作用，如清热、泻火、凉血、解毒、攻下、滋阴等功效，主要用于阳证、热证；温热性质的药物，大多有散寒作用，如散寒、温里、行气、活血、补气、助阳等功效，主要用于阴证、寒证。

药性寒热与病证寒热相对应，故药性寒热与治则密切相关。《神农本草经》提出"疗寒以热药，疗热以寒药"，《素问》记载的"寒者热之，热者寒之"，都指出了药性寒热与治则的关系。阳热证用寒凉药，阴寒证用温热药，这是临床用药的基本原则。至于寒热错杂证，往往采用寒药热药并用。

药性寒热的确定是以用药反应为依据，病证寒热为基准的，因此它与药物功效之间有相关性。药性寒热反映了药物在影响人体阴阳盛衰、寒热变化方面的基本倾向，它是对药物作用的抽象概括，具有共性特征。药物功效则比较具体，往往反映了具体药物作用的个性方面。例如黄连和大黄，药性属寒，都适宜于热证，具有清热作用，这是二者的共性。但黄连的作用主要是清热燥湿，大黄的作用主要是泻下攻积，分别适用于不同的具体病证，反映了二者在功效上具有不同的个性。

二、五味

五味，是指辛、甘、酸、苦、咸五种基本药味。此外，还有淡味和涩味。由于长期以来将涩附于酸，淡附于甘以合五行配属关系，故习称五味。

药味的确定，原则上基于口尝，定于临床。即经口尝辨别滋味，经临床证实，将口尝之味与临床作用联系起来，确定药物的药味。《内经》最早归纳了五味的基本作用，即辛散、酸收、甘缓、苦坚、咸软。按阴阳属性分，辛、甘、淡味属阳，酸、苦、咸味属阴。综合前人的论述和用药经验，五味的作用分述如下：

1. 辛　能散、能行。散，可开腠发汗，解表散邪，如麻黄、薄荷等解表药多具有辛散作用，用于治疗表证。行，指有行气、行血作用，可以促使气血运行，疏通郁滞，消肿止痛，如木香行气止痛，红花、川芎活血化瘀，用于气血阻滞证。

一些具有芳香气味的药物往往也标上"辛"味，如麝香、冰片、苏合香等。这类芳香药物除有行、散作用特点外，还具有芳香辟秽，芳香开窍等作用，用于神昏窍闭证。

2. 甘　能补、能和、能缓。补，可补益阴阳气血之虚，如人参大补元气，熟地黄滋补精血，分别用于治疗气虚、血虚证。和，协调、调和之意，如甘草调和诸药。缓，缓和急迫，用以治疗拘急疼痛，如白芍缓急止痛。

3. 酸　能收、能涩。收，即收敛；涩，即固涩。具体表现为止咳、止汗、止血、止泻、固崩、止带、固精、缩尿等作用，用于久病体虚脏腑功能衰退所致的自汗、盗汗、久咳虚喘、久泻、遗精、滑精、遗尿、尿频、崩带不止等滑脱病证。如五味子敛汗涩精，五倍子涩肠止泻，乌梅止咳止泻等。

4. 苦　能燥、能泄。燥，即燥湿，用于湿证。如苍术味苦性温，用于寒湿证；黄连味苦性寒，用于湿热证。泄，有通泄、降泄、清泄之分。如大黄通泻荡涤肠道燥屎；苦杏仁降泄肺气以平咳喘；栀子清泄火热以除烦。

此外，尚有"苦能坚阴"的说法，实质上与苦能清泄直接相关。即通过苦味的清泄作用，达到保存阴液不使进一步受到伤害。如知母、黄柏清泻相火而坚肾阴，用于肾阴亏损，相火亢盛之证。

5. 咸　能软、能下。软，即具有软坚散结作用，多用于瘰疬、瘿瘤、痰核、癥瘕病证，如海藻、昆布、鳖甲等；下，即泻下，用以治疗坚结便秘，如芒硝。

此外，还有淡，淡能渗、能利。渗，即渗湿；利，即利水。多用于治疗水肿、小便不利等证，如茯苓、猪苓、薏苡仁等。

性和味分别从不同角度说明药物的作用，二者合参才能较全面地认识药物的作用和性能。例如桂枝、薄荷皆有辛味，能发散表邪，但桂枝辛温，能发散风寒；薄荷辛凉，能发散风热。生地黄、黄芪皆有甘味，但生地黄甘寒，有养阴生津、清热凉血作用；黄芪甘温，有温养中焦、补中益气作用。

由于药物的性和味只反映药物作用的共性和基本特点，对药物性能的全面了解和准确认识还必须与药物的具体功效结合起来。例如人参、黄芪性味皆为甘温，都有补气作用，但人参能大补元气，且有生津、安神作用，而黄芪则能升阳固表，托疮生肌，利水消肿，二者功效各有特点。因此，药物的性味和功效合参对药物性能的全面了解是至关重要的。

三、归经

归经，是指药物作用的选择性，即表示药物作用部位。归，是指药物对作用部位的归属；经，是脏腑经络的概称。

前人在用药实践中观察到，一种药物往往主要对某一经（或脏腑）或某几经（或脏腑）发生明显的作用，而对其他经（或脏腑）的作用较小，甚至没有作用。例如黄连、黄芩、黄柏、龙胆草同属苦寒清热药物，但黄连偏清心胃热，黄芩偏清肺热，黄柏偏清下焦相火，龙胆草偏清肝热。沙参、麦冬、石斛、鳖甲皆为补阴药，但沙参偏补肺胃之阴，麦冬偏补心肺之阴，石斛偏补胃阴，鳖甲偏补肝肾之阴，反映了药物对机体产生效应的部位各有侧重。将这些认识加以归纳、使之系统化，便形成了归经理论。所以，归经理论是以脏腑经络理论为基础，以所治病证为依据而确定的。

按脏腑经络理论，人体每一脏、每一腑都有相应的经脉。如肺脏，就有相应的肺经。经脉与络脉组成了经络系统。由于经络能沟通人体内外表里，体表病变可通过经络影响在内的脏腑，脏腑病变亦可通过经络反映到体表。人们通过临床观察病症的表现，推断病变所在部位，在确定治疗方法后，选用归该经的适宜药物治疗。因此，掌握归经，有助于提高用药的准确性和疗效，起到执简驭繁作用。

在学习和应用归经理论时，需要注意两点：一是勿将中医脏腑经络定位与现代医学的解剖部位混为一谈，因为两者的含义与认识方法都不相同。例如，心主神志，当出现精神、思维、意识异常的症候表现，如昏迷、癫狂、痴呆、健忘、失眠等，可以推断为心的病变。能缓解或消除上述病变的药物，如开窍醒神的麝香、镇惊安神的朱砂皆入心经。同样的道理，苦杏仁、桔梗能治胸闷、咳嗽，归肺经；全蝎能止抽搐，归肝经；山楂、神曲能消食，归脾、胃经。二是注意归经所依据的是用药后的机体效应所在，而不是指药物成分在体内的分布。因此，在应用现代科学技术研究传统归经理论时，应充分考虑到这种认识方法上的差异。

四、升降浮沉

升降浮沉，是指药物在体内的作用趋向。升，是上升，趋向于上；降，是下降，趋向于下；浮，是发散向外，趋向于表；沉，是向内收敛，趋向于里。

气机升降出入是人体生命活动的基础。气机升降出入发生障碍，机体便处于疾病状态，产生不同的疾病趋向。病势趋向表现为向上，如呕吐、喘咳；向下，如泻痢、脱肛；向外，如自汗、盗汗；向内，如麻疹内陷。能够针对病情，改善或消除这些病证的药物，相对而言也就分别具有向下、向上、向内、向外的作用趋向。一般具有升阳发表、祛风散寒、涌吐、开窍等功效的药物，都能上行向外，药性主升浮；具有泻下、清热、利水渗湿、重镇安神、潜阳息风、消导积滞、降逆止呕、收敛固涩、止咳平喘等功效的药物，则能下行向内，药性主沉降。但有些药物具有双向性，如麻黄既能发汗解表，又能止咳平喘、利水消肿。前者作用趋向表现为升浮，后者作用趋向表现为沉降。具有双向性的药物，在具体应用时可以通过炮制或配伍等方法，使其作用趋向呈现单一性，有利于提高疗效，减少或消除可能出现的副作用。

药物的升降浮沉与四气五味有一定的相关性。一般而言，药性温热、药味辛甘的药物大多主升浮；药性寒凉、药味酸苦咸涩者，大多主沉降。

药物升降浮沉与药物质地也有一定的相关性。前人认为花、叶、皮、枝等质轻的药物大多主升浮；种子、果实、根茎、矿物、贝壳等质重者大多主沉降。然而，前人也认识到，上述关系也并非是绝对的，如旋覆花降气消痰、止呕止噫，药性呈现沉降；苍耳子虽为植物种子，但能祛风解表，善通鼻窍，药性表现为升浮。

此外，药物升降浮沉还受炮制和配伍的影响。例如，酒炒则升，姜汁炒则散，醋炒则收敛，盐水炒则下行。在复方配伍中，性属升浮的药物在同较多的沉降药配伍时，其升浮之性可受到一定的制约。反之，性属沉降的药物同较多的升浮药配伍时，其沉降之性亦能受到一定的制约。升浮和沉降之性的药物配伍同用，在方剂中屡见不鲜。往往根据病证需要，利用药物升降配合以调理气机，有利于脏腑功能的恢复。例如，血府逐瘀汤中用柴胡、枳壳一升一降，以助气血周行；止嗽散中用桔梗与白前、百部配伍，一升一降，有利于化痰止咳。

掌握药物升降浮沉性能，可以更好地指导临床用药，以纠正机体功能的失调，使之恢复正常，或因势利导，有助于祛邪外出。

五、毒性

毒性，指药物对机体的伤害性能。一旦毒性对机体造成了伤害，这种现象称为毒性反应，简称中毒。药物的毒性对人体危害性较大，甚至可危及生命。为了确保用药安全，对中药的毒性必须有充分的认识，并了解毒性反应产生的原因及中毒的解救方法和预防措施。

前人对中药的毒性有一个认识过程。西汉以前，药与毒不分，将一切药物统称为"毒药"。例如，《周礼·天官》："医师聚毒药以供医事。"《素问·脏气法时论》："毒药攻邪，五谷为养，五果为助……"这一认识观既反映了当时药食分离在认识上的进步，也反映了当时人们对药物的治疗作用和毒性作用还不能很好地把握。东汉，《神农本草经》依据药物偏性的强弱，将药物区分为"有毒""无毒"。大凡药性刚强、作用峻急者谓有毒；药性柔弱、作用缓和者谓无毒。东汉以后，随着医药实践的进步和发展，人们逐渐发现，有些药物虽然可以治病，但也可能伤害机体，出现诸如"令人吐""令人狂乱""烂人肠""瞑眩"，甚至"杀人"等为害作用。故东汉以后历代本草著作中，对有毒药物都标记"有毒"字样，并记载其毒性表现。

药物毒性有大小强弱之分，古代本草著作中，大多分为大毒、有毒和小毒三级。迄今《中华人民共和国药典》对毒药分级，大多仍沿袭历代用药经验，分为三级，尚缺乏客观实验的依据。大毒、有毒、小毒之间的界定有些不是十分明确。但是，一般而言，药物毒性大小强弱，取决于药物有效治疗剂量与中毒剂量之比，比值越大，安全阈越小，毒性越大；反之，比值越小，安全阈越大，毒性越小。

药物普遍具备药性和毒性两种性能。因此，药物对人体的作用不外治疗作用和毒性作用两个方面。人们在应用药物治病时，总是希望提高疗效，降低或避免毒性作用的产生。药物的毒性作用往往与用药剂量和用药时间密切相关。剂量过大，用药时间过久，即使"无毒"的药物，也会出现中毒的表现。例如，人参、艾叶、五加皮等皆有发生中毒反应的报告。反之，若严格控制合宜剂量和用药时间，即使有毒药物也并不一定出现毒性反应。古今利用某些有毒药物治疗恶疮肿毒、疥癣、麻风、瘰疬、瘿瘤、癌肿等积累了丰富经验，获得了肯定疗效。因此可以认为，药物的有毒、无毒和毒性的大小强弱，都是相对的，但药物一般都具有潜在的毒性。

药物引起的毒性反应原因，除了剂量过大和用药时间过久外，还与药物贮存、加工炮制、配伍、剂型、给药途径及病人体质、证候性质等密切相关。因此，使用有毒药物时，应从上述各个环节进行控制，避免中毒发生。

第四节　中药的应用

中药的应用涉及中药配伍、用法、用量和禁忌等内容。掌握这些知识和方法，对提高疗效，保证用药安全，有着十分重要的意义。

一、配伍

配伍，即根据病情需要和药性特点，选择两种或两种以上药物配合应用的一种用药方法，是中医临床用药的主要形式，也是组成方剂的基础。

病情往往是复杂多变的，或数病相兼，或表里同病，或虚实并见，或寒热错杂，应用单味药治病，往往不能照顾全面。另外，某些药物有一定的毒副作用，于病人不利。因此，通过药物合理配伍，以适应复杂多变的病情，减少药物的毒副作用，从而提高疗效。

药物通过配伍，相互之间可以产生协同作用，或抑制作用，或对抗作用。前人将这种配伍关系总结为药物"七情"。"七情"的提出首见于《神农本草经》，其序例云："药……有单行者，有相须者，有相使者，有相畏者，有相恶者，有相反者，有相杀者。凡此七情，合和视之。"前人总结的药物"七情"，除单行者外，其余六种用药方式都是讲药物的配伍关系。现分述如下：

1. 单行　指用单味药治疗疾病，也称单方。适宜于病情比较单纯，或病证较轻者。如清金散单用一味黄芩治疗轻度肺热咳血，用鹤草芽驱除绦虫等。

2. 相须　指两种性能功效相类似的药物配合应用，可起协同作用，提高疗效。如石膏和知母配合，能明显增强清热泻火的功效；大黄和芒硝共用，能加强攻下泻热的疗效；麻黄和桂枝配伍，能加强解表发汗功效。

3. 相使　指以一种药为主，另一种药为辅，辅药可以提高主药功效。如补气利水的黄芪与利水健脾的茯苓配伍，茯苓能提高黄芪补气利水的治疗效果；黄连配木香治湿热泻痢，腹痛里急，以黄连清热燥湿，解毒止痢为主，木香行气止痛，调中宣滞，可增强黄连治疗湿热泻痢的效果；雷丸驱虫，常配伍泻下通便的大黄，可增强雷丸的驱虫效果。

4. 相畏　指一种药物的毒性或副作用，能被另一种药物减轻或消除。如生半夏和生南星的毒性能被生姜减轻或消除，所以说生半夏和生南星畏生姜。

5. 相杀　指一种药物能减轻或消除另一种药物的毒性和副作用。生姜能减轻或消除生半夏和生南星的毒性和副作用，所以说生姜杀生半夏和生南星的毒。由此可知，相畏、相杀实际上是同一配伍关系的两种提法，是药物间相互对待而言的。

6. 相恶　指两药合用，一种药物能使另一种药物原有功效降低，甚至丧失。如人参恶莱菔子，因莱菔子能削弱人参的补气作用。

应当指出的是：相恶只是两药配伍后在某方面或某几方面功效减弱或丧失，并非全部功效减弱或丧失。如生姜恶黄芩，只是因为生姜温肺、温胃的功效与黄芩清肺、清胃的功效互相牵制而影响疗效。但生姜尚有和胃止呕的功效，黄芩尚有清泄少阳邪热的功效，在这些方面，两药合用不一定相恶。如小柴胡汤中生姜与黄芩合用，并不相恶。

7. 相反　指两种药物合用，能产生或增强毒性反应或副作用。如甘草与甘遂相反。

以上七个方面，除单行外，其配伍关系的临床意义是：①相须、相使因药物配伍后能产生协同作用，增进疗效，故临床中应尽量使用；②相畏、相杀因药物配伍后能减轻或消除原有的毒性或副作用，故临床在应用毒性药或烈性药时必须考虑选用的配伍方法；③相恶因药物配伍后可能互相拮抗而抵消、削弱原有的功效或部分功效，因此，临床用药时应加以注意；④相反因药物配伍后相互作用而产生或增强毒副作用，属于配伍禁忌，原则上应避免配伍同用。

中药从单味药到配伍后应用，是前人对中药应用的一大进步。药物"七情"是前人通过长期用药实践的经验总结、归纳概括而成的。在这基础上，药物按一定法度加以组合，并确定一定的分量比例，制成适当剂型，即为方剂。方剂是药物配伍的发展，也是药物配伍应用的较高形式。

二、用药禁忌

中药的用药禁忌主要有配伍禁忌、妊娠用药禁忌、服药饮食禁忌三个方面。

（一）配伍禁忌

所谓配伍禁忌，就是指某些药物合用会产生剧烈的毒副作用或降低和破坏药效，因而应该避免配合应用，也即《神农本草经》所谓："勿用相恶、相反者。"但如前面药物"七情"所述，相恶与相反所导致的后果不一样。相恶配伍可使药物某些方面的功效减弱，而并不是所有功效都减弱，它仍有可以利用的一面，故并非绝对禁忌。相反，原则上属配伍禁忌。目前医药界共同认可的配伍禁忌有"十八反"和"十九畏"。

金元时期将反药概括为"十八反""十九畏"，累计37种反药，并编成歌诀，便于诵读。

"十八反"

"十八反歌"最早见于张子和《儒门事亲》："本草明言十八反，半蒌贝蔹及攻乌，藻戟遂芫俱战草，诸参辛芍叛藜芦。"共载相反中药18种，即：乌头反贝母、瓜蒌、半夏、白蔹、白及；甘草反甘遂、大戟、海藻、芫花；藜芦反人参、丹参、玄参、沙参、细辛、芍药。

"十九畏"

"十九畏"歌诀首见于明·刘纯《医经小学》："硫黄原是火中精，朴硝一见便相争，水银莫与砒霜见，狼毒最怕密陀僧，巴豆性烈最为上，偏与牵牛不顺情，丁香莫与郁金见，牙硝难合京三棱，川乌草乌不顺犀，人参最怕五灵脂，官桂善能调冷气，若逢石脂便相欺，大凡修合看顺逆，炮爁炙煿莫相依。"指出了共19个相畏（反）的药物：硫黄畏朴硝，狼毒畏密陀僧，巴豆畏牵牛，丁香畏郁金，川乌、草乌畏犀角，牙硝畏三棱，官桂畏赤石脂，人参畏五灵脂。

对于十八反、十九畏作为配伍禁忌，目前医药界亦有持不同意见者。有人认为两者并非绝对禁忌。相反药配伍同用，古代经方中就有，现代临床上也有。认为相反药同用，能相反相成，产生较强的功效，若运用得当，可愈沉疴痼疾。

但是，由于十八反、十九畏的实验研究尚处在初期阶段，目前决定其取舍还为时过早，有待进一步深入研究。为了用药安全，凡属十八反、十九畏的药对，若无充分根据和应用经验，一般不应使用。

（二）妊娠禁忌

妊娠禁忌，主要讨论妊娠禁忌药。妇女妊娠期间，由于生理等方面的特点，使用药物时必须注意动胎、堕胎或其他有碍孕妇健康及胎儿发育的不良作用。如剧毒药、峻泻药、子宫收缩药、破气破血药、大寒大热药、滑利沉降药、辛温香窜药、消导药等均在禁用或慎用之列。

1. 禁用药　一般毒性较强，药性猛烈及有堕胎作用的药物属于禁忌使用的药物。如巴豆、芫花、甘遂、大戟、商陆、牵牛子、瓜蒂、藜芦、干漆、三棱、莪术、水蛭、虻虫、麝香、穿山甲、皂荚、水银、砒霜、木鳖子、斑蝥、川乌、草乌、生附子、轻粉、雄黄、马钱子、蟾酥、胆矾等。

2. 慎用药　一般通经祛瘀、行气破滞、辛热滑利的药物属于慎用的药物。如枳实、槟榔、桃仁、红花、牡丹皮、王不留行、乳香、没药、蒲黄、牛膝、五灵脂、苏木、瞿麦、天南星、附子、肉桂、常山、姜黄、大黄、芦荟、芒硝等。

凡禁用药一般都不能使用，慎用药应根据孕妇病情，斟酌使用。若无必要，都应尽量避免，以防发生事故。如孕妇患病非用不可，则应注意辨证准确，掌握好剂量与疗程，并通过恰当炮制和配伍，尽量减轻药物对妊娠的危害，做到用药有效而安全。

（三）服药饮食禁忌

服药饮食禁忌指服药期间对某些食物的禁忌，简称"食忌"，俗称"忌口"。

服药期间，有些食物可减弱或消除药物的功能，或产生不良反应，因此应禁食这类食物。

一般而言，服药期间应忌食生冷、辛辣、油腻、腥膻、有刺激性的食物。此外，根据病情的不同，饮食禁忌也有区别。如热性病应忌食辛辣、油腻、煎炸类食物；寒性病应忌食生冷；胸痹患者应忌食肥肉、脂肪、动物内脏及烟、酒；肝阳上亢、头晕目眩、烦躁易怒等应忌食胡椒、辣椒、大蒜、白酒等辛热助阳之品；脾胃虚弱者应忌食油炸黏腻、寒冷坚硬、不易消化的食物；疮疡、皮肤病患者，应忌食鱼、虾、蟹等腥膻发物及辛辣刺激性食品。

服中药时，不要用茶水、牛奶等送服，以免影响药物的吸收。

古代文献上有常山忌葱，地黄、何首乌忌葱、蒜、萝卜，薄荷忌鳖肉，茯苓忌醋，鳖甲忌苋菜，甘草、黄连、桔梗、乌梅、苍耳子忌猪肉，商陆忌犬肉，蜂蜜忌葱等。这些记载可供参考。

此外，某些药物对某种病证不适宜，应当避免使用，即为病证用药禁忌。凡是药不对证，药物功效不为病情所需，使用之后都有可能导致病情加重甚至恶化，属用药禁忌范畴。这部分内容多见于常用中药各类使用注意中，如寒证忌用寒凉药，以免雪上加霜；实热病证忌用温热药，以免火上浇油；表虚自汗、盗汗，忌用发汗药，避免加重出汗而伤阴；气血虚脱之神昏，忌用辛香走窜的开窍醒神药，以避免正气更加耗散；出血过多而无瘀滞及妇女月经量过多者，忌用活血作用强的破血逐瘀药等。

三、中药的剂量

中药常制成各种剂型并大都配成复方应用，故剂量包含三方面的内容：一指用药量，干燥饮片，在汤剂中成人一日的内服量；二是相对剂量，即指方剂中各药物的相对用量（剂量比）；三是指制剂的实际服用量。

中药的剂量，一般根据药物的性能、剂型、给药途径、病证轻重及病人体质状况等多种因素决定。从保证疗效和安全出发，全面考虑。

（一）中药的计量单位

中药的计量单位，古代有重量（铢、两、钱、斤等）、度量（尺、寸等）及容量（斗、升、合等）多种计量方法，用来量取不同的药物。此外，还有可与上述计量方法换算的"刀圭""方寸匕""撮""枚"等较粗略的计量方法。经过古今度量衡制的变迁，后世多以重量为计量固体药物的方法。明清以来，普遍采用16进位制，即1斤=16两=160钱。现在已经将中药材的计量采用国际通用的公制，即1kg=1 000g。为了处方和配方，特别是古方配用需要进行换算时的方便，按规定以如下近似值进行换算：

一两（16进位制）=30g

一钱=3g

一分=0.3g

一厘=0.03g

剂量是否得当，是确保用药安全、有效的重要因素之一。

（二）用药剂量大小的因素

临床确定用药剂量的大小，应考虑以下几种因素：

1. 病证轻重缓急　病轻者用量不宜过大，以免耗损正气；病重者剂量可大些，以免药力不足，延误病情；病势缓的慢性病，无论是虚证还是实证，用量均不必大；病势急者，即使虚证（如虚而欲脱者）也需要大剂量急救。

2. 药物性能和质地　一般质地轻松的药材，如花叶类药材用量可小些；质地稍重实的药材，如果实种子、根茎类药材用量可稍大些；质地沉重的药材，如矿石、贝壳类药材用量可更大些。鲜品药材用量比干品药材一般可大1~2倍。

性味浓厚、作用较强的药用量宜小些，如大黄、黄连、肉桂等；性味淡薄，作用和缓的药用量宜大些，如薏苡仁、芦根等。

凡有毒性、作用峻烈的药用量宜小，且起始用量较小，逐渐增加，避免损伤正气或出现中毒不良反应。

3. 配伍、剂型和用药目的　单味药应用，剂量宜大；入复方应用，用量可小些。如单用蒲公英治痈疮，常用30~60g，配方则常用10~15g。方剂中，主药用量宜大些，辅佐药用量宜小些。

汤剂药物用量一般比丸、散剂大，因其有效成分多不能完全溶解吸收。汤剂因其吸收较快，作用迅速，故多用于急性病；丸剂吸收缓慢，故多用于慢性病。

临床用药时，由于用药目的不同，同一药物的用量可不同。如益母草，用于调经活血常用量为9~15g；用于利水消肿则需60g。再如洋金花，用于止咳平喘或止痛，一般只用0.3~0.6g，每日量不超过15g；若用于麻醉，可用到20g。

4. 病人年龄、性别和体质　老年人往往气血渐衰，对药物的耐受力较弱，用量一般应低于成人用量。小儿气血未充，脏腑功能不如成人，剂量宜小。一般五岁以下幼儿用药量为成人量的四分之一，六岁至十岁小儿用药量为成人量的二分之一。妇女有其生理特点，经期、孕期、产后用药量应有所区别。

总之，要准确掌握剂量，需从药、方、病、人四个方面来考虑。此外，地区的不同，气候的影响以及个体差异等，与用药剂量也有关系，必须全面考虑，做到"因时制宜""因地制宜""因人制宜"。

四、中药的用法

中药的传统给药途径，主要是口服和皮肤给药两种，如供口服用的汤剂、丸剂、散剂、酒剂、滋膏剂、露剂等；供皮肤外用的软膏剂、硬膏剂、散剂、丹剂、涂擦剂、浸洗剂、熏剂等。还有体腔使用的栓剂、药条、钉剂等等。近代，中药给药途径又增加了肌内注射、穴位注射、静脉注射等，出现了注射剂。另外，增加了胶囊剂、颗粒剂、气雾剂、膜剂等新剂型。临床合理选择适宜的给药途径，正确掌握各种制剂的使用方法，以保证临床用药能达到预期疗效。

传统汤剂仍为目前临床常用剂型，富用特色。其煎煮方法，使用器具，煎药用水，煎煮火候十分讲究。因此，本章节重点介绍中药饮片的煎煮方法及药物内服和外用的一般方法和原则。

（一）中药汤剂的煎煮方法

汤剂是临床常用的中药剂型，而且大多由病家自己煎煮制备，为了保证临床用药能获得预期疗效，医师应将汤剂的正确煎煮法向病家交代清楚。

1. 煎药器具　最好用陶瓷器皿中的砂锅、砂罐。因其化学性质稳定，不易与药物成分发生化学反应，并且导热均匀，保暖性能好。其次，可用搪瓷器皿或不锈钢锅。煎药忌用铁、铜、铝等金属器具，因金属元素容易与药液中的中药成分发生化学反应，可能使疗效降低，甚至产生毒副作用。

2. 煎药用水　煎药用水必须洁净澄清，无异味，含矿物质及杂质少。一般生活上可作饮用的水都可用来煎煮中药。

煎药用水量，按理论推算，应为饮片吸水量、煎煮过程中蒸发量及煎煮后所需药液量的总和。虽然实际操作时用水量很难做到十分精确，但至少应根据饮片质地疏密、吸水性能及煎煮时间长短确定加水多少。一般用水量为将饮片适当加压后，液面淹没过饮片2～3cm为宜。质地坚硬，或需久煎的药物加水量可比一般药物略多；质地松软，或有效成分容易挥发，煎煮时间较短的药物，则液面淹没药物即可。

3. 煎前浸泡　中药饮片煎前浸泡既有利于有效成分的充分溶出，又可缩短煎煮时间，避免因煎煮时间过长，导致部分有效成分耗损、破坏过多。多数药物宜用冷水浸泡，一般药物可浸泡20～30分钟，以种子、果实为主的药可浸泡1小时。夏季气温高，浸泡时间不宜过长，以免腐败变质。

4. 特殊煎煮方法　一般药物可以同时入煎，但部分药物因其性质、性能及临床用途不同，所需煎煮时间不同，有的还需作特殊处理，甚至同一药物因煎煮时间不同，其性能与临床应用也存在差异。所以，煎煮汤剂还应讲究入药方法。

（1）先煎：主要指有效成分难溶于水的金石、矿物、介壳类药物，应打碎先煎，煮沸20～30分钟，再下其他药物同煎，以使有效成分充分溶出。如磁石、代赭石、生铁落、生石膏、寒水石、紫石英、龙骨、牡蛎、海蛤壳、瓦楞子、珍珠母、石决明、紫贝齿、龟甲、鳖甲等。此外，附子、乌头等毒副作用较强的药物，宜先煎45～60分钟后再下他药，久煎可以降低毒性，保证安全用药。

（2）后下：主要指一些气味芳香的药物，久煎其有效成分易于挥发而降低药效，须在其他药物煎沸5～10分钟后放入，如薄荷、青蒿、香薷、木香、砂仁、沉香、白豆蔻、草豆蔻等。此外，有些药物虽不属芳香药，但久煎也能破坏其有效成分，如钩藤、大黄、番泻叶等亦属后下之列。

（3）包煎：主要指那些黏性强、粉末状及带有绒毛的药物，宜先用纱布袋装好，再与其他药物同煎，以防止药液混浊或刺激咽喉引起咳嗽及沉于锅底，加热时引起焦化或糊化。如蛤粉、滑石、青黛、旋覆花、车前子、蒲黄、灶心土等。

（4）另煎：又称另炖。主要是指某些贵重药材，为了更好地煎出有效成分，还应单独另煎，即另炖2～3小时。煎液可以另服，也可与其他煎液混合服用，如人参、西洋参、羚羊角、麝香、鹿茸等。

（5）烊化：主要是指某些胶类药物及黏性大而易溶的药物，为避免入煎粘锅或黏附其他药物影响煎煮，可单用水或黄酒将此类药加热溶化即烊化后，用煎好的药液冲服，也可将此类药放入煎好的药液中加热烊化后服用，如阿胶、鹿角胶、龟甲胶、虎骨胶、蜂蜜、饴糖等。

（6）冲服：主要指某些贵重药，用量较轻，为防止散失，常需要研成细末，制成散剂，用温开水或复方中其他药物煎液冲服，如麝香、牛黄、珍珠、羚羊角、西洋参、鹿茸、人参、蛤蚧等；某些药物，根据病情需要，为提高药效，也常研成散剂冲服，如用于止血的三七、花蕊石、白及和用于息风止痉的蜈蚣、全蝎、僵蚕、地龙和用于制酸止痛的乌贼骨、瓦楞子、海蛤壳、延胡索等；某些药物高温容易破坏药效或有效成分难溶于水，也只能做散剂冲服，如雷丸、鹤草芽、朱砂等。此外，还有一些液体药物，如竹沥汁、姜汁、藕汁、鲜地黄汁等也须冲服。

（7）泡服：又叫焗服，主要是指某些药物有效成分易溶于水或久煎容易破坏药效，可以用少量开水或复方中其他药物滚烫的煎出液趁热浸泡，加盖闷润，减少挥发，半小时后去渣即可服用，如藏红花、番泻叶、胖大海等。

（8）煎汤代水：主要指某些药物为了防止与其他药物同煎使煎液浑浊，难于服用，宜先煎后取其上清液代水再煎煮其他药物，如灶心土等。此外，某些药物质轻用量多，体积大，吸水量大，如玉米须、丝瓜络、金钱草等，也须煎汤代水用。

5. 煎煮火候及时间 煎一般药宜先武火后文火，即未沸前用大火，沸后用小火保持微沸状态，以免药汁溢出或过快熬干。解表药及芳香性药物，一般武火迅速煮沸，改用文火维持10～15分钟左右即可。有效成分不易煎出的矿物类、骨质类、贝壳类、甲壳类及补益药，一般宜文火久煎，使有效成分充分溶出。

6. 榨渣取汁 一般药物加水煎煮后都会吸附一定药液，有些已溶入药液中的有效成分可能被药渣再吸附。所以，汤剂煎成后，应榨渣取汁，如药渣不经压榨取汁就抛弃，会造成有效成分损失。尤其是不宜久煎或煎第二次的药物，药渣中所含有效成分所占比例会更大，榨渣取汁的意义就更大。

7. 煎煮次数 一般可煎三次，最少应两次。

（二）内服方法

口服，是临床使用中药的主要给药途径。口服给药的效果，除受到剂型等因素的影响外，还与服药时间、服药次数、服药寒热等内服方法有关。

1. 服药时间　适时服药也是合理用药的重要方面，古代医家对此甚为重视。《汤液本草》："药气与食气不欲相逢，食气消则服药，药气消则进食，所谓食前食后盖有义在其中也。"具体服药时间应根据胃肠的状况、病情需要及药物特性来确定。

一般来讲，病在胸膈以上者如眩晕、头痛、目疾、咽痛等宜饭后服；如病在胸腹以下，如胃、肝、肾等脏疾患，则宜饭前服。

（1）一般药物，无论饭前饭后服，但应间隔1小时左右。

（2）空腹服：峻下逐水药、驱虫药、攻下药。

（3）饭前服：补虚药及治疗肠胃道疾病药。

（4）饭后服：消食健胃药或对胃肠道有刺激性的药。

（5）睡前服：安眠（神）药，睡前30分钟~1小时服；涩精止遗药、缓下药宜在睡前服。

（6）定时服：有些疾病定时而发，只有在发病前服药发能发挥药效，如治疟药宜在发作前1~2小时服；调经药可于经期前7~10天开始服用。

（7）不拘时服：急性病，重病时。

2. 服药次数　一般疾病多采用每日一剂，每剂分二服或三服。重病、急病可每隔4小时服药一次，昼夜不停，使药物在血液中保持有效浓度，药力持续，利于控制病势。应用发汗药、泻下药时，注意病人个体差异，以得汗或泻下为度，适可而止，不必尽剂，以免汗、下太过，损伤正气。

呕吐病人服药宜小量频服。小量，药物对胃的刺激小，不致药入即吐；频服，才能保证有效的服药剂量。

3. 服药冷热　一般汤剂宜温服。但发散风寒的药物，或治疗寒性病证的药物宜热服；治疗热性病证的药物宜凉服。对于真热假寒证或真寒假热证，常常采用凉药热服或热药凉服法，所谓服药反佐，以防因寒热格拒引起呕吐。

一般丸、散等固体制剂，除特别规定外，宜温开水送服。

（三）外用方法

中药外用制剂主要有硬膏、软膏、橡皮膏、霜剂、贴膜剂、散剂、油剂、酊剂等。外用制剂主要是通过皮肤、黏膜吸收发挥疗效。

使用方法比较简单，一般根据疾病需要选用合适剂型，敷贴或涂抹局部皮肤。

使用硬膏，先要用酒精灯烘烤加热，使膏药软化，再敷贴患处。注意不能过烫，以免灼伤皮肤。

使用橡皮胶制剂，注意皮肤过敏。皮肤如出现红疹瘙痒等过敏现象，则不宜继续使用。敷贴处如毛发多者，应先剃毛发，以免撕揭时疼痛甚至撕伤皮肤。

烧烫伤使用外敷中草药制剂时，一般涂布面积不宜过大。如鞣质类药物，涂布面积过大，可能对肝脏有损伤。

有毒外用药，不宜涂布太多，也不宜持续使用，以免产生毒副反应。

中医自古就有内病外治法，此为中医特色，近年来已越来越受到重视。内科疾病使用外治方法，大大拓展了外治法适应范围，适宜外治的中药新剂型、新品种也应运而生。新的外用制剂有效安全，而且使用更方便。

第五节　常用中药

我国药材资源丰富，来源广泛，品种繁多，临床常用的中药有400余种。根据功效分为解表药、清热药、泻下药、祛湿药、芳香化湿药、利水渗湿药、温里药、理气药、理血药、补虚药、化痰止咳平喘药、消食药、驱虫药、安神药、开窍药、平肝息风药、固涩药、外用药等。

一、解表药

◎ 案例分析 ··

王某，女，20岁。3天前出去踏青，第二天出现发热、微恶风、咳嗽、鼻塞，咽喉疼痛。就诊后，医生开具了银翘解毒片（药物组成为金银花、连翘、薄荷等），3日痊愈。

思考与讨论

1. 王女士是哪种类型感冒？

2. 银翘解毒片有什么作用？

··

凡以发散表邪，解除表证为主要功效的药物，称为解表药。

解表药能发散表邪，多具辛味。根据其性能特点和功效主治的不同，解表药可分为辛温解表药、辛凉解表药两类。

使用发汗力强的解表药，用量不宜过大，以微汗出为宜；自汗、盗汗、淋证、失血、久患疮疡等正气不固、津血亏虚者，虽有表证也应当慎用或忌用。解表药多为芳香辛散之品，易于挥发散失，故入汤剂不宜久煎，以免降低疗效。

（一）辛温解表药

以发散风寒表邪为主要作用，常用以改善或消除风寒表证的药物，称为辛温解表药。风寒表证以恶寒发热、无汗或汗出不畅、头身疼痛、鼻塞、口不渴，苔薄白、脉浮紧为主要表现。

麻　黄

为麻黄科草本状小灌木草麻黄、木贼麻黄或中麻黄的草质茎。

【性味归经】辛、微苦，温。归肺、膀胱经。

【功效与应用】

1. 发汗解表，用于风寒表证表实无汗者。发汗作用强，通过发汗以解除表证，故适宜于外感风寒，恶寒、发热、无汗患者，并常与桂枝配伍，如麻黄汤。

2. 宣肺平喘，用于各种喘咳气急病证。不论风寒、痰浊、热邪等各种原因引起的喘咳气急者，均可配伍应用。因其能发汗解表，最宜于风寒表证兼有喘咳者。常与苦杏仁配伍，如三拗汤。若肺热咳喘，可与石膏配伍，以清肺平喘，如麻杏石甘汤。若寒饮喘咳，可配伍细辛、干姜，如小青龙汤。

3. 利尿消肿，用于风水肿。本品宣肺利尿以消肿，并可解表，适宜于水肿、小便不利兼风寒表证者。

【用法用量】煎服，2～9g。麻黄生用发汗力强；蜜炙麻黄长于平喘止咳；麻黄绒作用缓和，宜于小儿、老人及体虚者。

【使用注意】麻黄发汗之力强，药性温燥，故体虚汗出、头痛失眠者不宜使用。

其他辛温解表药详见表9-1。

表9-1　其他辛温解表药

药名	药性	功效与应用	用法用量	备注
桂枝	辛、甘，温。归心、肺、膀胱经	发汗解肌，温通经脉，助阳化气。用于风寒感冒；寒凝血滞诸痛证；心悸、痰饮及蓄水证	煎服，3～9g	阴虚火旺及血热妄行者忌用
紫苏	辛，温。归肺、脾经	解表散寒，行气宽中，解鱼蟹毒，安胎。用于风寒感冒；脾胃气滞，胸闷呕吐；鱼蟹中毒而致腹痛吐泻；胎动不安	煎服，5～9g	不宜久煎

药名	药性	功效与应用	用法用量	备注
生姜	辛，温。归肺、脾、胃经	解表散寒，温中止呕，温肺止咳。用于风寒感冒；脾胃寒证，胃寒呕吐，肺寒咳嗽；生半夏、生南星及鱼蟹中毒	煎服，3~10g	呕家圣药
香薷	辛，微温。归肺、脾、胃经	发汗解表，化湿和中，利水消肿。用于风寒感冒；水肿脚气	煎服，3~10g	夏月麻黄
荆芥	辛，微温。归肺、肝经	祛风解表，透疹消疮，止血。用于外感表证；麻疹不透，风疹瘙痒；疮疡初起兼有表证；吐衄下血	煎服，5~10g	
防风	辛、甘，微温。归膀胱、肝、脾经	祛风解表，胜湿止痛，止痉。用于外感表证；风疹瘙痒；风湿痹痛；破伤风证；脾虚泄泻	煎服，5~10g	血虚发痉及阴虚火旺者慎用
羌活	辛、苦，温。归膀胱、肾经	解表散寒，祛风胜湿，止痛。用于风寒感冒；风寒湿痹	煎服，3~10g	
白芷	辛，温。归肺、胃、大肠经	解表散寒，祛风止痛，通鼻窍，燥湿止带，消肿排脓。用于风寒感冒；头痛，牙痛，风湿痹痛；鼻渊；带下证；疮痈肿毒	煎服，3~10g	
细辛	辛，温。有小毒。归肺、肾、心经	解表散寒，祛风止痛，通鼻窍，温肺化饮。用于风寒感冒；头痛，牙痛，风湿痹痛；鼻渊；肺寒咳喘	煎服，1~3g；散剂每次服0.5~1g	反藜芦；有小毒
藁本	辛，温。归膀胱经	祛风散寒，除湿止痛。用于风寒感冒，颠顶疼痛；风寒湿痹	煎服，3~10g	
苍耳子	辛、苦，温。有毒。归肺经	发散风寒，通鼻窍，祛风湿止痛。用于风寒感冒；鼻渊；风湿痹痛；风疹瘙痒、疥癣麻风	煎服，3~10g。或入丸散	有毒
辛夷	辛，温。归肺、胃经	发散风寒，通鼻窍。用于风寒感冒；鼻塞，鼻渊	煎服，3~10g	

（二）辛凉解表药

以发散风热为主要作用，用于外感风热表证的药物，称为辛凉解表药。风热表证，以发热、微恶风寒、咽干口渴、舌苔薄黄、脉浮数为主要表现。

薄　荷

为唇形科多年生草本植物薄荷的地上部分。

【性味归经】辛，凉。归肺、肝经。

【功效与应用】

1. 疏散风热，用于风热感冒，温病初起。本品为疏散风热的常用之品，可用治风热感冒或温病初起邪在卫分，头痛、发热、微恶风寒者，常配金银花、连翘等同用，如银翘散。

2. 清利头目，用于头痛目赤，咽喉肿痛。本品擅长疏散上焦风热，清头目，利咽喉，对风热所致的头痛目赤和咽喉肿痛均可配伍使用。

3. 利咽透疹，用于麻疹不透，风疹瘙痒。本品有疏散风热，宣毒透疹之功，可用治风热束表，麻疹不透，常配蝉蜕、荆芥，如透疹汤。还可与苦参等药配伍，治疗风疹瘙痒。

4. 疏肝解郁，用于肝郁气滞，胸闷胁痛。本品入肝经，常与柴胡、白芍等疏肝理气调经之品，治疗肝郁气滞，胸胁胀痛，月经不调，如逍遥散。

【使用注意】本品芳香辛散，发汗耗气，故体虚多汗者，不宜使用。

【用法用量】煎服，3~6g。或入丸散。蜜制增强润肺止咳功效。

其他辛凉解表药详见表9-2。

表9-2　其他辛凉解表药

药名	药性	功效与应用	用法用量	备注
牛蒡子	辛、苦，寒。归肺、胃经	疏散风热，宣肺祛痰，利咽透疹，解毒消肿。用于风热感冒，温病初起；麻疹不透；痈肿疮毒，丹毒，痄腮	煎服，6~12g	气虚便溏者慎用
蝉蜕	甘，寒。归肺、肝经	疏散风热，利咽开音，透疹，明目退翳，息风止痉。用于风热感冒，咽痛喑哑；麻疹不透，风疹瘙痒；目赤翳障；惊风	煎服，3~6g	孕妇慎用

药名	药性	功效与应用	用法用量	备注
菊花	辛、甘、苦，微寒。归肝、肺经	疏散风热，平抑肝阳，清肝明目，清热解毒。用于风热感冒，温病初起；肝阳眩晕，肝风实证；目赤昏花；疮痈肿毒	煎服，5～10g	脾胃虚寒者慎用
柴胡	苦、辛，微寒。归肝、胆经	解表退热，疏肝解郁，升举阳气，截疟。用于少阳证；肝郁气滞；气虚下陷，脏器脱垂；疟疾寒热常用药	煎服，3～10g	阴虚阳亢，肝风内动，阴虚火旺者慎用
升麻	辛，微甘，微寒。归肺、脾、胃、大肠经	解表透疹，清热解毒，升举阳气。外感表证；麻疹不透；咽喉肿痛，温毒发斑；气虚下陷，脏器脱垂	煎服，3～10g	阴虚阳浮，气逆不降及麻疹已透者，均当忌服
葛根	甘、辛，凉。归脾、胃经	解肌退热，透疹，生津止渴，升阳止泻。用于表证发热，项背强痛；麻疹不透；阴虚消渴；热泄热痢，脾虚泄泻	煎服，9～15g	治项背强痛之要药
桑叶	苦、甘，寒。归肺、肝经	疏散风热，清肺润燥，平肝明目。用于风热感冒，肺热燥咳；眩晕目赤	煎服，5～9g，宜后下	

二、清热药

凡以清解里热为主要作用的药物，称为清热药。

清热药分为五类：清热泻火药，功能清气分热，用于高热烦渴等气分实热证；清热燥湿药，功能清热燥湿，用于泻痢、黄疸等湿热病证；清热凉血药，功能清解营、血分热邪，用于温病热入营、血证；清热解毒药，功能清热解毒，用于痈肿疮疡等热毒病证；清虚热药，功能清虚热、退骨蒸，用于午后潮热、低热不退等虚热证。

本类药物药性寒凉，易伤脾胃，凡脾胃气虚，食少便溏者慎用；热证易伤津液，苦寒药物又易化燥伤阴，故阴虚患者亦当慎用；阴盛格阳、真寒假热之证，禁用清热药。

（一）清热泻火药

清热泻火药，以清泄气分邪热为主，主要用于热病邪入气分而见高热、口渴、汗出、烦躁，甚或神昏谵语，脉象洪大等气分实热证。分别适用于肺热、胃热、心火、肝火等脏腑热证。

石 膏

石膏为石膏族的矿物石膏，主含含水硫酸钙（$CaSO_4 \cdot 2H_2O$）。

【性味归经】辛、甘，大寒。归肺、胃经。

【功效与应用】

1. 清热泻火，除烦止渴，用于温热病气分实热证。本品为清肺胃实热的要药。见高热、烦渴、脉洪大等，常与知母相须为用，如白虎汤。若邪热深入，气血两燔，见高热不退、发斑，可配水牛角、牡丹皮、玄参等清热凉血药，如清瘟败毒饮。胃火上炎的牙痛、头痛，配知母、生地黄、牛膝等，如玉女煎。肺热咳喘，配麻黄、苦杏仁等，如麻杏石甘汤。

2. 敛疮生肌，用于疮疡溃而不敛、湿疹、水火烫伤等，可单用或配青黛、黄柏等外用。

【用法用量】煎服15～60g。内服生用，打碎先煎30分钟；外用须火煅研末。

【使用注意】内服只用于实证，虚证不宜用。煅石膏严禁内服。脾胃虚寒、阴虚内热忌服。

其他清热泻火药详见表9-3。

表9-3 其他清热泻火药

药名	药性	功效与应用	用法用量	备注
知母	苦、甘，寒。归肺、胃、肾经	清热泻火，滋阴润燥。用于温热病；肺胃实热证；阴虚火旺	煎服，6～12g	脾虚便溏者不宜用
芦根	甘，寒。归肺、胃经	清热泻火，生津止渴，除烦，止呕，利尿。用于热病烦渴；胃热呕哕；肺热咳嗽，肺痈吐脓；热淋涩痛	煎服，干品15～30g；鲜品加倍，或捣汁用	脾胃虚寒者忌服
天花粉	甘，微苦，微寒。归肺、胃经	清热泻火，生津止渴，消肿排脓。用于热病烦渴；肺热燥咳；内热消渴；疮疡肿毒	煎服，10～15g	孕妇忌用，反乌头

药名	药性	功效与应用	用法用量	备注
栀子	苦，寒。归心、肺、三焦经	泻火除烦，清热利湿，凉血解毒。用于热病心烦；湿热黄疸；血淋涩痛；血热吐衄；目赤肿痛；火毒疮疡	煎服，6~9g。外用生品适量，研末调敷	脾虚便溏者不宜用
夏枯草	辛、苦，寒。归肝、胆经	清热泻火，明目，散结消肿。用于目赤肿痛，头痛眩晕，目珠夜痛；瘰疬，瘿瘤；乳痈肿痛	煎服，9~15g	
决明子	甘、苦、咸，微寒。归肝、大肠经	清热明目，润肠通便。用于目赤肿痛，羞明多泪，目暗不明；头痛，眩晕；肠燥便秘	煎服，9~15g	气虚便溏者不宜用

（二）清热燥湿药

本类药物性味苦寒，主要用于湿热证及火热证。湿热内蕴，多见发热、苔腻、尿少等症状，如肠胃湿热所致的泄泻、痢疾、痔瘘等，肝胆湿热所致的胁肋胀痛、黄疸、口苦；下焦湿热所致的小便淋漓涩痛、带下，其他如关节肿痛、湿疹、痈肿、耳痛流脓等湿热证，以及诸脏腑火热证，均属本类药应用范围。

黄　连

为毛茛科多年生草本植物黄连或三角叶黄连或云连的根茎。

【性味归经】苦，寒。归心、脾、胃、肝、胆、大肠经。

【功效与应用】

1. 清热燥湿，善清中焦湿热，为治湿热泻痢的要药。治泻痢腹痛、里急后重，配木香如香连丸。用于泻痢身热，配葛根、黄芩、甘草，如葛根芩连汤。若湿热中阻，脘痞呕恶者，常与干姜、半夏配伍，如半夏泻心汤。治皮肤湿疮，可用黄连制成软膏外敷。

2. 泻火解毒，用于热盛火炽、高热烦躁。本品泻火解毒，尤善清心经火热。若三焦热盛，高热烦躁，常与黄芩、黄柏、栀子等同用，如黄连解毒汤。若水亏火旺，心烦不眠，常配黄芩、阿胶、白芍等同用，如黄连阿胶汤。若心火亢盛，迫血妄行，吐血衄血，可与黄芩、大黄同用，如泻心汤。兼清肝火，治肝火犯胃、肝胃不和者，配吴茱萸，如左金丸。

【用法用量】煎服，2～5g，外用适量。炒用能降低寒性，姜汁炙用清胃止呕，酒炙清上焦火，猪胆汁炒泻肝胆实火。

【使用注意】本品大苦大寒，过服久服易伤脾胃，脾胃虚寒者忌服。苦燥伤津，阴虚津伤者慎用。

其他清热燥湿药详见表9-4。

表9-4　其他清热燥湿药

药名	药性	功效与应用	用法用量	备注
黄芩	苦，寒。归肺、胆、脾、大肠、小肠经	清热燥湿，泻火解毒，凉血止血，清热安胎。用于湿温、泻痢、黄疸；肺热证、少阳证、疮痈肿毒；血热吐衄；胎热不安	煎服，3～10g	脾胃虚寒者不宜用
黄柏	苦，寒。归肾、膀胱经	清热燥湿，泻火解毒，退热除蒸，善清下焦湿热。用于痢疾、黄疸、带下、淋证、足膝肿痛；用于疮痈肿毒；用于阴虚发热，骨蒸盗汗及遗精等证	煎服，3～12g。外用适量	脾胃虚寒者不宜用
龙胆	苦，寒。归肝、胆经	清热燥湿，泻肝胆火。用于湿热黄疸，阴肿阴痒，带下，湿疹瘙痒；肝火头痛，目赤耳聋，胁痛口苦；惊风抽搐	煎服，3～6g	脾胃虚寒者不宜用，阴虚津伤者慎用
秦皮	苦、涩，寒。归肝、胆、大肠经	清热燥湿，收涩止痢，止带明目。用于湿热泻痢，带下阴痒；肝热目赤肿痛，目生翳膜	煎服，6～12g。外用适量	
苦参	苦，寒。归心、肝、胃、大肠、膀胱经	清热燥湿，杀虫，利尿。用于湿热泻痢，便血，黄疸；湿热带下，阴肿阴痒，湿疹湿疮，皮肤瘙痒，疥癣；湿热小便不利	煎服，4.5～9g。外用适量	脾胃虚寒者忌用。反藜芦

药名	药性	功效与应用	用法用量	备注
白鲜皮	苦，寒。归脾、胃、膀胱经	清热燥湿，祛风解毒。用于湿热疮毒，湿疹，疥癣；湿热黄疸，风湿热痹	煎服，5～10g。外用适量	脾胃虚寒者慎用

（三）清热解毒药

凡能清解热毒或火毒的药物叫清热解毒药。主要适用于痈肿疔疮、丹毒、瘟毒发斑、痄腮、咽喉肿痛、热毒下痢、虫蛇咬伤、癌肿、水火烫伤以及其他急性热病等。

金银花

为忍冬科植物忍冬的干燥花蕾。

【性味归经】甘，寒。归肺、心、胃经。

【功效与应用】

1. 清热解毒，用于痈肿疔疮。本品甘寒，清热解毒，散痈消肿，为治一切痈肿疔疮阳证的要药。可单用煎服或以鲜品捣烂外敷，亦可配合蒲公英、野菊花、紫花地丁等。用于热毒痢疾，可单用生品浓煎频服或配黄连、白头翁等药。若用于肺痈咳吐脓血者，常与鱼腥草、芦根、桃仁等同用，以清肺排脓。

2. 疏散风热，用于外感风热，温病初起。本品甘寒，芳香疏散，善散肺经热邪，清心胃热毒。常与连翘、薄荷、牛蒡子等配伍，如银翘散。若热入营血，舌绛神昏，心烦少寐者。本品有透热转气之功，常与生地黄、黄连等配伍，如清营汤。

【用法用量】煎服，6～15g。

【使用注意】脾胃虚寒及气虚疮疡脓清者忌用。

其他清热解毒药详见表9-5。

表9-5　其他清热解毒药

药名	药性	功效与应用	用法用量	备注
连翘	苦，微寒。归肺、心、小肠经	清热解毒，消痈散结，疏散风热。用于痈肿疮毒，瘰疬痰核；外感风热或温病初起	煎服，6～15g	脾胃虚寒及气虚疮疡脓清者不宜用

药名	药性	功效与应用	用法用量	备注
板蓝根	苦，寒。归心、胃经	清热解毒，凉血，利咽。用于外感发热，温病初起，咽喉肿痛；温毒发斑，痄腮，丹毒，痈疮毒	煎服，9~15g	体虚而无实火热毒者忌服
蒲公英	苦、甘，寒。归肝、胃经	清热解毒，消肿散结，利湿通淋。用于痈肿疔毒，乳痈内痈；热淋涩痛，湿热黄疸；肝火目赤肿痛	煎服，9~15g	治乳痈要药
紫花地丁	苦、辛，寒。归心，肝经	清热解毒，凉血消肿。用于疔疮肿毒，乳痈肠痈；毒蛇咬伤；肝热目赤肿痛及外感热病	煎服，15~30g	善治疔毒，体质虚寒者忌服
鱼腥草	辛，微寒。归肺经	清热解毒，消痈排脓，利尿通淋。用于肺痈吐脓，肺热咳嗽；热毒疮痈；湿热淋证；湿热泻痢	煎服，15~25g	治肺痈要药
白头翁	苦，寒。归胃、大肠经	清热解毒，凉血止痢。用于热毒血痢；疮痈肿毒；阴痒带下，血热出血，温疟烦热	煎服，9~15g	治热毒血痢之要药，虚寒泻痢忌服

（四）清热凉血药

清热凉血药，多为甘苦咸寒之品。主要用于营分、血分实热证。如温热病热入营分，热灼营阴，心神被扰，症见舌绛、身热夜甚、心烦不寐、脉细数，甚则神昏谵语、斑疹隐隐；邪陷心包，神昏谵语、舌謇肢厥、舌质红绛；热入血分，迫血妄行，心神扰乱，症见舌色深绛、吐血衄血、尿血便血、斑疹紫暗、躁扰不安，甚或昏狂。

地 黄

为玄参科植物地黄的新鲜或干燥块根。

【性味归经】甘，寒。归心、肝、肾经。

【功效与应用】

1. 清热凉血，用于温热病热入营分，见身热口干，舌绛神昏等症，配水牛角、黄连、玄参等，如清营汤。对温热病热入血分，血热毒盛，吐血衄血，斑疹紫黑，可与水牛角、赤芍、牡丹皮同用。用于血热妄行的出血症，常与侧柏叶、荷叶、艾叶等同用，如四生丸。

2. 养阴生津，用于津伤口渴、内热消渴。本品甘寒，清热养阴，生津止渴。治内热消渴，常与葛根、天花粉等配伍，如玉泉散。治温热伤阴，肠燥便秘，可与玄参、麦冬同用，如增液汤。

【用法用量】煎服，鲜地黄12～30g，生地黄9～15g。鲜地黄味甘苦，性大寒，作用与干地黄相似，滋阴之力稍逊，但清热生津、凉血之力较强。

【使用注意】本品性寒而滞，脾虚湿滞腹满便溏者，不宜使用。

其他清热凉血药详见表9-6。

表9-6 其他清热凉血药

药名	药性	功效与应用	用法用量	备注
玄参	甘、苦、咸，微寒。归肺、胃、肾经	清热凉血，泻火解毒，滋阴。用于温邪入营，内陷心包，温毒发斑；热病伤阴，津伤便秘，骨蒸劳嗽；目赤咽痛，瘰疬，白喉，痈肿疮毒	煎服，9～15g	脾胃虚寒，食少便溏者不宜。反藜芦
牡丹皮	苦、辛，微寒。归心、肝、肾经	清热凉血，活血祛瘀，退虚热。用于温毒发斑，血热吐衄；无汗骨蒸之要药；血滞经闭、痛经，跌打伤痛；痈肿疮毒	煎服，6～12g	血虚有寒、月经过多及孕妇不宜
赤芍	苦，微寒。归肝经	清热凉血，散瘀止痛。用于温毒发斑，血热吐衄；目赤肿痛，痈肿疮疡；肝郁胁痛，经闭痛经，癥瘕腹痛，跌打损伤	煎服，6～12g	血寒经闭不宜。反藜芦

（五）清虚热药

凡以清虚热、退骨蒸为主要作用的药物，称为清虚热药。本类药物主要适用于肝肾阴虚，虚火内扰所致的骨蒸潮热、午后发热、手足心热、虚烦不寐、盗汗遗精、舌红少苔、脉细而数等症，亦可用于温热病后期，邪热未尽，伤阴耗液，而致夜热早凉、热退无汗、舌质红绛、脉象细数等症。

青　蒿

为菊科植物黄花蒿的干燥地上部分。秋季花盛开时采割。

【性味归经】苦、辛，寒。归肝、胆经。

【功效与应用】

1. 清虚热、退骨蒸，用于温病后期，余热未清，夜热早凉，热退无汗，或热病后低热不退。本品苦寒，辛香透散，善于清透阴分伏热，常与鳖甲、生地黄、知母等同用，如青蒿鳖甲汤。用于阴虚发热，劳热骨蒸，常与银柴胡、胡黄连、鳖甲、知母等同用，如清骨散。

2. 解暑，用于感受暑邪，发热头痛口渴。本品芳香而散，善解暑热，故可治上述感受暑邪之证，常与连翘、茯苓、滑石等同用。

3. 截疟，用于疟疾寒热。可单用较大剂量鲜品捣汁服，或随证配伍桂心、黄芩、滑石、通草等。

【用法用量】煎服，6～12g，入煎剂宜后下。

【使用注意】脾胃虚弱、肠滑泄泻者忌服。

其他清退虚热药详见表9-7。

表9-7　其他清退虚热药

药名	药性	功效与应用	用法用量	备注
地骨皮	甘，寒。归肺、肝、肾经	凉血除蒸，清肺降火。用于阴虚发热，盗汗骨蒸肺热咳嗽；血热出血证；内热消渴	煎服，9～15g	脾虚便溏者不宜用
银柴胡	甘，微寒。归肝、胃经	清虚热，除疳热。用于阴虚发热；疳积发热	煎服，3～9g	风寒、血虚者不宜用
胡黄连	苦，寒。归肝、胃、大肠经	退虚热，除疳热，清湿热。用于骨蒸潮热；小儿疳热；湿热泻痢；痔疮肿痛、痔漏成管	煎服，1.5～9g	脾虚便溏者不宜用

三、泻下药

凡能引起腹泻或滑利大肠、促进排便的药物，称为泻下药。主要适用于大便秘结，胃肠积滞，实热内结及水肿停饮等里实证。可分为攻下药、润下药和峻下逐水药三类。其中攻下药和峻下逐水药泻下作用峻猛，尤以后者为甚。润下药能润滑肠道，作用缓和。

使用泻下药应注意：里实兼有表邪者，当先解表而后攻里，必要时可与解表药同用，表里双解，以免表邪内陷；里实而正虚者，应与补益药同用，攻补兼施，使攻下而不伤正。

大 黄

为蓼科多年生草本植物掌叶大黄、唐古特大黄或药用大黄的干燥根及根茎。

【性味归经】苦，寒。归脾、胃、大肠、肝、心包经。

【功效与应用】

1. 泻下攻积，用于肠道积滞，大便秘结。大黄苦寒沉降，有较好的泻下作用，为治疗积滞便秘的要药。因其苦寒泄热，故热结便秘尤为适宜。温热病热结便秘、高热不退、神昏谵语者，可用本品通腑泄热，常与芒硝、厚朴、枳实等配伍，以加强攻下作用，即大承气汤。

2. 泻火解毒，用于热毒疮疡及烧伤，取其清热解毒，并借其通便作用，使热毒下泄。治热毒痈肿疔疮，常与金银花、蒲公英、连翘等同用。治肠痈腹痛，常与牡丹皮、桃仁等同用，如大黄牡丹皮汤。本品亦可外用，如外敷痈肿的如意金黄散中即有大黄。治疗烧伤，可单用大黄粉，或配地榆粉用麻油调敷。

3. 活血祛瘀，用于瘀血证。本品有较好的活血祛瘀作用，为治疗瘀血证的常用药物。治妇女产后瘀阻腹痛、恶露不尽者，常与桃仁、䗪虫等同用，如下瘀血汤。治妇女瘀血经闭，常与红花、当归等同用。治跌打损伤，瘀血肿痛，可与当归、桃仁、红花、穿山甲等同用，如复元活血汤。

【用法用量】煎服，3～30g。外用适量。生大黄泻下力较强，欲攻下者宜生用；入汤剂应后下，或用开水泡服，久煎则泻下力减弱。酒制大黄泻下力较弱，活血作用较好，宜用于瘀血证。大黄炭则多用于出血证。

【使用注意】脾胃虚弱者及孕妇慎用，哺乳期妇女忌用。

其他泻下药详见表9-8。

表 9-8 其他泻下药

药名	药性	功效与应用	用法用量	备注
芒硝	咸、苦,寒。归胃、大肠经	泻下软坚,清热消肿。用于实热积滞,大便燥结;痈肿疮疡,目赤咽肿,口疮等症	冲服,6～12g,一般不入煎剂	孕妇禁用,不宜与三棱同用
番泻叶	甘、苦,寒。归大肠经	泻下通便。用于热结便秘;腹水肿胀	2～6g,温开水泡服;或后下	
芦荟	苦,寒。归肝、胃、大肠经	泻下通便,清肝,杀虫。用于热结便秘;烦躁惊痫、肝热目赤;小儿疳积;癣疮	不宜入煎剂。入丸散,每次0.6～1.5g	
火麻仁	甘,平。归脾、胃、大肠经	润肠通便,滋养补虚。老人、产妇及体弱津血不足的肠燥便秘证	煎服,10～15g,打碎入煎	
甘遂	苦,寒;有毒。归肺、肾、大肠经	泻水逐饮,消肿散结。用于水肿,臌胀,胸胁停饮;风痰癫痫;疮痈肿毒	入丸、散,0.5～1.5g	反甘草
京大戟	苦,寒;有毒。归肺、脾、肾经	泻水逐饮,消肿散结。用于水肿,臌胀,胸胁停饮;痈肿疮毒,瘰疬痰核	煎服,1.5～3g;入丸散服,每次1g	反甘草
芫花	苦、辛,温;有毒。归肺、脾、肾经	泻水逐饮,祛痰止咳,杀虫疗疮。用于胸胁停饮,水肿,臌胀;咳嗽痰喘;头疮,白秃,顽癣,痈肿	煎服,1.5～3g;入丸散服,每次0.6g。内服醋炙,以减毒性	反甘草
牵牛子	苦,寒;有毒。归肺、肾、大肠经	泻下逐水,去积杀虫。用于水肿、臌胀;痰饮喘咳;虫积腹痛	煎服,3～6g。入丸散,每次1.5～3g	孕妇忌用
巴豆	辛,热;有大毒。归胃、大肠经	峻下冷积,逐水退肿,祛痰利咽,外用蚀疮。用于寒积便秘;腹水臌胀;喉痹痰阻;痈肿脓成未溃、疥癣恶疮	不宜入煎剂,入丸散,每次0.1～0.3g。用巴豆霜,以减低毒性	不宜与牵牛子同用

四、祛湿药

凡以祛湿邪为主要功效的药物称为祛湿药。根据药物的主要功效，可分为祛风湿药、芳香化湿药、利水渗湿药三类。

（一）祛风湿药

凡以祛除风湿，解除痹痛为主要作用的药物，称祛风湿药。

当人体遭受风寒湿邪侵袭之后，经络阻滞，气血流行不畅，便能形成痹证。痹证的主要症状是：肢体关节疼痛、酸楚麻木、重着、筋脉拘挛等。痹证多属慢性疾患，为服用方便，可作酒剂或丸散常服；酒剂还能疏通经络，加强祛风湿药的功效。

本类药物辛温香燥，易耗伤阴血，故阴亏血虚者应慎用。

独　活

为伞形科多年生草本植物重齿毛当归的根。

【性味归经】辛、苦，微温。归肾、膀胱经。

【功效与应用】

1. 祛风湿，止痛，用于风湿痹痛。独活辛散、苦燥，善祛风湿，止痛，凡风寒湿邪痹着于肌肉关节者，无问新久，皆可应用。尤以下部之痹证为适宜。治行痹者，常与附子、乌头、防风等同用，如《备急千金要方》独活酒；若肾气虚弱，当风受冷所致的偏枯冷痹疼痛等，多与桑寄生、杜仲、防风等同用，如《备急千金要方》独活寄生汤。

2. 解表，用于风寒表证，兼有湿邪者。本品能发散风寒湿邪而解表，但其发散之力较羌活弱，常与羌活同用，如羌活胜湿汤。

【用法用量】煎服，3～9g。

【使用注意】本品有化燥伤阴之弊，素体阴虚及血燥者慎用。内风证忌用。

其他祛风湿药详见表9-9。

表9-9　其他祛风湿药

药名	药性	功效与应用	用法用量	备注
威灵仙	辛、咸，温。归膀胱经	祛风湿，通络止痛，消骨鲠。用于风湿痹证；骨鲠咽喉；跌打伤痛	煎服，6～10g。外用适量	气血虚弱者慎服

药名	药性	功效与应用	用法用量	备注
川乌	辛、苦，热。有大毒。归心、肝、肾、脾经	祛风湿，温经止痛。用于风寒湿痹；心腹冷痛，寒疝疼痛；跌打损伤，麻醉止痛	煎服，1.5～3g；宜先煎、久煎	孕妇忌用；酒浸、酒煎服用易致中毒。十八反
木瓜	酸，温。归肝、脾经	舒筋活络，和胃化湿。用于风湿痹证；脚气水肿；吐泻转筋；消化不良，津伤口渴	6～9g	内有郁热，小便短赤者忌服
秦艽	辛、苦，平。归胃、肝、胆经	祛风湿，通络止痛，退虚热。用于风湿痹证；中风不遂；骨蒸潮热，疳积发热；湿热黄疸	3～10g	
防己	苦、辛，寒。归膀胱、肺经	祛风湿，止痛，利水消肿。用于风湿痹证；水肿，小便不利，脚气；湿疹疮毒	5～10g	胃纳不佳及阴虚体弱者慎服
桑枝	微苦，平。归肝经	祛风湿，利关节。用于风湿痹证；水肿，白癜风，皮疹瘙痒，消渴	9～15g	
五加皮	辛、苦，温。归肝、肾经	祛风湿，补肝肾，强筋骨，利水。用于风湿痹证；筋骨痿软，小儿行迟，体虚乏力；水肿，脚气	煎服，4.5～9g；或酒浸、入丸散服	

（二）芳香化湿药

凡气味芳香，具有化湿运脾作用的药物，称为芳香化湿药，亦称化湿药。

本类药物偏于温燥，易致伤阴，阴虚者应慎用。又其芳香，含挥发油，入汤剂不宜久煎，以免降低疗效。

藿　香

为唇形科植物藿香和广藿香的地上部分。

【性味归经】辛，微温。归脾、胃、肺经。

【功效与应用】

1. 芳香化湿，用于湿阻中焦证。本品为芳化湿浊的要药。若湿浊内阻，中气不运，见脘腹胀满、食欲不振、恶心呕吐者，常与苍术、厚朴、半夏等配伍，如不换金正气散。

2. 解暑发表，用于暑湿证及湿温初起。藿香性温而不燥，化湿又能发表。对暑月外感风寒，内伤生冷而致恶寒发热、头痛脘痞、呕恶泄泻者，可与紫苏、半夏、厚朴等同用，如藿香正气散。

3. 止呕，用于呕吐。既能化湿，又能和中止呕。治湿浊中阻所致的呕吐最为适宜。常与半夏配伍；偏于寒湿者，可配丁香、白豆蔻等；偏于湿热者，配黄连、竹茹等。妊娠呕吐，配砂仁、紫苏梗等。脾胃虚弱者，配党参、白术等。

【用法用量】煎服，5～10g。鲜品加倍。

其他芳香化湿药详见表9-10。

表9-10 其他芳香化湿药

药名	药性	功效与应用	用法用量	备注
佩兰	辛，平。归脾、胃、肺	化湿，解暑。用于湿阻中焦；暑湿，湿温初起	煎服，3～9g	
苍术	辛、苦，温。归脾、胃、肝经	燥湿健脾，祛风散寒，明目。用于湿阻中焦证；风湿痹证；风寒挟湿表证；夜盲症、眼目昏涩	煎服，3～9g	阴虚内热，气虚多汗者忌用
厚朴	苦、辛，温。归脾、胃、肺、大肠经	燥湿消痰，下气除满。用于湿阻中焦，脘腹胀满；食积气滞，腹胀便秘；痰饮喘咳；梅核气	煎服3～10g或入丸散	气虚津亏者及孕妇当慎用
砂仁	辛，温。归脾、胃、肾	化湿行气，温中止泻，安胎。用于湿阻中焦及脾胃气滞证；脾胃虚寒吐泻；气滞妊娠恶阻及胎动不安	煎服，3～6g，入汤剂宜后下	阴虚血燥者慎用

（三）利水渗湿药

凡能通利水道、渗泄水湿的药物称利水渗湿药。

利水渗湿药按其药性及功效的不同，大体可分为两类：一类味甘淡，性平或微寒，长于利水消肿，主要适用于水肿、痰饮等，习称淡渗利湿药，如茯苓、猪苓、泽泻、薏苡仁、滑石等。另一类性寒长于清湿热，通淋浊，主要适用于各种淋病，以热淋、石淋为多用，习称利尿通淋药或清利湿热药，如木通、车前子、萹蓄、瞿麦、石韦、海金沙、金钱草等。

利水渗湿药易耗伤津液，对阴亏津少、肾虚遗精遗尿者，宜慎用或忌用。

茯　苓

为多孔菌科真菌茯苓的干燥菌核。

【性味归经】甘、淡，平。归心、肺、脾、肾经。

【功效与应用】

1. 利水渗湿，用于小便不利，水肿及停饮等水湿证。茯苓利水而不伤正气，药性平和，为利水渗湿要药。凡水湿、停饮均适用。常与猪苓、泽泻同用以加强利水渗湿作用，并随湿热、寒湿等不同性质，配伍有关药物。

2. 健脾止泻，用于脾虚证。茯苓能健脾，脾虚体倦、食少便溏者，每与党参、白术、甘草等补脾药同用，即四君子汤。

3. 宁心安神，用于心悸、失眠。本品益心脾而宁心安神。

【用法用量】煎服，9～15g。

其他利水渗湿药详见表9-11。

表9-11　其他利水渗湿药

药名	药性	功效与应用	用法用量	备注
薏苡仁	甘、淡，凉。归脾、胃、肺经	利水渗湿，健脾，除痹，清热排脓。用于水肿，小便不利，脚气；脾虚泄泻；湿痹拘挛；肺痈，肠痈	煎服，9～30g。清利宜生用，健脾宜炒用	津液不足者慎用
猪苓	甘、淡，平。归肾、膀胱经	利水渗湿。用于水肿，小便不利，泄泻	煎服，6～12g	
泽泻	甘，寒。归肾、膀胱经	利水渗湿，泻热	煎服6～9g	
车前子	甘，微寒。归肝、肾、肺、小肠经	利尿通淋，渗湿止泻，明目，祛痰。用于淋证，水肿；泄泻；目赤肿痛，目暗昏花，翳障；痰热咳嗽	煎服，9～15g。宜包煎	肾虚精滑者慎用

药名	药性	功效与应用	用法用量	备注
滑石	甘、淡，寒。归膀胱、肺、胃经	利尿通淋，清热解暑，收湿敛疮。用于热淋、石淋，尿热涩痛；暑湿，湿温；湿疹，湿疮，痱子	煎服，10~20g。宜包煎	脾虚、热病伤津者及孕妇忌用
川木通	苦，寒。有毒。归心、小肠、膀胱经	利尿通淋，清心火，痛经下乳。用于热淋涩痛，水肿；口舌生疮，心烦尿赤；经闭乳少；湿热痹痛	煎服，3~6g	
通草	甘、淡，微寒。归肺、胃经	利尿通淋，通气下乳。用于淋证，水肿；产后乳汁不下	煎服，3~5g	孕妇慎用
瞿麦	苦，寒。归心、小肠经	利尿通淋，破血通经。用于淋证；闭经，月经不调	煎服，9~15g	孕妇忌服
石韦	甘、苦，微寒。归肺、膀胱经	利尿通淋，清肺止咳，凉血止血。用于淋证；肺热咳喘；血热出血	煎服，6~12g	
萆薢	苦，平。归肾、胃经	利湿祛浊，祛风除痹。用于膏淋，白浊；风湿痹痛	煎服，10~15g	肾阴亏虚，遗精滑泄者慎用
茵陈	苦、辛，微寒。归脾、胃、肝、胆经	利湿退黄，解毒疗疮。用于黄疸；湿疮瘙痒	煎服，6~15g	蓄血发黄者及血虚萎黄者慎用
金钱草	甘、咸，微寒。归肝、胆、肾、膀胱经	利湿退黄，利尿通淋，解毒消肿。用于湿热黄疸；石淋、热淋；痈肿疔疮，毒蛇咬伤	煎服，15~60g	

五、温里药

凡以温散里寒，治疗里寒证为主要作用的药物，称为温里药。

本类药物因其主要归经之不同而奏多种效用。其主入脾胃经者，能温中散寒止痛，可用治脾胃受寒或脾胃虚寒证，症见脘腹冷痛、呕吐泄泻、舌淡苔白等；其主入肺经者，能温肺化饮而治肺寒痰饮证，症见痰鸣咳喘、痰白清稀、舌淡苔白滑等；其主入肝经者，能温肝散寒止痛而治肝经受寒少腹痛、寒疝作痛或厥阴头痛等；其主入肾经者，能温肾助阳而治肾阳不足证，症见阳痿宫冷、腰膝冷痛、夜尿频多、滑精遗尿等；其主入心肾两经者，能温阳通脉而治心肾阳虚证，症见心悸怔忡、畏寒肢冷、小便不利、肢体浮肿等，或能回阳救逆而治亡阳厥逆证，症见畏寒蜷卧、汗出神疲、四肢厥逆、脉微欲绝等。

温里药辛热而燥，应用不当易助火伤阴，故热证、阴虚证忌用。

附　子

为毛茛科多年生草本植物乌头的子根加工品。

【性味归经】辛、甘，大热。有毒。归心、肾、脾经。

【功效与应用】

1. 回阳救逆，用于亡阳证，症见冷汗自出，四肢厥逆，脉微欲绝。本品能上助心阳以通脉，下补肾阳以益火，挽救散失的元阳，为"回阳救逆第一品药"。常与干姜、甘草同用，以加强回阳救逆之功效，即四逆汤。若阳衰气脱、大汗淋漓、气促喘急者，与大补元气的人参配伍，以回阳固脱，即参附汤。

2. 补火助阳，用于阳虚证。本品能温一身之阳，凡阳虚者如肾、脾、心诸脏及卫阳虚弱者均适用。若肾阳不足，命门火衰，而见阳痿宫冷，腰膝冷痛，夜尿频多者，每与肉桂、熟地黄、山茱萸等同用，如桂附八味丸。脾肾阳虚，寒湿内盛的脘腹冷痛，大便溏泻，常与党参、白术、干姜同用，如附子理中汤。脾肾阳虚，水气内停，见小便不利、肢体浮肿者，用之有助阳化气之功，常与健脾利水药白术、茯苓等同用，如真武汤。心阳不足，而见心悸气短、胸痹心痛者，可与人参、桂枝等同用。卫阳虚自汗出者，可与黄芪、桂枝同用。

3. 散寒止痛，用于痹痛。本品辛散温通，有较强的散寒止痛作用。以寒湿偏盛、周身骨节疼痛较甚者为适宜，可与桂枝、白术等同用，如甘草附子汤。

【用法用量】煎服，3～15g，入汤剂应先煎30～60分钟以减弱其毒性。

【使用注意】孕妇禁用。不宜与半夏、瓜蒌、天花粉、贝母、白蔹、白及同用。

其他温里药详见表9-12。

表 9-12　其他温里药

药名	药性	功效与应用	用法用量	备注
肉桂	辛、甘，大热。归肾、脾、心、肝经	补火助阳，散寒止痛，温通血脉。用于肾阳不足，命门火衰及脾肾阳衰证；用于脘腹冷痛，寒湿痹痛；阴疽及气血虚寒、痈肿脓成不溃	煎服，1～5g，宜后下；研末冲服，每次1～2g	有出血倾向者及孕妇慎用。畏赤石脂
干姜	辛，热。归脾、胃、肾、心、肺经	温中散寒，回阳通脉，温肺化饮。用于腹痛，呕吐，泄泻；亡阳证；寒饮喘咳	煎服，3～10g	
吴茱萸	辛、苦，热。有小毒。归肝、脾、胃、肾经	散寒止痛，降逆止呕，助阳止泻。用于寒凝疼痛，厥阴头痛；胃寒呕吐；虚寒泄泻	煎服，1.5～4.5g	不宜久服。阴虚有热者忌用
小茴香	辛，温。归肝、肾、脾、胃经	散寒止痛，理气和胃。用于寒疝腹痛，睾丸偏坠胀痛，少腹冷痛，痛经；中焦虚寒气滞证	煎服，3～6g	
丁香	辛，温。归脾、胃、肺、肾经	温中降逆，散寒止痛，温肾助阳。用于胃寒呕吐、呃逆；脘腹冷痛；阳痿，宫冷	煎服，1～3g	热证及阴虚内热者忌用。畏郁金
胡椒	辛，热。归胃、大肠经	温中散寒，下气消痰。用于胃寒腹痛，呕吐泄泻；癫痫证	煎服，0.6～1.5g	
花椒	辛，温。归脾、胃、肾经	温中止痛，杀虫止痒。用于中寒腹痛，寒湿吐泻；虫积腹痛，湿疹，阴痒	煎服，3～6g	

六、理气药

凡以疏理气机、治疗气滞或气逆证为主要作用的药物，称为理气药，又叫行气药。理气药大多气香性温，其味辛、苦，辛能行散，苦能疏泄，芳香能走窜，性温能通行，故有行气止痛，疏肝解郁或破气散结等功效，适用于气机不畅所致的气滞、气逆证。

本类药大多辛温香燥，易耗气伤阴，故气阴不足者慎用。

陈　皮

为芸香科植物橘及其栽培变种的干燥成熟果皮。

【性味归经】辛、苦，温。归脾、肺经。

【功效与应用】

1. 理气调中，用于脾胃气滞所致的脘腹胀满、恶心呕吐等症。对于寒湿阻中的脾胃气滞，常与苍术、厚朴等同用，如平胃散。若脾胃气滞而消化不良，常与党参、白术同用，如异功散。如胃失和降，恶心呕哕，可配生姜同用，如橘皮汤。如肝气乘脾所致的腹痛泄泻，可配伍白术、白芍同用，即痛泻要方。

2. 燥湿化痰，用于湿痰、寒痰咳嗽。本品既能燥湿化痰，又能温化寒痰，而且能宣肺止咳，为治痰之要药。治湿痰咳嗽多与半夏同用，如二陈汤。治寒痰咳嗽，多与干姜、细辛等药同用。

【用法用量】煎服，3～10g。

其他理气药详见表9-13。

表9-13　其他理气药

药名	药性	功效与应用	用法用量	备注
青皮	苦、辛，温。归肝、胆、胃经	疏肝破气，消积化滞。用于肝郁气滞证；气滞脘腹疼痛；食积腹痛；癥瘕积聚，久疟癖块	煎服，3～9g	
枳实	苦、辛、酸，温。归脾、胃、大肠经	破气消积，化痰除痞。用于胃肠积滞，湿热泻痢；胸痹，结胸；气滞胸胁疼痛；产后腹痛；脏器下垂	煎服，3～9g	孕妇慎用

（一）补气药

凡具有补气作用，以治疗气虚证为主的药物，称补气药。多归脾、肺二经。

人 参

为五加科植物人参的根。

【性味归经】甘、微苦，微温。归心、肺、脾经。

【功效与应用】

1. 大补元气，用于气虚欲脱。可用于大失血、大吐泻或久病、大病所致之气虚欲脱、脉微欲绝的重证危候，可单用人参浓煎频服，即独参汤。

2. 补脾益肺，用于肺、脾气虚证。治肺气虚弱之短气喘促，声微懒言，易出虚汗等，常配黄芪、五味子同用；治脾气虚弱之倦怠乏力，食少便溏等，常配白术、茯苓、甘草等同用，如四君子汤。若肺肾两虚之咳喘，则需补肺纳肾，以人参配伍蛤蚧或核桃仁同用。

3. 生津止渴，用于热病气津两伤及消渴，常配石膏、知母等同用，如白虎加人参汤。

4. 安神益智，用于气血不足之心神不安，失眠多梦，心悸健忘。可单用，亦可配伍当归、龙眼肉等同用，如归脾汤。

【用法用量】入汤剂，5～10g；用于急重证，剂量可酌增为15～30g。宜文火另煎兑服。研末吞服，每次1.5～2g。

【使用注意】反藜芦，畏五灵脂，恶皂荚。不宜同时吃萝卜或喝茶，以免影响药力。实证、热证而正气不虚者忌服。

其他补气药详见表9-16。

表9-16 其他补气药

药名	药性	功效与应用	用法用量	备注
西洋参	甘、微苦，凉。归肺、心、肾、脾经	补气养阴，清热生津。用于气阴两伤证；肺气虚及肺阴虚证；热病气虚津伤口渴及消渴	另煎兑服，3～6g	不宜与藜芦同用
党参	甘，平。归脾、肺经	补脾肺气，补血，生津。用于脾肺气虚证；气血两虚证；气津两伤证	煎服，9～30g	不宜与藜芦同用

药名	药性	功效与应用	用法用量	备注
太子参	甘，微苦，平。归脾、肺经	补气健脾，生津润肺。用于脾肺气阴两虚证	煎服，9～30g	
黄芪	甘，微温。归脾、肺经	补气健脾，升阳举陷，益卫固表，利尿消肿，托毒生肌。用于脾气虚证；肺气虚证；气虚自汗；气血亏虚，疮疡难溃难腐，或溃久难敛	煎服，9～30g	
白术	甘、苦，温。归脾、胃经	益气健脾，燥湿利水，止汗，安胎。用于脾气虚证；气虚自汗；脾虚胎动不安	煎服，6～12g	热病伤津及阴虚燥渴者不宜
山药	甘，平。归脾、肺、肾经	益气养阴，补脾肺肾，固精止带。用于脾虚证；肺虚证；肾虚证；消渴气阴两虚证	煎服，15～30g	
甘草	甘，平。归心、肺、脾、胃经	补脾益气，祛痰止咳，缓急止痛，清热解毒，调和诸药。用于食少便溏，倦怠乏力，心悸气短，咳喘等	煎服，2～10g	

（二）补血药

凡有补血作用，以治疗血虚证为主的药物，称补血药。多归心、肝二经，能补养心肝，滋生血液，主要用于心肝血虚证。

当　归

为伞形科植物当归的根。

【性味归经】甘、辛，温。归肝、心、脾经。

【功效与应用】

1. 补血，用于血虚诸证。本品补而不滞，作用良好，为补血要药。常配伍熟地黄、白芍等同用，如四物汤。

2. 活血止痛，用于瘀血作痛、跌打损伤、痹痛麻木。治瘀血作痛、跌打损伤，常配丹参、乳香、没药等，如活络效灵丹。治风湿痹痛，可配羌活、桂枝等祛风湿药同用，如蠲痹汤。

3. 调经，用于月经不调、经闭、痛经。本品既能补血活血，又善止痛，为调经要药。常合川芎、白芍、熟地黄同用，即四物汤，为调经基本方。

4. 消肿生肌，用于痈疽疮疡。

5. 润肠通便，用于血虚肠燥便秘，常配伍火麻仁、肉苁蓉等同用。

【用法用量】煎服，6～12g。酒制可增强活血化瘀作用。

【使用注意】大便溏泄者慎用。必要时可配伍健脾药或用土炒当归。

其他补血药详见表9-17。

表9-17 其他补血药

药名	药性	功效与应用	用法用量	备注
熟地黄	甘，微温。归肝、肾经	补血养阴，填精益髓。用于血虚诸证，肝肾阴虚诸证	煎服，9～15g	凡气滞痰多、脘腹胀痛、食少便溏者忌服
白芍	苦、酸，微寒。归肝、脾经	养血敛阴，柔肝止痛。用于月经不调；肝脾不和，胸胁脘腹疼痛，四肢挛急疼痛；肝阳上亢，头痛眩晕；自汗盗汗	煎服，6～15g	阳衰虚寒之证不宜用。不宜与藜芦同用
阿胶	甘，平。归肺、肝、肾经	补血止血，滋阴润肺。用于血虚诸证；出血证；肺阴虚燥咳；热病伤阴，心烦失眠	烊化冲服，3～9g	脾胃虚弱者慎用
何首乌	苦、甘、涩，微温。归肝、肾经	补益精血，解毒通便。用于精血亏虚，头晕眼花，须发早白，腰膝酸软	煎服，3～6g	大便溏泄及湿痰较重者不宜用

（三）补阳药

凡有补阳作用，以治疗阳虚证为主的药物，称补阳药，大多以温补肾阳为主。补阳药性多温燥，阴虚火旺者禁用。

鹿 茸

为鹿科动物梅花鹿或马鹿的雄鹿未骨化密生茸毛的幼角。

【性味归经】甘、咸，温。归肾、肝经。

【功效与应用】

1. 壮元阳，益精血，用于肾阳不足、精血亏虚之证。本品峻补元阳，作用强而全面，兼能益精血，是壮阳生精益血的要药，临床广泛用于阳虚精亏之阳痿早泄、宫冷不孕、腰膝酸软、遗尿尿频、肢冷神疲、头晕耳鸣、须发早白等。可单用研末服，也可配伍人参、熟地黄、枸杞子等同用，以增强疗效。现代以本品制成鹿茸精，口服、肌内注射均获良效。

2. 强筋骨，用于肾虚骨痿、小儿发育不良。常与熟地黄、山药、山茱萸等同用，如加味地黄丸。

3. 调冲任，用于冲任虚寒之崩漏带下。本品有补肝肾，调冲任，固崩止带之功，合当归、乌贼骨、蒲黄等，可治崩漏不止；伍狗脊、白蔹等可治白带过多。

4. 托毒生肌，用于阳虚阴盛之疮疡久溃不敛或阴疽内陷不起。本品温补内托，并能生肌。可与黄芪、当归、肉桂等同用。

【用法用量】研细末，1~2g，一日三次分服。如入丸散，随方配制。

【使用注意】服用本品宜从小量开始，缓缓增加，不宜骤用大量，以免阳升风动，头晕目赤，或伤阴动血。凡阴虚阳亢、血分有热、胃火盛或肺有痰热以及外感热病均忌服。

其他补阳药详见表9-18。

表9-18　其他补阳药

药名	药性	功效与应用	用法用量	备注
淫羊藿	辛、甘，温。归肾、肝经	补肾壮阳，祛风除湿。用于阳痿尿频，腰膝无力；风寒湿痹，肢体麻木	煎服，6~10g	阴虚火旺者不宜服
巴戟天	辛、甘，微温。归肾、肝经	补肾助阳，祛风除湿。用于阳痿不举，宫冷不孕，小便频数；风湿腰膝疼痛，肾虚腰膝酸软	煎服，3~15g	阴虚火旺及有热者不宜

药名	药性	功效与应用	用法用量	备注
杜仲	甘，温。归肝、肾经	补肝肾，强筋骨，安胎。用于肾虚腰痛及各种腰痛；胎动不安，习惯性堕胎	煎服，6～10g	阴虚火旺者慎用
肉苁蓉	甘、咸，温。归肾、大肠经	补肾助阳，润肠通便。用于阳痿早泄，宫冷不孕，腰膝酸痛，痿软无力；肠燥津枯便秘	煎服，6～10g	阴虚及实热者不宜
补骨脂	苦、辛，温。归肾、脾经	补肾壮阳，固精缩尿，温脾止泻，纳气平喘。用于肾虚阳痿；肾虚遗精，遗尿，尿频；脾肾阳虚，五更泄泻	煎服，6～10g	阴虚火旺及大便秘结者忌服
蛤蚧	咸，平。归肺、肾经	补肺益肾，纳气平喘，助阳益精。用于肺虚咳嗽，肾虚作喘，虚劳喘咳；肾虚阳痿	煎服，3～6g	
冬虫夏草	甘，温。归肾、肺经	补肾益肺，止血化痰。用于阳痿遗精，腰膝酸痛；久咳虚喘，劳嗽痰血	煎服，3～9g	

（四）补阴药

凡有补阴作用，以治疗阴虚证为主的药物，称补阴药。阴虚证多发生于热病后期及慢性病证。多见肺阴虚、胃阴虚、肝阴虚和肾阴虚。补阴药大多滋腻，凡脾胃虚弱、痰湿内阻、腹胀便溏者不宜用。

麦　冬

为百合科植物麦冬的块根。

【性味归经】甘、微苦，微寒。归心、肺、胃经。

【功效与应用】

1. 润肺养阴，用于阴虚燥咳。本品为常用的养肺阴、润肺燥的药物，常与天冬配伍，治肺阴虚证，如二冬膏。合桑叶、苦杏仁、枇杷叶、阿胶等同用，可治温燥伤肺，见干咳少痰、咽干鼻燥、气逆而喘、舌干无苔等症，如清燥救肺汤。

2. 益胃生津，用于胃阴不足口渴，消渴，津亏便秘。本品既能益胃阴，又能清胃热，并能生津止渴。治胃阴不足，舌干口渴，多配伍沙参、生地黄、玉竹等同用，如益胃汤。治津液不足，肠燥便秘，多配伍玄参、生地黄等同用，如增液汤。合乌梅同用，又治消渴喉干不可忍、饮水不止。

3. 清心除烦，用功于温病热扰营血及阴虚有热之心烦不眠。常与黄连、竹叶心、生地黄、玄参等配伍，治温病热扰营血，身热夜甚，烦躁不安等症，如清营汤。

【用法用量】煎服，6～12g。宜久煎。

其他补阴药详见表9-19。

表9-19 其他补阴药

药名	药性	功效与应用	用法用量	备注
北沙参	甘、微苦，微寒。归肺、胃经	养阴清肺，益胃生津。用于肺阴虚证；胃阴虚证	煎服，5～12g	反藜芦
百合	甘，微寒。归肺、心、胃经	养阴润肺，清心安神。用于阴虚燥咳，劳嗽咳血；阴虚有热之失眠心悸及心肺阴虚内热证	煎服，6～12g	
天冬	甘、苦，寒。归肺、肾、胃经	养阴润燥，清肺生津。用于肺阴虚证；肾阴虚证；热病伤津之食欲不振、口渴及肠燥便秘	煎服，6～12g	脾虚泄泻、痰湿盛者忌用
石斛	甘，微寒。归胃、肾经	益胃生津，滋阴清热。用于胃阴虚证，热病伤津证；肾阴虚证	煎服，6～12g	
玉竹	甘，微寒。归肺、胃经	养阴润燥，生津止渴，养心阴，清心热。用于肺阴虚证；胃阴虚证；热伤心阴之烦热多汗、惊悸等证	煎服，6～12g	
黄精	甘，平。归脾、肺、肾经	补气养阴，健脾，润肺，益肾。用于阴虚肺燥，肺肾阴虚，劳嗽久咳；脾胃虚弱；肾精亏虚，内热消渴	煎服，9～15g	
枸杞子	甘，平。归肝、肾经	滋补肝肾，益精明目。用于肝肾阴虚及早衰证	煎服，6～12g	

九、化痰止咳平喘药

凡具有祛除或消除痰浊，制止或减轻咳嗽和喘息的药物，称化痰止咳平喘药。痰、咳、喘三者，在病机上相互影响。咳嗽喘息病证每夹有痰涎，痰浊壅盛又能刺激或阻塞气道，引起咳嗽气喘。

半　夏

为天南星科多年生草本植物半夏的块茎。

【性味归经】辛，温。有毒。归脾、胃、肺经。

【功效与应用】

1. 燥湿化痰，用于湿痰证。尤善治脏腑之湿痰。治痰湿阻肺之咳嗽气逆，痰多质稀者，常配陈皮、茯苓等同用。

2. 降逆止呕，用于胃气上逆呕吐。对痰饮或胃寒呕吐尤宜。常配生姜同用，以加强温中止呕之功，如小半夏汤。若胃热呕吐，则可配黄连、竹茹等清胃止呕之品同用。胃阴虚呕吐，则配石斛、麦冬等养胃阴之品同用。若胃气虚呕吐，则配人参、白蜜同用，补气益胃以治其虚，如大半夏汤。

3. 消痞散结，用于心下痞、结胸、梅核气等。

4. 外用消肿止痛，用于痈疽肿毒及毒蛇咬伤。本品内服能消痰散结，外用能消肿止痛。治痈疽发背、无名肿毒、毒蛇咬伤，以生品研末或鲜品捣敷。

【用法用量】煎服，3～9g；外用适量。内服一般宜制过用。

【使用注意】不宜与乌头配伍。本品药性温燥，阴亏燥咳，出血证当慎用。

其他化痰止咳平喘药详见表9-20。

表9-20　其他化痰止咳平喘药

药名	药性	功效与应用	用法用量	备注
天南星	苦、辛，温。有毒。归肺、肝、脾经	燥湿化痰，祛风解痉，散结消肿。用于湿痰，寒痰证；风痰眩晕，中风，癫痫，破伤风；痈疽肿痛，蛇虫咬伤	煎服，3～9g	阴虚燥痰及孕妇忌用
白芥子	辛、温。归肺、胃经	温肺化痰，利气散结，通络止痛。用于寒痰喘咳，悬饮；阴疽流注，肢体麻木，关节肿痛	煎服，3～9g	皮肤过敏者忌用

药名	药性	功效与应用	用法用量	备注
旋覆花	苦、辛、咸，微温。归肺、胃经	降气化痰，降逆止呕。用于咳喘痰多，痰饮蓄结，胸膈痞满；噫气，呕吐；气血不和之胸胁痛	煎服，3～9g，包煎	阴虚劳嗽，津伤燥咳者忌用
白前	辛、苦，微温。归肺经	降气化痰。用于咳嗽痰多，气喘	煎服，3～10g；或入丸散	
川贝母	苦、甘，微寒。归肺、心经	清热化痰，润肺止咳，散结消肿。用于虚劳咳嗽，肺热燥咳；瘰疬，乳痈，肺痈	煎服，3～10g	反乌头。湿痰者不宜用
浙贝母	苦，寒。归肺、心经	清热化痰，散结消痈。用于风热、痰热咳嗽；瘰疬，瘿瘤，乳痈疮毒，肺痈	煎服，5～10g	同上
瓜蒌	甘、微苦，寒。归肺、胃、大肠经	清热化痰，宽胸散结，润肠通便。用于痰热咳喘；胸痹，结胸；肺痈，肠痈，乳痈；肠燥便秘	煎服，9～15g	寒痰、湿痰证忌用。反乌头
桔梗	苦、辛，平。归肺经	宣肺，祛痰，利咽，排脓。用于咳嗽痰多，胸闷不畅；咽喉肿痛，失音；肺痈吐脓；癃闭、便秘	煎服，3～10g	用量过大易致恶心呕吐
苦杏仁	苦，微温。有小毒。归肺、大肠经	止咳平喘，润肠通便。用于咳嗽气喘；肠燥便秘	煎服，5～10g。生品入煎剂后下	阴虚咳喘及大便溏泄者忌用
紫苏子	辛，温。归肺、大肠经	降气化痰，止咳平喘，润肠通便。用于咳喘痰多；肠燥便秘	煎服，3～10g	脾虚便溏者慎用

药名	药性	功效与应用	用法用量	备注
百部	甘、苦，微温。归肺经	润肺止咳，杀虫灭虱。用于新久咳嗽，百日咳，肺痨咳嗽；蛲虫，阴道滴虫，头虱及疥癣	煎服，3～9g	
紫菀	苦、辛、甘，微温。归肺经	润肺化痰止咳。用于咳嗽有痰；肺痈、胸痹及小便不通	煎服，5～10g	
款冬花	辛、微苦，温。归肺经	润肺下气，止咳化痰。用于咳嗽气喘	煎服，5～10g	
桑白皮	甘，寒。归肺经	泻肺平喘，利水消肿。用于肺热咳喘；水肿；清肝降压止血	煎服，6～12g	肺虚无火，风寒咳嗽者忌用
葶苈子	苦、辛，大寒。归肺、膀胱经	泻肺平喘，利水消肿。用于痰涎壅盛，喘息不得平卧；水肿，悬饮，胸腹积水，小便不利	煎服，3～10g	

十、消食药

凡以消食化积为主要功效的药物，称消食药。详见表9-21。

表9-21　消食药

药名	药性	功效与应用	用法用量	备注
山楂	酸、甘，微温。归脾、胃、肝经	消食化积，行气消瘀。用于饮食积滞；泻痢腹痛，疝气痛；瘀阻胸腹痛，痛经	煎服，9～12g	
神曲	甘、辛，温。归脾、胃经	消食和胃。用于饮食积滞	煎服，5～15g	

药名	药性	功效与应用	用法用量	备注
麦芽	甘，平。归脾、胃、肝经	消食健胃，回乳消胀，疏肝解郁。用于米面薯芋食滞；断乳、乳房胀痛；肝气郁滞或肝胃不和之胁痛、脘腹痛	煎服，10～15g	哺乳期妇女不宜用

十一、驱虫药

凡以驱除或杀灭人体寄生虫为主要作用的药物，称驱虫药。详见表9-22。

表9-22　驱虫药

药名	药性	功效与应用	用法用量	备注
使君子	甘，温。归脾、胃经	杀虫消积。用于蛔虫病，蛲虫病；小儿疳积	煎服，9～10g	
苦楝皮	苦，寒。有毒。归肝、脾、胃经	杀虫，疗癣。用于蛔虫病，蛲虫病，钩虫病；疥癣，湿疹	煎服，3～6g	有毒，不宜过量或久服
槟榔	苦、辛，温。归胃、大肠经	杀虫消积，行气，利水，截疟。用于肠道寄生虫病；食积气滞，泻痢后重；水肿，脚气肿痛	煎服，3～10g	脾虚便溏者忌用
雷丸	微苦，寒。有小毒。归胃、大肠经	杀虫消积。用于绦虫病，钩虫病，蛔虫病；小儿疳积	入丸散，15～21g	不宜入煎剂。含蛋白酶，加热60℃左右失效

十二、安神药

凡以安定神志为主要作用的药物，称为安神药。多入心、肝二经。详见表9-23。

表 9-23　安神药

药名	药性	功效与应用	用法用量	备注
朱砂	甘，寒。有毒。归心经	镇心安神，清热解毒。用于烦躁不安、惊悸不眠及惊风、癫痫；疮痈肿毒、咽喉肿痛、口舌生疮	入丸散或研末冲服，每次0.1～0.5g	内服不可过量或长期，防汞中毒。忌火煅。肝肾功能不良者慎用
酸枣仁	苦、酸，平。归心、肝经	养心安神，敛汗生津。用于失眠、心悸；体虚多汗	煎服，10～15g。研末吞服，每次1.5～3g	内服剂量过大易引起中毒。孕妇慎用
磁石	咸，寒。归心、肝、肾经	镇惊安神，平肝潜阳，聪耳明目，纳气平喘。用于阴虚阳亢之烦躁失眠，肝肾阴虚之耳聋目眩及肾虚气喘	煎服，9～30g；宜打碎先煎	脾胃虚弱者慎用
柏子仁	甘，平。归心、肾、大肠经	养心安神，润肠通便。用于心悸失眠；肠燥便秘；阴虚盗汗、小儿惊痫	煎服，3～10g	便溏及多痰者慎用
远志	苦、辛，温。归心、肾、肺经	安神益智，祛痰开窍，消散痈肿。用于失眠多梦，心悸怔忡，健忘；咳嗽痰多	煎服，3～10g。外用适量。化痰止咳宜炙用	凡实热或痰火内盛者，以及有胃溃疡或胃炎者慎用

十三、开窍药

凡具辛香走窜之性，以开窍醒神为主要作用的药物，称开窍药。

麝　香

为鹿科动物林麝、马麝或原麝成熟雄体香囊中的干燥分泌物。

【性味归经】辛，温。归心、脾经。

【功效与应用】

1. 开窍醒神，用于窍闭神昏证。无论寒热，均可使用。配合清热药，即属凉开之剂。如安宫牛黄丸以之配伍牛黄、犀角等同用，治疗邪热内陷心包，中风昏迷及小儿惊厥等热闭神昏；配伍祛寒药，即成温开之剂，如苏合香丸以之配伍苏合香、丁香等同用，治疗寒闭证。

2. 活血止痛，用于血瘀经闭、心腹暴痛、跌打损伤、痹证疼痛及疮疡肿毒、咽喉肿痛。

3. 催产，用于胎死腹中或胞衣不下。可与肉桂同用。亦有合天花粉、猪牙皂、葱汁为丸，外用取效者。

【用法用量】入丸散，每次0.03～0.1g。不入煎剂。外用适量。

【使用注意】孕妇忌用。

其他开窍药详见表9-24。

表9-24　其他开窍药

药名	药性	功效与应用	用法用量	备注
冰片	辛、苦，微寒。归心、脾、肺经	开窍醒神，清热止痛。用于闭证神昏；目赤肿痛，喉痹口疮；疮疡肿痛，疮溃不敛，水火烫伤	0.15～0.3g	孕妇慎用
苏合香	辛，温。归心、脾经	开窍醒神，辟秽，止痛。用于寒闭神昏	0.3～1g	
石菖蒲	辛、苦，温。归心、胃经	开窍醒神，化湿和胃，宁神益智。用于痰蒙清窍，神志昏迷	煎服，3～10g	

十四、平肝息风药

凡以平定肝阳，息灭内风为主要作用，主治肝阳上亢或肝风内动病证的药物，称平肝息风药。主要适用于肝阳上亢，肝风内动之证。本类药物大多偏寒凉，对脾虚慢惊，则非所宜；个别性偏温燥的，血虚阴亏者，又当慎用。

天麻

为兰科多年生寄生草本植物天麻的块茎。

【性味归经】甘，平。归肝经。

【功效与应用】

1. 息风止痉，用于肝风内动，惊痫抽搐。用治各种病因之肝风内动，惊痫抽搐，不论寒热虚实，皆可配伍应用。有定风草、治风神药之称，可见其治肝风疗效之卓著。如用治小儿急惊风，可将本品与羚羊角、钩藤、全蝎等药配伍，即钩藤饮子；用治小儿脾虚慢惊，则与人参、白术、白僵蚕等药配伍，如醒脾丸。用治破伤风痉挛抽搐、角弓反张，又与天南星、白附子、防风等药配伍，如玉真散。

2. 平抑肝阳，用于眩晕、头痛。天麻既息肝风，又平肝阳，故为止眩晕头痛之良药。不论虚证实证，随不同配伍皆可应用，且功效显著。用治肝阳上亢之眩晕、头痛，常与钩藤、石决明、牛膝等同用，如天麻钩藤饮。用治风痰上扰之眩晕、头痛，常与半夏、白术、茯苓等同用，如半夏白术天麻汤。

3. 祛风通络，用于肢麻痉挛抽搐，风湿痹痛。天麻还有祛外风、通经络的作用。用治风中经络手足不遂、肢体麻木、痉挛抽搐等症，常与川芎同用，如天麻丸。用治风湿痹痛，关节屈伸不利者，多与秦艽、羌活、桑枝等祛风湿药同用，如秦艽天麻汤。

【用法用量】煎服，3~10g。研末冲服，每次1~1.5g。

其他平肝息风药详见表9-25。

表9-25 其他平肝息风药

药名	药性	功效与应用	用法用量	备注
石决明	咸,寒。归肝经	平肝潜阳，清肝明目。用于肝阳上亢，头晕目眩；目赤翳障，视物昏花；煅用收敛制酸、止痛止血	煎服，6~20g	外用点眼宜煅用、水飞
珍珠母	咸，寒。归肝、心经	平肝潜阳，清肝明目，镇惊安神。用于肝阳上亢，头晕目眩；惊悸失眠，心神不宁；目赤翳障，视物昏花	煎服，10~25g	
牡蛎	咸，微寒。归肝、胆、肾经	重镇安神，平肝潜阳，软坚散结，收敛固涩。用于心神不安，惊悸失眠；肝阳上亢，头晕目眩；痰核，瘰疬瘿瘤；煅用制酸止痛	煎服，9~30g	

药名	药性	功效与应用	用法用量	备注
代赭石	苦，寒。归肝、心经	平肝潜阳，重镇降逆，凉血止血。用于肝阳上亢，头晕目眩；呕吐，呃逆，噫气；气逆喘息；血热吐衄，崩漏	煎服，10～30g；宜打碎先煎	含微量砷，故不宜长期服用
蒺藜	辛、苦，微温。有小毒。归肝经	平肝疏肝，祛风明目。用于肝阳上亢，头晕目眩；胸胁胀痛，乳闭胀痛；风热上攻，目赤翳障；风疹瘙痒，白癜风	煎服，6～10g	孕妇忌服
羚羊角	咸，寒。归肝、心经	平肝息风，清肝明目，清热解毒。用于肝风内动，惊痫抽搐；肝阳上亢，头晕目眩；肝火上炎，目赤头痛；温热病壮热神昏，热毒发斑；解热镇痛	煎服，1～3g；宜单煎	脾虚慢惊者忌用
钩藤	甘，凉。归肝、心包经	清热平肝，息风止痉。用于头痛眩晕；肝风内动，惊痫抽搐；外感风热，头痛目赤，斑疹不畅；小儿惊啼、夜啼	煎服，3～12g	后下
地龙	咸，寒。归肝、脾、膀胱经	清热息风，通络，平喘，利尿。用于高热惊痫，癫狂；气虚血滞，半身不遂；痹证；肺热哮喘；小便不利，尿闭不通	煎服，5～10g。研末吞服，每次1～2g	
全蝎	辛，平；有毒。归肝经	息风镇痉，攻毒散结，通络止痛。用于痉挛抽搐；疮痈肿毒，瘰疬结核；风湿顽痹；顽固性偏正头痛	煎服，3～5g。研末吞服，每次0.6～1g	有毒。孕妇慎用

药名	药性	功效与应用	用法用量	备注
僵蚕	咸、辛，平。归肝、肺、胃经	息风止痉，祛风止痛，化痰散结。用于惊痫抽搐；风中经络，口眼㖞斜；风热头痛，目赤咽痛；痰核，瘰疬	煎服，5～10g。研末吞服，每次1～1.5g	

十五、固涩药

凡以收敛固涩为主要作用的药物，称收涩药。详见表9-26。

表9-26 固涩药

药名	药性	功效与应用	用法用量	备注
山茱萸	酸、涩，微温。归肝、肾经	补益肝肾，固精缩尿，敛汗固脱，固崩止血。用于肝肾亏虚；遗精、遗尿；大汗虚脱；崩漏及月经过多	煎服，6～10g	小便淋涩者不宜用
麻黄根	甘、微涩，平。归肺经	固表止汗。用于自汗，盗汗；外用治各种虚汗证	煎服，3～9g	有表邪者忌用
五味子	酸、甘，温。归肺、心、肾经	收敛固涩，益气生津，补肾宁心。用于久咳虚喘；自汗，盗汗；遗精，滑精；久泻不止；津伤口渴，消渴；心悸，失眠，多梦	煎服，2～6g	表邪未解或内有实热者均不宜用
乌梅	酸、涩，平。归肝、脾、肺、大肠经	敛肺止咳，涩肠止泻，安蛔止痛，生津止渴。用于肺虚久咳；久泻，久痢；蛔厥腹痛，呕吐；虚热消渴；崩漏不止，便血；外敷消疮毒	煎服，6～12g	表邪未解或内有实热积滞者均不宜用

药名	药性	功效与应用	用法用量	备注
五倍子	酸、涩，寒。归肺、大肠、肾经	敛肺降火，止咳止汗，涩肠止泻，固精止遗，收敛止血，收湿敛疮，解毒消肿。用于咳嗽，咯血；自汗，盗汗；久泻，久痢；遗精，滑精；崩漏，便血，痔血	煎服，3～6g	湿热泻痢者不宜用
罂粟壳	酸、涩，平。有毒。归肺、大肠经、肾经	涩肠止泻，敛肺止咳，止痛。用于久泻，久痢；肺虚久咳；胃痛腹痛，筋骨疼痛	煎服，3～6g	易成瘾
诃子	苦、酸、涩，平。归肺、大肠经	涩肠止泻，敛肺止咳，利咽开音。用于久泻，久痢；久咳，失音	煎服，3～10g	有表邪，内有湿实热滞者忌用
肉豆蔻	辛，温。归脾、胃、大肠经	涩肠止泻，温中行气。用于虚泻，冷痢；胃寒胀痛，食少呕吐	煎服，3～10g	湿热泻痢者忌用
赤石脂	甘、涩，温。归大肠、胃经	涩肠止泻，收敛止血，敛疮生肌。用于久泻，久痢；崩漏，便血；疮疡久溃	煎服，9～12g	湿热积滞泻痢者忌服。孕妇慎用。畏官桂
桑螵蛸	甘、咸，平。归肝、肾经	固精缩尿，补肾助阳。用于遗精滑精，遗尿尿频，白浊；肾虚阳痿	煎服，5～10g	阴虚多火，膀胱有热而小便频数者忌用
金樱子	酸、涩，平。归肾、膀胱经	固精缩尿止带，涩肠止泻。用于遗精滑精，遗尿尿频，带下；久泻久痢；崩漏、脱肛、子宫脱垂	煎服，6～12g	实火、实邪者不宜用

药名	药性	功效与应用	用法用量	备注
莲子	甘、涩，平。归脾肾心经	益肾固精，补脾止泻，止带，养心安神。用于遗精滑精；带下；脾虚泄泻；心悸，失眠	煎服，6～15g	大便秘结者不宜用
芡实	甘、涩，平。归脾、肾经	益肾固精，健脾止泻，除湿止带。用于遗精，滑精；脾虚久泻；带下	煎服，9～15g	

十六、外用药

凡以外用为主的药物，称外用药。本类药物有解毒消肿、杀虫止痒、化腐排脓、敛疮生肌等功效，适用于痈疽疮疡、疥癣、外伤、蛇虫咬伤及五官疾患等。根据疾病发生的不同部位及表现，有不同的用药形式和方法，如膏贴、涂擦、熏洗、点眼、吹喉等。有些药物还可酌情内服。详见表9-27。

表9-27 外用药

药名	药性	功效与应用	用法用量	备注
硫黄	酸，温。有毒。归肾、大肠经	解毒杀虫止痒，补火壮阳通便。用于湿疹、疥癣、秃疮；肾虚喘息、阳痿及虚冷便秘	外用适量内服入丸散，1.5～3g	阴虚火旺者及孕妇忌用。畏朴硝
雄黄	辛，温。有毒。归肝、胃、大肠经	解毒，杀虫。用于痈肿疔疮，湿疹疥癣，虫蛇咬伤	内服0.05～0.1g，入丸散用，不可久服	外用不宜过量及长期持续使用。忌火煅
蛇床子	辛、苦，温。有小毒。归肾经	杀虫止痒，燥湿祛风，温肾壮阳。用于阴部湿痒，湿疹，疥癣；寒湿带下，湿痹腰痛；肾虚阳痿，宫冷不孕	外用适量，多煎汤熏洗或研末调敷。内服3～10g	阴虚火旺或下焦有湿热者不宜内服

药名	药性	功效与应用	用法用量	备注
蟾酥	辛，温。有毒。归心经	解毒，止痛，开窍醒神。用于痈疽疔疮，瘰疬，咽喉肿痛，牙痛；痧胀腹痛，神昏吐泻	内服，0.015～0.03g，研细，多入丸散用。外用适量	本品有毒
炉甘石	甘，平。归肝、胃经	解毒明目退翳，收湿止痒敛疮。用于目赤翳障；溃疡不敛，湿疮，湿疹，眼睑溃烂	外用适量，研末撒布或调敷；水飞点眼、吹喉	只供外用，不能内服
硼砂	甘、咸，凉。归肺、胃经	外用清热解毒，内服清肺化痰。用于咽喉肿痛，口舌生疮，目赤翳障；痰热咳嗽	内服，1.5～3g，入丸散	

外用药多有不同程度的毒性，当慎重使用。内服一般入丸散。外用剂量不能太大，不宜长期使用，亦不可大面积使用，以防中毒。

章末小结

中药基本知识主要包括总论、各论两部分。总论部分主要讲解中药的基本理论，主要包括中药的产地与采集、中药的炮制、中药的性能（包括四气、五味、升降浮沉、归经、毒性）、中药的配伍等。各论部分主要讲解各类中药的性味归经、功效、临床应用、用法用量、使用注意等。其中，中药的功效及临床应用是重点教学内容。

思考题

1. 中药炮制的目的是什么？
2. 确定药性寒热温凉的依据是什么？
3. "十八反""十九畏"的内容是什么？
4. 中药汤剂煎的方法有哪些？

（潘红发　杨小莹）

第三篇

方剂学基础

第十章
方剂基础知识

学习目标

知识目标：

- 掌握常用治法（八法）的基本内容，以及各种治法的含义、作用、适应范围；方剂的组成原则，基本结构及君、臣、佐、使的含义；常用剂型汤剂、丸剂、散剂、膏剂的特点；典型方剂与中成药的组成及功能主治。
- 熟悉方剂与治法的关系；方剂组成变化的内容。
- 了解治法的概念，常用剂型、方剂及中成药。

能力目标：

- 学会在中医基础理论的指导下运用常用方剂和中成药。

素质目标：

- 通过讲解中医经典名方及历代医药学家的贡献，结合历史上曾发生的数次传染病，如鼠疫、疟疾、严重急性呼吸综合征（俗称非典）、新型冠状病毒肺炎等，体会方剂学悠久的历史及其在卫生事业方面发挥的重要作用，增强文化自信、学术自信、医学自信。注重对患者的人文关怀，领悟医务工作者所肩负的责任，激发学生学习方剂知识的兴趣。

情境导入

情境描述：

　　方剂学的发展经历了几千年的历史，历代众多与方剂有关的医学著作，很好地呈现了方剂学不断发展的历史轨迹。古人在长期与疾病作斗争的过程中，经过不断的实践体验，逐步积累了一定的用药经验，逐渐产生了方剂。早期的方剂十分简单，多由单方组成，即使是复方也仅仅由两、三味药物组成。

方剂学中的君、臣、佐、使是古代医家借封建王朝的君臣等级之间的相互关系，来说明方剂中各药之间的配伍关系，使方剂的组成具备井然有序、层次分明的特点，这种君、臣、佐、使的法则对后来方剂的发展起到了积极的指导和推动作用。

第一节 方剂与治法

一、方剂与治法的关系

方剂，是在辨证审因确立治法之后，选择合适的中药，按照组成原则，合理配伍，由此组成的有特定剂型及用量用法的中医处方，是辨证论治的主要工具之一。"方"既有医方、药方、处方的含义，又有规定、规矩的意义。"剂"古文通"齐"，有整齐、整合、排列之意。

治法，是在辨清证候、辨证审因、辨明病机的基础上，有针对性地采取的基本治疗方法。从中医学的形成和发展来看，治法是在积累了医疗经验的基础上总结而来，是后于方剂而形成的一种理论。

治法和方剂，均是中医学理、法、方、药体系的重要组成部分。临床辨证论治是一个由分析问题到解决问题的连续过程，只有辨证正确，治法的针对性才能明确和具体，根据治法遣药组方才能获得预期的疗效。二者关系主要体现在两个方面。

其一，治法是方剂的依据。治法是通过辨证确立的，它对证候的病机具有很强的针对性。遣药组方或运用成方，必须在治法的指导下，才能与病机相吻合，从而取得满意的疗效。由此可见，治法是方剂组成及其运用的理论依据，此即所谓"方从法出，以法统方"。

其二，方剂是治法的体现。方剂是按照治法的要求，选择药物，酌定用量，妥善配伍而组成的。方剂临床应用以后的效果，除了与其选药（包括用量）是否精当、配伍是否合理有关以外，关键在于治法是否正确。所以，方剂运用可以检验治法正确与否。方剂是治法的体现形式之一，治法主要通过方剂发挥治疗作用，此即所谓"从方见法，以方验法"。

从中医学形成和发展的过程来看，治法是在积累了方药运用经验的基础上逐步总结而成，是后于方药形成的一种理论。但当治法已由经验上升为理论之后，就成为遣药组方和运用成方的指导原则。例如，某外感者，经过四诊合参，审证求因，确定其为表寒证后，根据表证当用汗法、治寒当以温法的治疗大法，决定用辛温解表法治疗，选用相应的有效方剂，进行加减，如法煎服，以使汗出表解。辨证与治法相符，则邪去人安；辨证与治法不符，组方与治法脱节，必然治疗无效，甚至病情恶化。由此可见，在临床辨证论治的过程中，辨证的目的在于确定病机，论治的关键在于确立治法，治法是针对病机产生，而方剂必须相应地体现治法。

二、主要治法

中医治法的内容丰富多彩。为便于临床掌握运用，清代医家程钟龄在《医学心悟·医门八法》中将众多治法归纳为"八法"，其曰："论病之源，以内伤外感四字括之。论病之情，则以寒、热、虚、实、表、里、阴、阳八字统之。而论治病之方，则又以汗、和、下、消、吐、清、温、补八法尽之。"现将常用的八法内容，简要介绍如下。

1. 汗法　又称解表法，是通过开泄腠理、调畅营卫、宣发肺气等作用，使在表的外感六淫之邪随汗而解的一类治法。汗法不以汗出为目的，而主要是通过出汗，使腠理开、营卫和、肺气畅、血脉通，从而能祛邪外出，正气调和。适应病证主要为外感六淫表证，其他如麻疹初起疹出不畅，水肿以腰以上为甚者，疮疡初起而有恶寒发热，以及疟疾、痢疾而有表证者，均可应用。

知识链接

汗法的作用机制

关于汗法的作用机制，现今从以下几方面进行探索：①促进汗腺分泌和血管舒张反应，以利于祛除病邪；②通过发汗和扩张周围血管，起到调节体温达到退热作用；③改善全身和局部的循环功能，促进代谢产物的排泄和局部炎症的吸收；④通过发汗和全身循环的加强，增加肾小球滤过等作用，以排出体内潴留的水分。

2. 吐法　通过涌吐的方法，使停留在咽喉、胸膈、胃脘的痰涎、宿食或毒物从口中吐出的一类治法。适用于中风痰壅，宿食壅阻胃脘，毒物尚在胃中，痰涎壅盛之癫狂、喉痹，以及干霍乱吐泻不得等，属于病位居上、病势急暴、内蓄实邪、体质壮实之证。吐法易伤胃气，故体虚气弱、产妇、孕妇等均应慎用。

3. 下法　通过泻下、攻逐等作用，使停留于胃肠的宿食、燥屎、冷积、结痰、瘀血、停水等从下窍而出，以祛除病邪的一类治法。凡邪在肠胃而致大便不通、热结旁流，以及停痰留饮、瘀血积水等形证俱实之证，均可使用。

4. 和法　通过和解或调和的方法，使半表半里之邪，或脏腑、阴阳、表里失和之证得以解除的一类治法。适用于邪犯少阳半表半里、肝脾不和、寒热错杂、表里同病等证。和法是一种既能祛除病邪，又能调整脏腑功能的治法，无明显寒热补泻之偏，性质平和，全面兼顾。和法的应用范围较广，分类也多，其中主要有和解少阳、调和肝脾、调和肠胃、分消上下等。

5. 温法　通过温里祛寒的作用，以治疗里寒证的一类治法。里寒证的形成，或由寒邪直中于里，或因失治误治而损伤人体阳气，或因素体阳气虚弱所致。里寒证有部位浅深、程度轻重的差别，故温法有温中祛寒、回阳救逆和温经散寒的区别。由于里寒证形成和发展过程中，往往阳虚与寒邪并存，所以温法又常与补法配合运用。

6. 清法　通过清热、泻火、解毒、凉血等作用，以清除里热之邪的一类治法。适用于里热证，包括实热证、虚热证。由于里热证有热在气分营分、血分，热壅成毒及热在某一脏腑之分，因而在清法之中，又有清气分热、清营凉血、清热解毒、清脏腑热等不同。热证最易伤阴，大热又易耗气，所以清热剂中常配伍生津、益气之品。若温病后期，热灼阴伤，或久病阴虚而热伏于里的，又当清法与滋阴并用，不可纯用苦寒直折之法，热必不除。

7. 消法　通过消食导滞、行气活血、化痰利水、驱虫等方法，使气、血、痰、食、水、虫等渐积形成的有形之邪渐消缓散的一类治法。适用于饮食停滞、气滞血瘀、癥瘕积聚、水湿内停、痰饮不化、疳积虫积及疮疡痈肿等病证。

消法与下法虽同是治疗内蓄有形实邪的方法，但下法所治病证，大抵病势急迫，形证俱实，邪在肠胃，必须从下窍速除。消法所治，主要是病在脏腑、经络、肌肉之间，邪坚病固而来势较缓，属渐积形成，多虚实夹杂，尤其是气血积聚而成之癥瘕痞块、痰核瘰疬等，必须渐消缓散。消法常与补法、下法配合运用。

8. 补法　通过补益气血阴阳，以主治各种虚弱证候的一类治法。适用于气虚、血虚、阴虚、阳虚及脏腑虚损的病证。此外，在正虚不能祛邪外出时，也可以补法扶助正气，并配合其他治法，达到助正祛邪的目的。虽然补法有时可收到间接祛邪的效果，但一般是在无外邪时使用，以避免"闭门留寇"之弊。

上述八种治法，适用于表里、寒热、虚实等不同的证候。对于多数疾病而言，病情往往是复杂的，不是单一治法就符合治疗需要的，常需数种治法配合运用，才能照顾全面，所以虽为八法，配合运用之后则变化多端。正如程钟龄《医学心悟·医门八法》中所说："一法之中，八法备焉，八法之中，百法备焉。"临证处方，必须针对具体病证，灵活运用八法，使之切合病情，方能收到满意的疗效。

第二节　方剂的组成与变化

方以药成，但方剂既不是随意的药物选择，也不是简单的药物相加或堆砌，而是通过合理的药物配伍组合而成。所谓"配伍"，是指根据病情的需要和药物的性能，有目的、有序列地选择两味或两味以上的药物组合使用的用药形式。中药的药性各有所偏，功用各有所长，大多一药多能。对于病体，既有其治疗作用的一面，也有因其药性偏胜导致不同程度毒副作用的一面。这就要求医者通过合理的药物配伍，纠其偏性，制其毒性，调控药物功效的发挥方向，使各具特性的群药组合成一个新的有机整体，从而达到增强治疗效果或产生新的功用、扩大治疗范围、适应复杂病情、减少毒副作用的目的。即所谓"药有个性之专长，方有合群之妙用"。

一、组成原则

方剂一般由君药、臣药、佐药、使药四部分组成。关于方剂"君臣佐使"的含义最早见于《内经》，如《素问·至真要大论》中有"主病之谓君，佐君之谓臣，应臣之谓使"的记载。

1. 君药　是指方剂中针对主病或主证起主要治疗作用的药物。君药在方中必不可少，其药力最强，药味较少，用量一般较大。

2. 臣药　含义有二，一是辅助君药加强其治疗主病或主证作用的药物；二是针对兼证起主要治疗作用的药物。一般臣药药味比君药多，其药力与药量均比君药小，与君药协同增效或协生新效，构成方剂的主要配伍关系。

3. 佐药 含义有三,一是佐助药,即协助君、臣药以加强治疗作用,或直接治疗次要病证的药物;二是佐制药,即消除或减弱君、臣药的毒性,或能制约君、臣药峻烈之性的药物;三是反佐药,即与君药药性相反但又能在治疗中起相成作用的药物。

4. 使药 含义有二,一是引经药,即引导方中药物直达病所的药物;二是调和药,即调和方中诸药性能、协调诸药相互作用的药物。

方剂中药物的君、臣、佐、使设定,主要是以所选药物在方中所起作用的主次地位为依据。临证遣药组方并没有固定的模式,既不是每一种意义的臣、佐、使药都必须具备,也不是每味药只任一职。但是,君药是方剂中的核心部分,不可缺少。现结合病证,以麻黄汤为例进一步说明君、臣、佐、使的含义及其具体运用。

麻黄汤主治外感风寒表实证,根据恶寒发热、头疼身痛、无汗而喘、舌苔薄白、脉浮紧等临床表现,辨证为风寒束表、肺气失宣,治疗从发汗解表、宣通肺气立法。其方义分析如下。

君药——麻黄 辛,温;发汗解表以散风寒,宣发肺气以平咳喘。

臣药——桂枝 辛,甘,温;解肌发表助君药发汗,温通经脉解头身疼痛。

佐药——苦杏仁 苦,平;降利肺气以助麻黄平喘,性温润助麻桂解表。

使药——炙甘草 甘,温;调和诸药,制约麻桂峻猛发汗之力。

通过对麻黄汤的分析,可知遣药组方时不仅要针对病机、根据治法考虑配伍用药的合理性,而且还要按照方剂结构要求进行周密设计,做到主次分明、层次清楚、结构严谨。由此可见,"以法统方"与"君臣佐使"理论是辩证统一的关系,前者是指导遣药组方的原则,是保证方剂疗效能针对病机、切合病情的基本前提;后者是组方的结构和形式,是体现治法、确保疗效的手段。

二、组成变化

方剂按照一定结构组成后,在临床运用过程中还必须根据病证的不同阶段,病情的轻重缓急,患者的不同年龄、性别、职业以及气候和地理环境做相应的加减变化,才能切合病情,提高疗效。成方的变化运用,归纳起来主要有以下三种形式。

（一）药味加减的变化

药物是决定方剂功用的主要因素。当方剂中的药物增加或减少时,必然要使方剂组成的配伍关系发生变化,并由此导致方剂功用的改变。这种变化主要用于临床选用成方,其目的是使之更加适合变化了的病情需要。必须指出,在此所指的药味增减的变化，是指在主病、主证、基本病机及君药不变的前提下，改变方中的次要药物，以适应变化了的病情需要，即我们常说的"随证加减"。例如桂枝汤，该方由桂枝、芍药、生姜、大枣、甘草五味药组成，具有解肌发表、调和营卫之功，主治外感风寒表虚证，见有头痛发热、汗出恶风、脉浮缓或浮弱、舌苔薄白等症。若在此证候基础上，兼有宿疾喘息，则可加入厚朴以下气除满、苦杏仁降逆平喘（即桂枝加厚朴杏子汤）；若在桂枝汤证基础上，因风邪阻滞太阳经脉，以致津液不能敷布，经脉失去濡养，而见项背强而不舒者，可加葛根解肌舒筋（桂枝加葛根汤）；又如桂枝汤证因误下而兼见胸满，此时桂枝汤证仍在者，因方中芍药之酸收，不利于胸满，则当减去芍药，以专于解肌散邪（桂枝去芍药汤）。

上述三例都是在主病（太阳中风）、主证（恶风、发热、自汗）、君药（桂枝）不变的前提下，改变方中的次要药物（臣、佐药等），以适合兼证变化的需要。由此可见，在选用成方加减时，一定要注意所治病证的病机、主证都与原方基本相符，否则是不相宜的。还有一点，即对成方加减时，不可减去君药，否则就不能说是某方加减，而是另组新方了。

▶ **课堂讨论**

小建中汤
组成：桂枝9g　甘草6g　大枣6枚　芍药18g　生姜9g　胶饴30g
功用：温中补虚，和里缓急。
主治：中焦虚寒，肝脾不和证。

桂枝汤
组成：桂枝、芍药、生姜、甘草（炙）各9g　大枣（切）3枚
功用：解肌发表，调和营卫。
主治：外感风寒表虚证。

分析、讨论并回答：桂枝汤和小建中汤属不属于方剂组成变化？

（二）药量增减的变化

药物的用量直接决定药力的大小。某些方剂中用量比例的变化还会改变方剂的配伍关系，从而可能改变该方功用和主治证候的主要方面。例如小承气汤与厚朴三物汤（表10-1）。

表 10-1　小承气汤与厚朴三物汤

方剂名称	方药的配伍			主治
	君	臣	佐　使	
小承气汤	大黄四两	枳实三枚	厚朴二两	阳明腑实证（热证），潮热谵语，大便秘结，腑痛拒按
厚朴三物汤	厚朴八两	枳实五枚	大黄四两	气滞便秘证（气闭），脘腹满痛不减，大便秘结

（三）剂型更换的变化

中药制剂种类较多，各有特点。由于剂型不同，在作用上也有区别。如理中丸是用治脾胃虚寒的方剂，若改为汤剂内服，则作用快而力峻，适用于证情较急重者；反之，若证情较轻或缓者，不能急于求效，则可以改汤为丸，取丸剂作用慢而力缓，所以《伤寒论》中理中丸（人参、白术、干姜、甘草各等分）服法中指出"然不及汤"。这种以汤剂易为丸剂，意取缓治的方式，在方剂运用中极为普遍。此外，由于剂型的选择常决定于病情的需要和药物的特点，所以剂型更换的变化，有时也能改变方剂的功效和主治。又如《金匮要略》所载桂枝茯苓丸原为治疗瘀阻胞宫证而设，功能活血祛瘀、缓消癥块；但《济阴纲目》将本方改为汤剂，易名催生汤，改用于产妇临产，见腹痛、腰痛而胞浆已下时服，有催生之功。

上述药味、药量、剂型等的变化形式，可以单独应用，也可以相互结合使用，有时很难截然分开。但通过这些变化，能充分体现出方剂在临床中的具体运用特点。只有掌握这些特点，才能制裁随心，以应万变之病情，从而达到预期的治疗目的。

第三节　常用剂型

在方剂组成之后，根据病情的需要、药物的性能以及给药的途径，将原料药加工制成适宜的形态，称为剂型。合适的剂型能发挥药物的最佳疗效，减少毒副作用，便于使用、贮存和运输。

中药剂型种类较多。传统剂型有汤剂、丸剂、散剂、膏剂、丹剂、酒剂、糖浆剂、锭剂、露剂、胶剂、茶剂、棒剂、栓剂、曲剂、糊剂、糕剂、洗搽剂、油剂、线剂（药线）、条剂（药捻）、熨剂、烟剂、药香等；现代创新制剂有片剂、颗粒剂、胶囊剂、滴丸剂、合剂、酊剂、气雾剂、灌肠剂、膜剂（薄膜剂）、眼用制剂（洗眼剂、滴眼剂、眼用软膏）、鼻用制剂（滴鼻剂、喷鼻剂）、海绵剂（灭菌止血）、针剂等。二者共计40多种，其中汤剂、丸剂、散剂、膏剂、丹剂、酒剂、片剂、颗粒剂、合剂、胶囊剂、注射剂等最为常用。

一、汤剂

古称汤液，又称煎剂，是将中药饮片加水或酒浸泡后，再煎煮一定时间，去渣取汁，制成的液体剂型。主要供内服，如麻黄汤、小承气汤等；外用的多作洗浴、熏蒸及含漱。汤剂的特点是吸收快、药效发挥迅速，而且可以根据病情的变化随证加减，能较全面、灵活地照顾到每个患者或各具体病变阶段的特殊性，适用于病证较重或病情不稳定的患者。汤剂的不足之处是服用量大，某些药的有效成分不易煎出或易挥发散失，不适于大量生产，亦不便于携带。

二、散剂

指饮片或提取物经粉碎、均匀混合制成的粉末状制剂，分为内服散剂和外用散剂。内服散剂一般是研成细粉，以温开水冲服，量小者亦可直接吞服，如七厘散；亦有制成粗末，以水煎取汁服者，称为煮散，如银翘散。散剂的特点是制作简便，吸收较快，节省药材，便于服用及携带。外用散剂一般作为外敷，撒疮面或患病部位，如金黄散、生肌散；亦有作点眼、吹喉等用，如八宝眼膏、冰硼散等。应研成极细粉末，以防刺激创面。

三、丸剂

指饮片细粉或提取物加适宜的黏合剂或其他辅料制成的球形或类球形制剂，分为蜜丸、水蜜丸、水丸、糊丸和浓缩丸等类型。丸剂与汤剂相比，吸收较慢，药效持久，节省药材，便于服用与携带。适用于慢性、虚弱性疾病，如六味地黄丸等。但也有丸剂药性比较峻猛，多为芳香类药物与剧毒药物，不宜作汤剂煎服，如安宫牛黄丸等。

四、膏剂

指用水或植物油将药物煎熬浓缩而成的膏状剂型，又称膏方。膏剂分内服和外用两类，内服膏剂又有煎膏、流浸膏、浸膏3种；外用膏剂有软膏、硬膏2种。

1. 煎膏　药物加水反复煎煮，去渣浓缩后，加糖或炼蜜制成稠厚的半流体制剂，又称膏滋。其特点是体积小，含量高，便于服用，口味甜美，有滋润补益作用，一般用于慢性虚弱性患者，有利于较长时间用药，如十全大补膏、八珍益母膏等。

2. 流浸膏　用溶媒浸出药材中的有效成分后，通过低温将部分溶媒蒸发而成的浓度较高的膏状制剂。流浸膏的有效成分含量较酊剂高，因此剂量小，溶媒的副作用也小，如甘草流浸膏、益母草流浸膏等。流浸膏应装在棕色避光容器中，密封贮存于阴凉干燥处。

3. 浸膏　用溶媒将药材的有效成分浸出后，通过低温将溶媒全部蒸发而成的粉状或膏状制剂。浸膏的浓度高、体积小，按干燥程度又分为稠浸膏和干浸膏两种。稠浸膏为半固体状制品，多供制片剂或丸剂用，如毛冬青浸膏等。干浸膏为干燥粉状制品，可直接冲服或装入胶囊服用，如甘草浸膏、刺五加浸膏等。浸膏应装在密闭容器中，避光贮存于阴凉处。

4. 软膏　由药物细粉和适宜的基质混合制成，涂在皮肤、黏膜或创面的外用半固体制剂，又称药膏。软膏可使药物在局部被缓慢吸收而持久发挥疗效，或起保护、滑润皮肤的作用，适用于外科疮疡疖肿、烧烫伤等。常用软膏如金黄膏、生肌玉红膏等。软膏应贮存在锡管内，或棕色广口瓶、瓷罐等密封容器中，放在阴凉干燥处。

5. 硬膏　将药物溶解或混合于黏性基质中，预先涂在裱褙材料上，供贴敷于皮肤使用的外用制剂，又称膏药，古称薄贴。在常温时为坚韧固体，用前预热软化，再粘贴在皮肤上。硬膏外用具有消肿止痛、去腐生肌、祛风散寒、舒筋活络、通络止痛等作用，可用于治疗局部或全身性疾病，如疮疡肿毒、跌打损伤、风湿痹证以及腰痛、腹痛等，如狗皮膏、万应膏、止痛膏等。有些硬膏贴敷在穴位上则兼有针灸穴位的某些疗效，如咳喘膏、复方百部膏。硬膏的优点是药效持久、用法简单、携带和贮存方便。但疗效缓慢，黏度失宜时易污染衣物。

五、丹剂

丹剂并非一种固定的剂型，内服丹剂有丸剂，也有散剂，每以药品贵重或药效显著而名之曰丹，如至宝丹、活络丹等。外用丹剂亦称丹药，是以某些矿物类药材高温烧炼制成的不同结晶形状的制品。常研粉涂撒疮面，亦可制成药条、药线和外用膏剂，主要用于外科的疮疡、痈疽、瘿瘤等病。

六、颗粒剂

指提取物与适宜的辅料或饮片细粉制成具有一定粒度的颗粒状制剂，分为可溶颗粒、混悬颗粒和泡腾颗粒。颗粒剂具有作用迅速、味道可口、体积较小、服用方便等特点，深受患者欢迎。常用的有感冒退热颗粒、板蓝根颗粒等。

七、合剂

指饮片用水或其他溶剂，采用适宜方法提取、纯化、浓缩制成的内服液体制剂。单剂量灌装者也可称"口服液"。该制剂具有剂量较少、吸收较快、服用方便、口感适宜等优点。如藿香正气口服液、银黄口服液等。

八、注射剂

指饮片经提取、纯化后制成的供注入人体内的溶液、乳状液及供临用前配成溶液的粉末或浓溶液的无菌制剂。具有剂量准确、药效迅速、适于急救、不受消化系统影响的特点，对于神志昏迷，难于口服用药的患者尤为适宜，如清开灵注射液、生脉注射液等。

九、栓剂

古称坐药或塞药，是指提取物或饮片细粉与适宜基质制成供腔道给药的固体制剂。在局部起通便、止痛、止痒、抗菌消炎的作用，也可用以治疗全身性疾病。它的特点是通过直肠（也有用于阴道）黏膜吸收，有50%～70%的药物不经过肝脏而直接进入大循环，一方面减少药物在肝脏中的"首过效应"，同时减少药物对肝脏的毒性和副作用，还可以避免胃肠液对药物的影响及药物对胃黏膜的刺激作用。婴幼儿直肠给药尤为方便。常用的有小儿解热栓、消痔栓等。

以上剂型，各有特点，临证应根据病情与方剂特点酌情选用。

现代药剂学推动方剂制剂新发展

现代药剂学在经历了物理药剂学、生物药剂学和临床药剂学三个阶段后，逐渐吸收了系统工程理论的思想，于20世纪末进入了药物传递系统（drug delivery system，DDS）的新时代。药物传递系统主要包括口服缓控释给药系统、经皮给药系统、靶向给药系统。近20年来，这些系统在理论研究、剂型设计及制备方法等方面都得到迅速发展。随着天然药物活性成分及复方疗效的物质基础研究的不断深入，方剂药物制剂必将在此领域进行大胆的尝试。方剂药物剂型的发展必将在提高常规剂型质量的基础上，充分运用现代药剂学的最新研究成果，不断移植、完善和发展中药方剂的药物传递系统。

第四节　常用方剂与中成药

一、常用方剂

方剂是在辨证论治确定治法之后，选择合适的药物，酌定用量，按照组成结构的要求（君、臣、佐、使），妥善配伍而成。方剂是中医辨证施治的具体体现，是临床治病的重要手段。常用方剂见表10-2。

表 10-2　常用方剂表

方剂类型	方剂名	组成	功效	主治	方歌
解表剂	麻黄汤	麻黄，桂枝，苦杏仁，甘草	发汗解表，宣肺平喘	用于外感风寒表实证	麻黄汤中用桂枝，杏仁甘草四般施。发热恶寒头项痛，喘而无汗宜服之
	桂枝汤	桂枝，芍药，生姜，大枣，甘草	解肌发表，调和营卫	用于外感风寒。头痛发热，汗出恶风，苔白不渴，脉浮缓或浮弱者	桂枝汤治太阳风，芍药甘草姜枣同。解肌发表调营卫，表虚有汗此为功

方剂类型	方剂名	组成	功效	主治	方歌
解表剂	银翘散	金银花，连翘，桔梗，薄荷，淡竹叶，甘草，荆芥，淡豆豉，牛蒡子（炒）	辛凉解表，清热解毒	用于风热感冒，发热头痛，口干咳嗽，咽喉疼痛，小便短赤	银翘散主上焦疴，竹叶荆牛豉薄荷。甘桔芦根凉解法，清疏风热煮无过
泻下剂	大承气汤	大黄，厚朴，枳实，芒硝	峻下热结	用于治疗阳明腑实证。症见大便不通，频转矢气，脘腹痞满，腹痛拒按，按之则硬，甚或潮热谵语，手足汗出。舌苔黄燥起刺，或焦黑燥裂，脉沉实	大承气汤用硝黄，配伍枳朴泻力强。痞满燥实四症见，峻下热结宜此方。去硝名曰小承气，便鞕痞满泻热良。调胃承气硝黄草，便秘口渴急煎尝
泻下剂	麻子仁丸	火麻仁，白芍（炒），枳实（炒），大黄，厚朴（姜炙），苦杏仁	润肠泄热，行气通便	用于肠热津亏便秘证。症见大便干结，小便频数，腹部胀满，痔疮便秘。或用于虚人、老人及病后肠燥便秘、习惯性便秘	麻子仁丸治脾约，大黄枳朴杏仁芍。胃热津黏便难解，润肠通便功效高
和解剂	小柴胡汤	柴胡，黄芩，党参，半夏（姜制），甘草，生姜，大枣	和解少阳	用于伤寒少阳证。症见寒热往来，胸胁苦满，默默不欲饮食，心烦喜呕，口苦咽干，舌苔薄白，脉弦	小柴胡汤和解供，半夏人参甘草从。更用黄芩加姜枣，少阳百病此为宗

方剂类型	方剂名	组成	功效	主治	方歌
和解剂	逍遥散	柴胡，白芍，当归，茯苓，白术，甘草	疏肝解郁，健脾和营	主治肝郁血虚，而致两胁作痛，寒热往来，头痛目眩，口燥咽干，神疲食少，月经不调，乳房作胀，脉弦而虚者	逍遥散用归芍柴，苓术甘草姜薄偕。疏肝养血兼理脾，丹栀加入热能排
清热剂	龙胆泻肝丸	龙胆，柴胡，黄芩，栀子，泽泻，木通，车前子，当归，地黄，炙甘草	清肝胆，利湿热	用于肝胆湿热，头晕目赤，耳鸣耳聋，胁痛口苦，尿赤，湿热带下	龙胆泻肝栀芩柴，生地车前泽泻偕。木通甘草当归合，肝经湿热力能排
	左金丸	黄连，吴茱萸	泻火疏肝，和胃止痛	用于肝火犯胃，脘胁疼痛，口苦嘈杂，呕吐酸水，不喜热饮	左金连茱六一丸，肝火犯胃吞吐酸。再加芍药名戊己，热泻热痢服之安
温里剂	理中丸	人参，干姜，白术，甘草	温中祛寒，补气健脾	用于脾胃虚寒，呕吐泄泻，胸满腹痛，食欲不振，消化不良，阳虚失血，小儿慢惊等	理中丸主温中阳，甘草人参术干姜。吐利腹痛阴寒盛，或加附子更扶阳
	四逆汤	附子，干姜，甘草	回阳救逆	主治心肾阳衰寒厥证。症见四肢厥逆，恶寒蜷卧，神衰欲寐，面色苍白，腹痛下利，呕吐不渴，舌苔白滑，脉微细	四逆汤中附草姜，四肢厥冷急煎尝。腹痛吐泻脉微细，急投此方可回阳

方剂类型	方剂名	组成	功效	主治	方歌
补益剂	四君子汤	党参，白术（炒），茯苓，炙甘草	益气健脾	用于脾胃气虚证。症见面色㿠白，四肢乏力，食少便溏，舌淡苔白，脉细缓	四君子汤中和义，参术茯苓甘草比。益以夏陈名六君，祛痰补益气虚饵。除却半夏名异功，或加香砂气滞宜
	参苓白术散	人参，白术，茯苓，甘草，山药，白扁豆，莲子，薏苡仁，砂仁，桔梗	益气健脾，渗湿止泻	用于脾胃虚弱夹湿证，症见脘腹胀满，不思饮食，大便溏泻，肢倦乏力，形体消瘦，饮食不化，面色萎黄，舌苔白腻，脉虚缓	参苓白术扁豆陈，莲草山药砂薏仁。桔梗上浮兼保肺，枣汤调服益脾神
	补中益气汤	炙黄芪，炙甘草，党参，当归，陈皮，柴胡，升麻，白术（炒）	补中益气，升阳举陷	用于气虚发热证和气虚下陷证。症见少气懒言，肢倦乏力，面色㿠白，子宫脱垂等	补中参草术归陈，芪得升柴用更神。虚劳内伤功独擅，亦治阳虚外感因
	四物汤	当归，川芎，白芍，熟地黄	补血和血，调经化瘀	用于营血虚滞证。症见惊悸头晕，目眩耳鸣，面色无华，妇女月经量少或经闭，崩中漏下，脐腹作痛，或产后恶露不尽，舌淡，脉弦细等	四物归地芍与芎，营血虚滞此方宗。妇女经病凭加减，临证之时可变通

方剂类型	方剂名	组成	功效	主治	方歌
补益剂	八珍汤	党参，熟地黄，白术（炒），茯苓，甘草，当归，白芍，川芎	补益气血	用于气血两虚。症见面色萎黄，头晕眼花，四肢倦怠，气短懒言，心悸怔忡，食欲不振等	气血双补八珍汤，四君四物合成方。煎加姜枣调营卫，气血亏虚服之康
	六味地黄丸	熟地黄，山茱萸（制），山药，牡丹皮，茯苓，泽泻	滋阴补肾	用于肾阴亏损。症见形体消瘦，腰膝酸软，头晕耳鸣，盗汗遗精，消渴等	六味地黄益肝肾，山药丹泽萸苓掺。更加知柏成八味，阴虚火旺自可煎。养阴明目加杞菊，滋阴都气五味先。肺肾两调金生水，麦冬加入长寿丸
	桂附地黄丸（肾气丸）	熟地黄，山茱萸，山药，泽泻，茯苓，牡丹皮，肉桂，附子（制）	温补肾阳	用于肾阳不足证。症见腰痛脚软，身半以下常有冷感，小便不利或小便反多，舌淡而胖，痰多喘咳等	金匮肾气治肾虚，熟地淮药及山萸。丹皮苓泽加桂附，引火归原热下趋
固涩剂	玉屏风散	防风，黄芪，白术	益气，固表，止汗	主治表虚自汗。汗出恶风，面色㿠白，舌淡苔薄白，脉浮虚。亦治虚人腠理不固，易感风邪	玉屏风散少而精，芪术防风鼎足功。表虚汗出易外感，益气固表又祛风
安神剂	朱砂安神丸	朱砂，黄连，炙甘草，生地黄，当归	镇心安神，清热养血	主治心火亢盛，阴血不足证。失眠多梦，惊悸怔忡，心烦神乱，舌尖红，脉细数	朱砂安神东垣方，归连甘草合地黄。怔忡不寐心烦乱，清热养阴可复康

方剂类型	方剂名	组成	功效	主治	方歌
开窍剂	安宫牛黄丸	牛黄、水牛角浓缩粉、麝香、珍珠、朱砂、雄黄、黄连、黄芩、栀子、郁金、冰片	清热解毒，镇惊开窍	可用于热病、邪入心包、高热惊厥、神昏谵语；中风昏迷及脑炎、脑膜炎、中毒性脑病、脑出血、败血症见上述证候者	安宫牛黄开窍方，芩连栀郁朱雄黄。牛角珍珠冰麝箔，热闭心包功效良
	苏合香丸	苏合香，安息香，冰片，水牛角浓缩粉，麝香，檀香，沉香，丁香，香附，木香，乳香，荜茇，白术，诃子肉，朱砂	芳香开窍，行气止痛	用于中风，中暑，痰厥昏迷，心胃气痛	苏合香丸麝息香，木丁朱乳荜檀襄。牛冰术沉诃香附，中恶急救莫彷徨
理气剂	柴胡疏肝散	陈皮，柴胡，川芎，香附，枳壳，芍药，甘草	疏肝理气，活血止痛	主治肝气郁滞证。胁肋疼痛，胸闷善太息，情志抑郁易怒，或嗳气，脘腹胀满，脉弦	柴胡疏肝芍川芎，枳壳陈皮草香附。疏肝行气兼活血，胁肋疼痛立能消
	苏子降气汤	紫苏子，半夏，当归，甘草（炙），前胡，厚朴，肉桂	降气平喘，祛痰止咳	主治咳喘证。症见痰涎壅盛，咳喘短气，胸膈满闷，或腰痛脚软，或肢体浮肿，舌苔白滑或白腻，脉弦滑	苏子降气半夏归，前胡桂朴草姜随。上实下虚痰嗽喘，或加沉香去肉桂

方剂类型	方剂名	组成	功效	主治	方歌
理血剂	血府逐瘀汤	桃仁，红花，当归，生地黄，牛膝，川芎，桔梗，赤芍，枳壳，甘草，柴胡	活血化瘀，行气止痛	主治胸中血瘀证。胸痛，头痛，日久不愈，痛如针刺而有定处，或呃逆日久不止，或饮水即呛，干呕，或心悸怔忡，失眠多梦，急躁易怒，入暮潮热，唇暗或两目暗黑，舌质暗红，或舌有瘀斑、瘀点，脉涩或弦紧	血府当归生地桃，红花枳壳膝芎饶。柴胡赤芍甘桔梗，血化下行不作痨
祛湿剂	藿香正气散	藿香，大腹皮，半夏，苍术，陈皮，厚朴，白芷，紫苏，茯苓，甘草	解表化湿，理气和中	用于外感风寒，内伤湿滞。症见头痛昏沉，发热恶寒，脘腹胀痛，呕吐腹泻，胸膈满闷	藿香正气腹皮苏，甘桔陈苓术朴俱。夏曲白芷加姜枣，感伤岚瘴并能驱
	五苓散	泽泻，茯苓，猪苓，肉桂，白术	温阳化气，利湿行水	用于阳不化气、水湿内停所致的水肿，症见小便不利、水肿腹胀、呕逆泄泻、渴不思饮	五苓散治太阳府，泽泻白术猪茯苓。温阳化气添桂枝，利便解表治水停
	独活寄生汤	独活，桑寄生，杜仲，牛膝，细辛，秦艽，茯苓，肉桂心，防风，川芎，人参，甘草，当归，芍药，干地黄	祛风湿，止痹痛，益肝肾，补气血	主治痹证日久，肝肾两虚，气血不足证。腰膝疼痛、痿软，肢节屈伸不利，或麻木不仁，畏寒喜温，心悸气短，舌淡苔白，脉细弱	独活寄生艽防辛，芎归地芍桂苓均。杜仲牛膝人参草，冷风顽痹屈能伸

方剂类型	方剂名	组成	功效	主治	方歌
祛痰剂	二陈汤	半夏（制），陈皮，茯苓，生姜，乌梅，甘草	燥湿化痰，理气和中	用于湿痰证。症见咳嗽痰多，色白易咯，胸膈痞满，恶心呕吐，肢体倦怠，或头晕心悸，舌苔白润，脉滑	二陈汤用半夏陈，益以茯苓甘草臣。利气和中燥湿痰，煎加生姜与乌梅
消食剂	保和丸	焦山楂，炒六神曲，制半夏，茯苓，陈皮，连翘，炒莱菔子，炒麦芽	消食，导滞，和胃	用于食积停滞，脘腹胀满，嗳腐吞酸，不欲饮食	保和神曲与山楂，苓夏陈翘菜菔加。炊饼为丸白汤下，方中亦可加麦芽
消食剂	健脾丸	白术，木香，黄连，甘草，白茯苓，人参，神曲，陈皮，砂仁，麦芽，山楂，山药，肉豆蔻	健脾和胃，消食止泻	用于脾胃虚弱，脘腹胀满，食少便溏	健脾参术苓草陈，肉蔻香连和砂仁。楂肉山药曲麦炒，消补兼施此方寻

二、常用中成药

中成药是以中医药理论为基础，以中药材为原料，按照法定的处方标准加工制成的具有一定质量规格的中药制剂成品。中成药属于"成品制剂"，是从方剂的成方中衍生而来。它的组成、主治、剂型规格、用法用量都是固定不变的，既可经医生诊治后处方给药，也可由患者根据自己的病情、经验直接购买。常用中成药见表10-3。

表 10-3 常用中成药表

类别	中成药名	功效	应用	用法用量	使用注意
感冒类中成药	感冒清热颗粒	疏风散寒，解表清热	用于风寒感冒，症见头痛发热，恶寒身痛，鼻流清涕，咳嗽咽干	口服。1次1袋，1日2次	风热感冒及阴虚内热者不宜使用，严重肝肾功能不全者禁用
	正柴胡饮颗粒	发散风寒，解热止痛	用于外感风寒，症见发热、恶寒、无汗、头痛等。流感初起、轻度上呼吸道感染见上述症状者	口服。1次10g或3g（无蔗糖），1日3次	风热感冒及阴虚内热者不宜使用，严重肝肾功能不全者禁用
	银翘解毒丸	辛凉解表，清热解毒	用于风热感冒，症见发热头痛、咳嗽咽干、咽喉疼痛	口服。1次6g，1日2～3次	用芦根汤或温开水送服
	双黄连口服液	疏风解表，清热解毒	用于外感风热所致的感冒，症见发热、咳嗽、咽痛	口服。1次20ml，1日3次	风寒感冒不适用。脾胃虚寒者，症见腹痛、喜暖、泄泻者慎用
	藿香正气水	解表化湿，理气和中	用于外感风寒、内伤湿滞或者夏伤所导致的吐泻、头身重、脘腹胀满等症；胃肠型感冒	口服。1次5～10ml，1日2次，用时摇匀	外感风热所致的感冒及阴虚火旺者不宜使用
	连花清瘟胶囊	清瘟解毒，宣肺泄热	用于治疗流行性感冒属热毒袭肺证，症见发热，恶寒，肌肉酸痛，鼻塞流涕，头痛	口服。1日4粒，1日3次	风寒感冒者不适用，不宜在服药期间同时服用滋补性中药

类别	中成药名	功效	应用	用法用量	使用注意
感冒类中成药	九味羌活丸	疏风解表，散寒除湿	用于外感风寒挟湿所致感冒，症见恶寒、发热、头重而痛、肢体酸痛	口服。一次3～4.5g，一日2次，宜用姜葱汤送服	本方为辛温之剂，故风热表证不宜使用
	保济丸	解表，祛湿，和中	用于暑湿感冒，症见发热头痛、腹痛腹泻、恶心呕吐	口服。1次1.85～3.7g，1日3次	外感燥热者不宜服用，不宜在服药期间服用滋补性药品
	参苏丸	益气解表，疏风散寒，祛痰止咳	用于身体虚弱感受风寒所致感冒，症见恶寒发热、头痛鼻塞、咳嗽痰多等	口服。1次6～9g，1日2～3次	寒湿证者慎用，单纯痰热型咳嗽气喘者不宜使用
	板蓝根颗粒	清热解毒，凉血利咽	用于肺胃热盛所致的咽喉肿痛、口咽干燥；急性扁桃体炎见上述证候者	口服。1次5～10g，或1次3～6g；1日3～4次	避风寒，忌生冷、油腻饮食
	防风通圣丸	解表通里，清热解毒	用于外寒内热，表里俱实，恶寒壮热，头痛咽干，小便短赤，大便秘结	口服。1次6g，1日2次	虚寒证者不宜用。孕妇慎用。不宜久服，服药期间忌油腻、鱼虾海鲜类食物
	玉屏风口服液	益气，固表，止汗	用于表虚不固，自汗恶风，倦怠乏力，面白舌淡或体虚易感风邪者	口服。每次10ml，每日3次	避风寒，忌生冷，油腻饮食

类别	中成药名	功效	应用	用法用量	使用注意
感冒类中成药	银黄颗粒	清热疏风，利咽解毒	用于外感风热，肺胃热盛所致的咽干、咽痛、喉核肿大、口渴、发热；急慢性扁桃体炎，急慢性咽喉炎	开水冲服。1次4～8g，1日2次	忌烟酒、辛辣、鱼腥食物，阴虚火旺者、脾气虚寒、大便溏泄者慎用。不宜在服药期间同时服用滋补性中药
	抗病毒口服液	清热解毒	用于上呼吸道感冒（病毒性感冒）	口服。每次10ml，1日3次	风寒感冒，脾胃虚寒者忌服
	通宣理肺丸	解表化饮，止咳平喘	用于风寒束表、肺气不宣所致的感冒咳嗽，症见发热、恶寒、咳嗽、鼻塞流涕、头痛、无汗、肢体酸痛	口服。1次6g或1次13g，1日2～3次	风热咳喘及正气不足的虚喘不宜使用。阴虚干咳无痰者禁用
咳嗽类中成药	急支糖浆	清热化痰，宣肺止咳	用于治疗急性支气管炎感冒后咳嗽，慢性支气管炎急性发作等呼吸系统疾病	口服。1次20～30ml，1日3～4次，小儿酌减	服药期间忌食辛辣燥热性食品，咳嗽属寒者忌服。孕妇忌用。糖尿病患者禁服
	橘红丸	清肺，化痰，止咳	用于痰热咳嗽，痰多，色黄黏稠，胸闷口干	口服。水蜜丸1次7.2g，小蜜丸1次12g，大蜜丸1次2丸或1次4丸，1日2次。饭后服用；儿童减半	忌食辛辣、油腻食物

类别	中成药名	功效	应用	用法用量	使用注意
咳嗽类中成药	止嗽定喘口服液	辛凉宣泄，清肺平喘	用于表寒里热，身热口渴，咳嗽痰盛，喘促气逆，胸膈满闷；急性支气管炎见上述证候者	口服。1次10ml，1日2～3次；小儿酌减	高血压、糖尿病患者慎用
	复方鲜竹沥液	清热化痰，止咳	本品用于痰热咳嗽，痰黄黏稠，难以咯出	口服。1次20ml，1日2～3次；小儿酌减	寒证，湿热忌用
	川贝枇杷糖浆	清热化痰，宣肺止咳	用于风热犯肺、痰热内阻所致的咳嗽痰黄或咯痰不爽、咽喉肿痛、胸闷胀痛；感冒、支气管炎见上述证候者	口服。1次10ml，1日3次	忌生冷、油腻食物。外感风寒咳嗽者、糖尿病患者忌用
	罗汉果止咳颗粒	祛痰止咳	用于风热感冒咳嗽，支气管炎咳嗽痰黄者	冲服。每次1袋，每日2次，小儿酌减	非上证引起的咳嗽慎用
头痛类中成药	川芎茶调丸	疏风止痛	用于外感风邪所致的头痛或有恶寒、发热、鼻塞	饭后清茶送服。水丸1次3～6g，1日2次；浓缩丸1次8丸，1日3次；散剂1次3～6g,1日2次；颗粒剂1次7.8g，1日2次；片剂1次4～6片，1日3次	久病气虚、血虚、肝肾不足、肝阳上亢所致的头痛不宜应用。孕妇慎服。不宜多服、久服。服药期间忌辛辣、油腻。本病多因起居不慎，坐卧当风所致，因此体虚时洗浴和睡卧之处应避免受风

类别	中成药名	功效	应用	用法用量	使用注意
头痛类中成药	龙胆泻肝丸	清肝胆，利湿热	用于肝胆湿热所致的头晕目赤，耳鸣耳聋，耳部疼痛，胁痛口苦	口服。1次1～2丸，1日2次	孕妇慎用。方中药多苦寒，易伤脾胃，对脾胃虚寒和阴虚阳亢之证，皆非所宜
	正天丸	疏风活血，养血平肝，通络止痛	用于外感风邪，瘀血阻络，血虚失养，肝阳上亢引起的偏头痛、紧张性头痛、神经性头痛、颈椎病型头痛、经前头痛	口服。1次6g，1日2～3次，15日为1个疗程	不宜长期服用。高血压、心脏病患者，过敏体质者也不宜服用
	明目上清片	清热散风，明目止痛	暴发火眼，红肿作痛，头晕目眩，眼边刺痒，大便燥结，小便赤黄	口服。1次4片，1日2次	用药期间忌辛辣、油腻之品。年老体弱、白内障患者慎用。脾胃虚寒者不宜用。孕妇禁用
	藿胆丸	清热化浊，宣通鼻窍	风寒化热，胆火上攻引起的鼻塞，鼻渊头痛	口服。1次3～6g，1日2次	用药期间忌烟酒、辛辣、油腻之品。脾虚、大便溏泄者及孕妇慎用。虚寒证者不宜用

类别	中成药名	功效	应用	用法用量	使用注意
胃痛类中成药	香砂养胃丸	温中和胃	用于胃阳不足、湿阻气滞所致的胃痛、痞满，症见胃痛隐隐，脘闷不舒，呕吐酸水，嘈杂不适，不思饮食，四肢倦怠	口服。1次9g，1日2次	忌食生冷油腻物
	小建中合剂	温中补虚，缓急止痛	用于脾胃虚寒，脘腹疼痛，喜温喜按，嘈杂吞酸，食少；胃及十二指肠溃疡见上述证候者	口服。1次20~30ml，1日3次，用时摇匀	阴虚火旺等有内热者不宜使用
	附子理中丸	温中健脾	用于脾胃虚寒，脘腹冷痛，呕吐泄泻，手足不温	口服。水蜜丸1次6g，大蜜丸1次1丸，1日2~3次	孕妇慎用
	越鞠丸	理气解郁，宽中除满	胸脘痞闷，腹中胀满，饮食停滞，嗳气吞酸	口服。1次6~9g，1日2次	虚证郁滞者不宜单用
	五苓散	温阳化气，利湿行水	用于小便不利，水肿腹胀，呕逆泄泻，烦渴饮水或水入则吐	口服。1次6~9g，1日2次	肾亏脾损小便已利者及属于阴虚津液不足者不用。温病高热伤津者慎用
	平胃丸	燥湿健脾，宽胸消胀	脾胃湿盛，不思饮食，脘腹胀满，恶心呕吐，吞酸嗳气	口服。1次6g，1日2次，饭前服用	本方味苦辛燥，易伤阴血，脾虚及阴虚、热证忌服。孕妇慎服

类别	中成药名	功效	应用	用法用量	使用注意
胃痛类中成药	复方陈香胃片	行气和胃，制酸止痛	气滞型胃脘疼痛，脘腹痞满，嗳气吞酸等症；胃及十二指肠溃疡、慢性胃炎见上述症状属气滞证者	口服。1次4片，1日3次	吐血证慎服
	复方田七胃痛胶囊	制酸止痛，理气化瘀，温中健脾，收敛止血	肝脾胃气机郁滞，瘀血阻络或瘀血痰浊阻络证之胃脘痛、胃酸过多、胃溃疡、十二指肠球部溃疡及慢性胃炎	口服。1次3～4粒，1日3次。维持用量：症状消失后，继续用药15天，1次2粒，1日2次	忌食生冷油腻食物
消食类中成药	保和丸	消食，导滞，和胃	用于食积停滞，脘腹胀满，嗳腐吞酸，不欲饮食	口服。水丸1次6～9g，大蜜丸1次1～2丸，1日2次，小儿酌减	本方属攻伐之剂，故不宜久服
	枳实导滞丸	消积导滞，清利湿热	用于饮食积滞、湿热内阻所致的脘腹胀痛，不思饮食，大便秘结，痢疾里急后重	口服。1次6～9g，1日2次	泄泻无积滞及孕妇均不宜使用
	大山楂丸	开胃消食	食积内停所致的食欲不振，消化不良，脘腹胀满	口服。1次1～2丸，1日1～3次，小儿酌减	不宜在服药期间同时服用滋补性中药。脾胃虚弱、无积滞而食欲不振者不宜服用

类别	中成药名	功效	应用	用法用量	使用注意
	健脾丸	健脾开胃	脾胃虚弱，脘腹胀满，食少便溏	口服。小蜜丸1次9g，大蜜丸1次1丸，1日2次。小儿酌减	不宜在服药期间同时服用滋补性中药
	健胃消食片	健胃消食	脾胃虚弱所致的食积，症见不思饮食，嗳腐酸臭，脘腹胀满；消化不良见上述证候者	口服。1次4～6片，1日3次。小儿酌减	孕妇禁用。湿热内盛者慎用
消食类中成药	龙牡壮骨颗粒	强筋壮骨，和胃健脾	小儿多汗，夜惊，食欲不振，消化不良，发育迟缓等症。预防小儿佝偻病、软骨病	开水冲服。2岁以下1次5g，2～7岁1次7g，7岁以上1次10g，1日3次	感冒发热时忌服
	摩罗丹	和胃降逆，健脾消胀，通络定痛	慢性萎缩性胃炎及胃疼、胀满、痞闷、纳呆、嗳气、烧心等症	口服。大蜜丸1次1～2丸，小蜜丸1次55～110粒，1日3次，饭前用米汤或温开水送下，或遵医嘱	忌食刺激性食物及饮料。孕妇慎用
	木香槟榔丸	行气导滞，泻热通便	湿热内停，赤白痢疾，里急后重，胃肠积滞，脘腹胀痛，大便不通	口服。1次3～6g，1日2～3次	孕妇禁用

类别	中成药名	功效	应用	用法用量	使用注意
腹泻类中成药	藿香正气胶囊（丸）	芳香化湿，解表散寒	用于外感风寒，内伤湿滞，头痛昏重，胸膈痞闷，脘腹胀痛，呕吐泄泻	口服。胶囊，1次4粒，1日2次；丸剂，1次8丸，1日3次	忌烟、酒及辛辣、生冷、油腻食物，饮食宜清淡
	香连丸	清热化湿，行气止痛	用于大肠湿热所致的痢疾，症见大便脓血、里急后重、发热腹痛、肠炎、细菌性痢疾等	口服。1次3~6g，1日2~3次；小儿酌减	忌烟、酒及辛辣、生冷、油腻食物，饮食宜清淡
	加味香连丸	清热祛湿，化滞止痛	用于大肠湿热所致的痢疾，症见大便脓血，腹痛下坠，里急后重	口服。1次6g，1日3次	忌烟、酒及辛辣、生冷、油腻食物，饮食宜清淡
	六君子丸	补脾益气，燥湿化痰	用于脾胃虚弱泄泻，食量不多，气虚痰多等	口服。1次9g，1日2次	忌烟、酒及辛辣、生冷、油腻食物，饮食宜清淡
	葛根芩连丸	解肌透表，清热解毒，利湿止泻	用于湿热蕴结所致的泄泻腹痛，便黄而黏，肛门灼热	口服。1次3g；小儿1次1g，1日3次；或遵医嘱	忌烟、酒及辛辣、生冷、油腻食物，饮食宜清淡
	痛泻宁颗粒	柔肝缓急，疏肝行气，理脾运湿	用于肝气犯脾所致的腹痛、腹泻、腹胀、腹部不适等症，肠易激综合征（腹泻型）等见上述证候者	口服。1次5g，1日3次	忌烟、酒及辛辣、生冷、油腻食物，饮食宜清淡

类别	中成药名	功效	应用	用法用量	使用注意
腹泻类中成药	逍遥丸	疏肝健脾，养血调经	用于肝郁脾虚所致的郁闷不舒、胸胁胀痛、头晕目眩、食欲减退、月经不调	口服。1次9g，1日3次	忌烟、酒及辛辣、生冷、油腻食物，饮食宜清淡
	四神丸	温肾散寒，涩肠止泻	用于肾阳不足所致的泄泻，症见肠鸣腹胀，五更溏泄，食少不化，久泻不止，面黄肢冷	口服。水蜜丸1次9g，1日2~3次	忌烟、酒及辛辣、生冷、油腻食物，饮食宜清淡
	固本益肠片	健脾温肾，涩肠止泻	用于脾肾阳虚所致的泄泻，症见腹痛绵绵，大便清稀或有黏液，食少腹胀；慢性肠炎见上述证候者	口服。1次8片，1日3次	忌烟、酒及辛辣、生冷、油腻食物，饮食宜清淡
	人参健脾丸	健脾益气，和胃止泻	用于脾胃虚弱所致的饮食不化，脘闷嘈杂，恶心呕吐，腹痛便溏，不思饮食，体弱倦怠	口服。1次9g，1日2次	忌烟、酒及辛辣、生冷、油腻食物，饮食宜清淡
	补脾益肠丸	补中益气，健脾和胃，涩肠止泻	脾胃虚弱泄泻	口服。1次9g，1日1~2次	忌烟、酒及辛辣、生冷、油腻食物，饮食宜清淡
	附子理中丸	温中健脾	肾阳虚衰之泄泻	口服。1次8片，1日3次，小儿酌减或遵医嘱	忌烟、酒及辛辣、生冷、油腻食物，饮食宜清淡

类别	中成药名	功效	应用	用法用量	使用注意
腹泻类中成药	固肠止泻胶囊	调和肝脾，涩肠止痛	久泻，虚实夹杂	口服。1次4g(36粒)，1日3次	忌烟、酒及辛辣、生冷、油腻食物，饮食宜清淡
	结肠炎丸	调和肝脾，涩肠止痛	久泻，虚实夹杂	口服。1次4g(36粒)，1日3次	忌烟、酒及辛辣、生冷、油腻食物，饮食宜清淡
	结肠宁	活血化瘀，清肠止泻	久泻，虚实夹杂	灌肠用	忌烟、酒及辛辣、生冷、油腻食物，饮食宜清淡
	肠炎宁片	清热利湿，行气	用于湿热伤中泄泻	口服。1次3～4片，1日3～4次	忌烟、酒及辛辣、生冷、油腻食物，饮食宜清淡
便秘类中成药	麻仁丸	泻热导滞，润肠通便	肠胃积热（热秘）	口服。水蜜丸1次6g，小蜜丸1次9g，大蜜丸1次1丸，1日1～2次	孕妇忌服；体虚、老人、血亏津枯者不宜用
	麻仁润肠丸	泻热导滞，润肠通便	肠胃积热（热秘）	口服。1次1～2丸，1日2次	孕妇忌服
	通便灵胶囊	泻热导滞，润肠通便	肠胃积热（热秘）	口服。1次5～6粒，1日1次	服药期间忌食生冷、辛辣油腻之物
	复方芦荟胶囊	调肝益肾，清热润肠，宁心安神	肠胃积热（热秘）	口服。1次1～2粒，1日1～2次	不宜长期服用，孕妇禁用，哺乳期妇女及肝肾功能不全者慎用
	四磨汤口服液	顺气降逆，消积止痛	气机郁滞（气秘）	口服。成人1次20ml，1日3次，疗程1周；幼儿1次10ml，1日3次，疗程3～5天	孕妇、肠梗阻、肠道肿瘤、消化道术后禁用

类别	中成药名	功效	应用	用法用量	使用注意
便秘类中成药	便秘通	健脾益气，润肠通便	虚性便秘	口服。每次20ml，每日早晚各1次	服药期间忌食生冷、辛辣油腻之物
	半硫丸	温肾通便	虚性便秘	口服。1次3~6g；1日2次	服药期间忌食生冷、辛辣油腻之物
	润肠丸	润肠通便	虚性便秘	口服。1次4丸，1日3次。宜空腹服	孕妇忌服。虚寒性便秘患者不宜服用
	五子润肠丸	润肠通便	虚性便秘	口服。1次1丸，1日2次	孕妇忌服
	金匮肾气丸	温补肾阳，化气行水	虚性便秘	口服。1次20粒（4g）~25粒（5g），1日2次	不宜和外感药同时服用
	右归丸	温补肾阳，填精止遗	虚性便秘	口服。1次1丸，1日3次	服用前应除去蜡皮、塑料球壳；本品可嚼服，也可分份吞服
失眠类中成药	天王补心丸	滋阴养血，补心安神	用于心阴不足，心悸健忘，失眠多梦，大便干燥	口服。1次8丸，1日3次	本品处方中含朱砂，不宜过量久服，肝肾功能不全者慎用
	柏子养心丸	补气，养血，安神	用于心气虚寒，心悸不宁，失眠多梦，健忘	口服。1次6g，1日2次	忌食辛辣腥物，虚寒病人不宜用
	解郁安神颗粒	舒肝解郁，安神定志	用于情志不舒，肝郁气滞等精神刺激所致的心烦，焦虑，失眠，健忘，更年期症候群	开水冲服，1次5g，1日2次	孕妇、哺乳期妇女禁用

类别	中成药名	功效	应用	用法用量	使用注意
失眠类中成药	礞石滚痰丸	降火逐痰	用于实热顽痰，发为癫狂惊悸，或咳喘痰稠，大便秘结	口服。1次6~12g，1日1次	孕妇忌服
	朱砂安神丸	清心养血，镇惊安神	心火偏亢失眠	口服。大蜜丸1次1丸，小蜜丸1次9g，水蜜丸1次6g，1日2次，温开水送服	忌食辛辣、油腻食物。孕妇忌服，不宜多服或久服
	安神胶囊	补血滋阴，养心安神	阴虚火旺失眠	口服。1次4粒，1日3次	忌食辛辣腥物，虚寒病人不宜用
	安神温胆汤	和胃化痰，安神定志	痰热内扰失眠	口服。1次7.5g，1日2次	孕妇忌服
	交通心肾胶囊	交通心肾，补肾益精	心肾不交失眠	口服。1次3粒，1日3次	孕妇、哺乳期妇女禁用
	七叶安神片	清心安神，益气安神	心气不足所致的心悸、失眠	口服，1次50~100mg，1日3次；饭后服	忌烟、酒及辛辣、油腻食物。服药期间要保持情绪乐观，切忌生气恼怒
	舒眠胶囊	疏肝解郁，宁心安神	肝郁伤神所致的失眠症	口服。1次3粒，1日2次，晚饭后临睡前服用	忌烟、酒及辛辣、油腻食物
	百乐眠胶囊	滋阴清热，养心安神	肝郁阴虚型失眠症	口服，1次4粒，1日2次，14天为1个疗程	忌不易消化食物。感冒发热病人不宜服用
	归脾丸	益气健脾，养血安神	心脾两虚失眠	用温开水或生姜汤送服。1次9g（约1瓶盖），1日3次	忌食辛辣腥物，虚寒病人不宜用
	安神补脑液	益气镇惊，安神定志	心胆气虚失眠	口服。1次1支，1日2次	忌食辛辣腥物，虚寒病人不宜用

类别	中成药名	功效	应用	用法用量	使用注意
中风类中成药	安宫牛黄丸	清热解毒，镇惊开窍	用于热病，邪入心包，高热惊厥，神昏谵语；中风昏迷及脑炎、脑膜炎、中毒性脑病、脑出血、败血症见上述证候者	口服。1次1丸，1日1次；小儿3岁以内1次1/4丸，4岁至6岁1次1/2丸，1日1次；或遵医嘱	本品为热闭神昏所设，寒闭神昏不得使用。本品处方中含麝香，芳香走窜，有损胎气，孕妇慎用
	紫雪散	清热开窍，止痉安神	用于热入心包，热动肝风证，症见高热烦躁、神昏谵语、惊风抽搐、斑疹吐衄、尿赤便秘	口服。一次1.5～3g，一日2次；周岁小儿一次0.3g，五岁以内小儿每增一岁递增0.3g，一日1次；五岁以上小儿酌情服用	孕妇禁用。本品含朱砂，不宜过量久服，肝肾功能不全者慎用
	局方至宝丸	清热解毒，开窍镇惊	用于温邪入里，逆传心胞引起的高烧惊厥，烦躁不安，神昏谵语，小儿急热惊风	口服。一次1丸，小儿遵医嘱。本品可嚼服，也可分份吞服	脱证禁用，运动员慎用。
	天麻钩藤颗粒	平肝息风，清热安神	用于肝阳上亢等所引起的头痛、眩晕、耳鸣、眼花、震颤、失眠；高血压见上述证候者	开水冲服，1次5g，1日3次，或遵医嘱	阴虚之动风证忌用
	通络化痰胶囊	活血化瘀，化痰通络	风痰瘀血，痹阻脉络中风	口服。1次3粒，1日3次	孕妇慎用

类别	中成药名	功效	应用	用法用量	使用注意
中风类中成药	牛黄清心丸	清心化痰，镇惊祛风	风痰阻窍	口服。1次1丸，1日1次	孕妇慎用。本品处方中含朱砂、雄黄，不宜过量久服，肝肾功能不全者慎用
	新清宁胶囊	通腑化痰	痰热腑实，风痰上扰中风	口服。1次3~5粒，1日3次	忌烟、酒及辛辣、油腻食物
	脑心通胶囊	益气活血，扶正祛邪	气虚血瘀中风	口服。1次2~4粒，1日3次，或遵医嘱	孕妇禁用
	依康宁（银杏叶片）	活血化瘀，通络	瘀血阻络中风	口服。1次2片，1日3次；或遵医嘱	心力衰竭者，孕妇及过敏质者慎用
	参附注射液	回阳救逆，益气固脱	元气败脱，神明散乱（脱证）中风	肌内注射1次2~4ml，1日1~2次。静脉滴注1次20~100ml（用5%~10%葡萄糖注射液250~500ml稀释后使用）。静脉推注1次5~20ml（用5%~10%葡萄糖注射液20ml稀释后使用）。或遵医嘱	对本品有过敏或严重不良反应病史者禁用。新生儿、婴幼儿禁用

类别	中成药名	功效	应用	用法用量	使用注意
痹证类中成药	小活络丹	祛风散寒，化痰除湿，活血止痛	用于风寒湿邪闭阻、痰瘀阻络所致的痹病，症见肢体关节疼痛，或冷痛，或刺痛，或疼痛夜甚，关节屈伸不利，麻木拘挛	黄酒或温开水送服。大蜜丸1次1丸，小蜜丸1次3g（15丸），1日2次	孕妇禁用
	独活寄生丸	养血舒筋，祛风除湿	用于肝肾两亏、气血不足之风湿久痹、腰膝冷痛、关节不利等症	口服。1次9g，1日2次	严重心、肝、肾功能损害者慎用
	天麻丸	祛风除湿，通络止痛，补益肝肾	用于风湿瘀阻、肝肾不足所致的痹病，症见肢体拘挛、手足麻木、腰腿酸痛	口服。大蜜丸1次1丸，水蜜丸1次6g，1日2～3次	孕妇慎用
	风湿骨痛胶囊	温经散寒，通络止痛	用于寒湿痹阻经络所致的痹证	口服。1次2～4粒，1日2次	本品含毒性药，不可多服；孕妇忌服
	四妙丸	清热利湿	用于湿热下注所致的痹病，症见足膝红肿，筋骨疼痛	口服，1次6g（1次1袋），1日2次	孕妇慎用
	祛风舒筋丸	祛风散寒，除湿活络	风寒湿痹	口服。1次1丸，1日2次	孕妇慎用
	祛风止痛片	祛风寒，补肝肾，壮筋骨	风寒湿邪痹阻、肝肾亏虚所见痹病	口服，1次6片，1日2次	不宜长期过量服用本品

类别	中成药名	功效	应用	用法用量	使用注意
痹证类中成药	湿热痹颗粒	清热消肿，通络定痛	风湿热痹	口服。每次5g，每日3次。温开水冲服	不宜长期过量服用本品
	痹隆清安片	清热消肿，通络定痛	风湿热痹	每次5~7片，每日4次	孕妇慎用
	大活络丸	祛风止痛，除湿豁痰，舒筋活络	痰瘀痹阻	温黄酒或温开水送服。1次1丸，1日1~2次	孕妇忌服
	舒筋活血片	舒筋活络，活血散瘀	痰瘀痹阻	口服。1次5片，1日3次	孕妇忌服
	舒筋健腰丸	养血益气，培补肝肾	久痹正虚	口服。1次5g，1日3次	忌食生冷、油腻食物。感冒时不宜服用
	益肾蠲痹丸	温补肾阳，益肾壮督	久痹正虚	口服。1次8~12g，1日3次	妇女月经期经行量多停用，孕妇禁服。过敏体质和湿热偏盛者慎用本品
	健步壮骨丸	补益肝肾，除湿通络	久痹正虚	口服。1次1丸，1日2次	尚不明确
	追风透骨丸	祛风除湿，通经活络，散寒止痛	风寒湿痹	口服。1次6g，1日2次	属风热痹者及孕妇忌服。请在医生指导下使用
	国公酒	散风祛湿，舒筋活络	风寒湿邪闭阻所致的痹证	口服。1次10ml，1日2次	孕妇忌服
	云南白药膏	活血散瘀，消肿止痛，祛风除湿	跌打损伤，瘀血肿痛，风湿疼痛	外用，贴患处	孕妇禁用
	麝香壮骨膏	镇痛，消炎	风湿痹痛	外用，贴患处	本品为外用药，禁止内服

类别	中成药名	功效	应用	用法用量	使用注意
补虚类中成药	人参保肺丸	益气补肺，止嗽定喘	用于肺气虚弱，津液亏损引起的虚劳久嗽，气短喘促等症	口服。1次2丸，1日2～3次	感冒咳嗽者忌服。另本品含罂粟壳，易成瘾，不宜常服。不宜和感冒药同时服用
	补中益气丸	补中益气，升阳举陷	用于脾胃虚弱，中气下陷所致的体倦乏力，食少腹胀，便溏久泻，肛门下坠	口服。大蜜丸1次1丸，水蜜丸1次6g，1日2～3次	忌不易消化食物，感冒发热病人不宜服用
	参苓白术丸	益气健脾，渗湿止泻	用于脾气虚，症见体倦乏力，食少便溏	口服。1次6g，1日3次	身体壮实不虚者忌服
	右归丸	温补肾阳，填精止遗	用于肾阳不足，命门火衰，腰膝酸冷，精神不振，怯寒畏冷，阳痿遗精，大便溏薄，尿频而清	口服。1次1丸，1日3次	服用前应除去蜡皮、塑料球壳；本品可嚼服，也可分份吞服
	四物片	养血调经	用于血虚所致的面色萎黄，头晕眼花，心悸气短及月经不调	口服。1次4～6片，1日3次	尚不明确
	六味地黄丸	滋阴补肾	用于肾阴亏损，头晕耳鸣，腰膝酸软，骨蒸潮热，盗汗遗精	口服。1次8丸，1日3次	忌辛辣食物

类别	中成药名	功效	应用	用法用量	使用注意
补虚类中成药	八珍丸	补气益血	用于气血两虚，面色萎黄，四肢乏力、食欲不振、月经过多	口服。大蜜丸1次1丸，水蜜丸1次6g，1日2次	忌不易消化食物
	人参归脾丸	益气补血，健脾养心	用于气血不足，心悸，失眠，食少乏力，面色萎黄，月经量少，色淡	口服。1次1丸，1日2次	孕妇忌用。身体壮实不虚者忌服
	十全大补丸	温补气血	用于气血两虚，面色苍白，气短心悸，头晕自汗，体倦乏力，四肢不温	口服。1次6g，1日2次	孕妇忌用。身体壮实不虚者忌服
	大补阴丸	滋阴降火	用于阴虚火旺，潮热盗汗，咳嗽，耳鸣遗精	口服。1次6g，1日2~3次	忌辛辣食物
	知柏地黄丸	滋阴降火	用于潮热盗汗，口干咽痛，耳鸣遗精	口服。大蜜丸1次1丸，水蜜丸1次6g，1日2次	忌辛辣食物
	养胃舒颗粒	扶正固本，滋阴养胃	用于慢性胃炎，胃脘灼热，隐隐作痛	开水冲服，每袋10g，1次1~2袋，1日2次	忌用于胃实热证
	补益资生丸	滋阴补气，调养脾胃	脾胃虚弱	口服。1次2丸，1日2~3次	不宜喝茶和吃萝卜以免影响药效
	附子理中丸	温中健脾	脾阳虚	口服。大蜜丸1次1丸，1日2~3次	忌不易消化食物
	金匮肾气丸	温补肾阳，化气行水	肾阳虚	口服,1次20粒(4g)~25粒（5g），1日2次	孕妇忌服

类别	中成药名	功效	应用	用法用量	使用注意
儿科中成药	小儿清感灵片	发汗解肌，清热透表	外寒内热所致的感冒	口服。周岁以内1次1~2片，1岁至3岁1次2~3片，3岁以上1次3~5片，1日2次	风热、暑湿感冒者不宜应用
	小儿感冒颗粒	疏风解表，清热解毒	小儿风热感冒	开水冲服。1岁以内1次6g，1岁至3岁1次6~12g，4岁至7岁1次12~18g，8岁至12岁1次24g，1日2次	风寒感冒者不宜应用
	小儿热速清口服液	清热解毒，泻火利咽	小儿外感。风热所致的感冒	口服。1岁以内1次2.5~5ml，1岁至3岁1次5~10ml，3岁至7岁1次10~15ml，7岁至12岁1次15~20ml，1日3~4次	风寒感冒或脾虚、大便稀薄者慎用
	小儿咽扁颗粒	清热利咽，解毒止痛	小儿肺卫热盛所致的喉痹、乳蛾，症见咽喉肿痛，咳嗽痰盛，口舌糜烂；急性咽炎、急性扁桃腺炎	开水冲服。1岁至2岁1次4g，1日2次；3岁至5岁1次4g，1日3次；6岁至14岁1次8g，1日2~3次	虚火乳蛾、喉痹者慎用
	小儿百寿丸	清热散风，消食化滞	小儿风热感冒、积滞	口服。1次1丸，1日2次；周岁以内小儿酌减	风寒或暑湿感冒者慎用

类别	中成药名	功效	应用	用法用量	使用注意
儿科中成药	消食退热糖浆	清热解毒，消食通便	小儿外感时邪，内兼食滞所致的感冒	口服。1岁以内1次5ml，1岁至3岁1次10ml，4岁至6岁1次15ml，7岁至10岁1次20ml，10岁以上1次20ml，1日2～3次	风寒感冒、脾虚便溏者慎用
	解肌宁嗽丸	解表宣肺，止咳化痰	外感风寒、痰浊阻肺所致的小儿感冒发热、咳嗽痰多	口服。1岁以下1次1片，2岁至3岁1次2片，1日2次	风热外感或痰热咳嗽者慎用
	小儿清肺化痰口服液	清热化痰，止咳平喘	小儿风热犯肺所致的咳嗽	口服。1岁以内1次3ml，1岁至5岁1次10ml，5岁以上1次15～20ml，1日2～3次，用时摇匀	风寒咳嗽及咳嗽痰白，气阴不足、肺虚久咳者慎用。脾虚泄泻者慎用
	小儿肺热咳喘口服液	清热解毒，宣肺化痰	热邪犯于肺卫所致的感冒、咳嗽、气喘	口服。1岁至3岁1次10ml，1日3次；4岁至7岁1次10ml，1日4次；8岁至12岁1次20ml，1日3次，或遵医嘱	风寒感冒、风寒闭肺喘咳、内伤肺肾亏虚喘咳者忌用。大剂量服用，可能有轻度胃肠不适反应
	小儿百部止咳糖浆	清肺，止咳，化痰	小儿痰热蕴肺所致的咳嗽、顿咳	口服。2岁以上1次10ml，2岁以内1次5ml，1日3次	风寒咳嗽、阴虚燥咳者忌用
	小儿咳喘颗粒	清热宣肺，化痰止咳，降逆平喘	小儿痰热壅肺所致的咳嗽	温开水冲服。1岁以下1次2～3g，1岁至5岁1次3～6g，6岁以上1次9～12g，1日3次	风寒咳嗽、阴虚燥咳者忌用。不宜长期过量服用

类别	中成药名	功效	应用	用法用量	使用注意
儿科中成药	小儿消积止咳口服液	清热肃肺，消积止咳	小儿饮食积滞、痰热蕴肺所致的咳嗽	口服。周岁以内1次5ml，1岁至2岁1次10ml，3岁至4岁1次15ml，5岁以上1次20ml，1日3次。5天为1疗程	体质虚弱、肺气不足、肺虚久咳、大便溏薄者慎用。3个月以下婴儿不宜服用
	小儿泻速停颗粒	清热利湿，健脾止泻，解痉止痛	小儿湿热壅遏大肠所致的泄泻	口服。1日3～4次，6个月以内1次1.5～3g，6个月至1岁1次3～6g，1岁至3岁1次6～10g，3岁至7岁1次10～15g，7岁至15岁1次15～20g；或遵医嘱	虚寒泄泻者慎用。忌食生冷油腻；腹泻严重，有较明显脱水表现者应及时就医
	小儿泻痢片	清热利湿，止泻	小儿湿热下注所致的痢疾、泄泻	口服。周岁以内1次1片，2岁至3岁1次2～3片，4岁以上1次4～6片，1日4次	寒湿或虚寒泻痢者忌用
	胃肠安丸	芳香化浊，理气止痛，健胃导滞	湿浊中阻、食滞不化所致的腹泻	口服。小丸1次20丸，1日3次；小儿1岁内1次4～6丸，1日2～3次；1岁至3岁1次6～12丸，1日3次；3岁以上酌加。大丸1次4丸，1日3次；小儿酌减	湿热或虚寒所致泄泻、痢疾者慎用。不可久用，中病即止

类别	中成药名	功效	应用	用法用量	使用注意
儿科中成药	小儿腹泻宁糖浆	健脾和胃，生津止泻	脾胃气虚所致的泄泻	口服。10岁以上儿童1次10ml，1日2次；10岁以下儿童酌减	呕吐腹泻后舌红口渴，小便短赤者慎用
	抱龙丸	祛风化痰，健脾和胃	脾胃不和、痰热内蕴所致的腹泻	口服，1岁以内1次1丸，1岁至2岁1次2丸，1日2～3次	寒湿泻、伤食泻不宜使用。不宜久服、过量服
	小儿消食片	消食化滞，健脾和胃	食滞肠胃所致积滞	口服或咀嚼。1岁至3岁1次2～4片，3岁至7岁1次4～6片，1日3次	脾胃虚弱，内无积滞者慎用
	小儿化食丸	消食化滞，泻火通便	食滞化热所致的积滞	口服。周岁以内1次1丸，周岁以上1次2丸，1日2次	脾虚夹积者慎用。中病即止，不宜长期服用
	健儿消食口服液	健脾益胃，理气消食	小儿脾胃虚弱所致的厌食	口服，3岁以内1次5～10ml，3岁以上1次10～20ml；1日2次，用时摇匀	患儿平时应少吃巧克力及带颜色的饮料，和油腻厚味等不易消化的食品
	化积口服液	健脾导滞，化积除疳	脾胃虚弱所致的疳积	口服。1岁以内1次5ml，1日2次；2岁至5岁1次10ml，1日2次；5岁以上1次10ml，1日3次；或遵医嘱	婴儿及糖尿病患儿慎用
	小儿香橘丸	健脾和胃，消食止泻	脾虚食滞所致的厌食、泄泻	口服。1次1丸，1日3次。周岁以内小儿酌减	糖尿病患儿禁服。食积内热厌食忌用

类别	中成药名	功效	应用	用法用量	使用注意
妇科中成药	益母草膏	活血调经	血瘀所致的月经不调，产后恶露不绝，症见月经量少，淋漓不尽，产后出血时间过长；产后子宫复旧不全	口服。1次10g，1日1~2次	孕妇禁用。月经量多者慎用。不可过服，久服
	得生丸	养血化瘀，舒肝调经	气滞血瘀所致的月经不调，痛经，症见月经量少有血块，经行后期或前后不定期，经行小腹胀痛，或有癥瘕痞块	口服。1次1丸，1日2次	孕妇禁用。气血不足或寒凝血瘀者慎用
	香附丸	疏肝健脾，养血调经	肝郁血虚所致的月经不调，月经前后诸症。症见经行前后不定期，经量或多或少，有血块，经前胸闷，心烦，双乳胀痛，食欲不振	用黄酒或温开水送服。水蜜丸1次9~13g，大蜜丸1次1~2丸，1日2次	孕妇禁用。气血不足或肾虚不足者慎用
	八珍益母丸	益气养血，活血调经	气血两虚兼有血瘀所致的月经不调，症见月经周期错后，行经量少，淋漓不尽，精神不振，肢体乏力	口服。水蜜丸1次6g，小蜜丸1次9g，大蜜丸1次1丸，1日2次	孕妇、月经过多者禁用。糖尿病患者禁服。肝肾不足、阴液亏虚者慎用

类别	中成药名	功效	应用	用法用量	使用注意
妇科中成药	乌鸡白凤丸	补气养血，调经止带	气血两虚，身体瘦弱，腰膝酸软，月经不调，白带量多	口服。水蜜丸1次6g，小蜜丸1次9g，大蜜丸1次1丸，1日2次	气滞血瘀或血热实证者慎用
	妇康宁片	养血理气，活血调经	血虚气滞所致的月经不调，症见月经周期后错，经水量少，有血块，经期腹痛	口服。1次8片，1日2~3次；或经前4~5天开始服用	孕妇禁用。糖尿病患者慎用
	更年安片	滋阴清热，除烦安神	肾阴虚所致的绝经前后诸证，症见烦热出汗，眩晕耳鸣，手足心热，烦躁不安；更年期综合征见上述证候者	口服。1次6片，1日2~3次	脾肾阳虚者不宜用。感冒时不宜用
	复方鸡血藤膏	活血，养血，益肾	用于肾虚血瘀所致的月经不调	将膏研碎，用水、酒各半炖化服。一次6~10g，1日2次	孕妇禁用。阴虚火旺者慎用
	妇科通经丸	破瘀通经，软坚散结	气血瘀滞所致的闭经、痛经、癥瘕	每早空腹，小米汤或黄酒送服。1次3g，1日1次	气血虚弱引起的经闭腹痛，便溏者及孕妇忌服；服药期间，忌食生冷、辛辣食物及荞麦面等
	痛经宝颗粒（月月舒颗粒）	温经化瘀，理气止痛	寒凝气滞血瘀所致的痛经	温开水冲服。1次1袋，1日2次，于月经前1周开始，持续至月经来3天后停服，连续服用3个月经周期	孕妇禁用。血热瘀滞者慎用

类别	中成药名	功效	应用	用法用量	使用注意
妇科中成药	艾附暖宫丸	理气养血，暖宫调经	血虚气滞、下焦虚寒所致的痛经、月经不调	口服。小蜜丸1次9g，大蜜丸1次1丸，1日2~3次	孕妇禁用。热证、实证忌用
	调经止痛片	益气活血，调经止痛	气虚血瘀所致的月经不调、痛经，产后恶露不绝	口服。1次6片，1日3次	孕妇禁用。气血不足或血热瘀滞者慎用
	定坤丹	滋补气血，调经舒郁	气血两虚、气滞血瘀所致的月经不调，痛经，崩漏下血，赤白带下，血晕血脱，产后诸虚证	口服。1次3.5~7g，1日2次；或遵医嘱	孕妇禁用。忌食生冷油腻及刺激性食物；伤风感冒时忌用
	除湿白带丸	健脾益气，除湿止带	脾虚湿盛所致带下病	口服，1次6~9g，1日2次	孕妇慎用。寒湿带下者慎用
	白带丸	清热，除湿，止带	湿热下注所致的带下病	口服。1次6g，1日2次	少女、孕妇、绝经后患者慎用。肝肾阴虚者慎用
	妇炎净胶囊	清热祛湿，调经止带	湿热蕴结所致的带下病、月经不调、痛经	口服，1次3粒，1日3次	孕妇禁用
	妇科千金片	清热除湿，益气化瘀	湿热瘀阻所致的带下病	口服。1次6片，1日3次	孕妇禁用。糖尿病患者慎用。气滞血瘀证、寒凝血瘀者慎用
	花红颗粒	清热解毒，燥湿止带，祛瘀止痛	湿热瘀滞所致带下病、月经不调	开水冲服。1次10g，1日3次，7天为1疗程，必要时可连服2~3个疗程，每疗程之间停药3天	孕妇禁用。糖尿病禁用。经期、哺乳期和月经量多者慎用

类别	中成药名	功效	应用	用法用量	使用注意
妇科中成药	千金止带丸	健脾补肾，调经止带	脾肾两虚所致的月经不调、带下病	口服。水丸：1次6~9g，1日2~3次。大蜜丸：1次1丸，1日2次	肝郁血瘀证、湿热证、热毒证及阴虚火旺者慎用
外用类中成药	马应龙麝香痔疮膏	清热燥湿，活血消肿，去腐生肌	湿热瘀阻所致的各类痔疮、肛裂	外用，涂擦患处	孕妇慎用或遵医嘱
	狗皮膏	祛风散寒，活血止痛	风寒湿邪、气滞血瘀引起的痹证	外用。用生姜擦净患处皮肤，将膏药加温软化，贴于患处或穴位。贴患处	孕妇忌贴腰部和腹部
	洁尔阴泡腾片（洗液）	清热燥湿，杀虫止痒	湿热下注所致的带下病、阴痒，霉菌性阴道炎、滴虫性阴道炎、真菌性阴道炎见上述症状者	洗液：外阴、阴道炎；1日1次，7日为1个疗程。泡腾片：外用。置阴道深部，每晚1片，或早晚各1片；或遵医嘱。7日为1个疗程	孕妇禁用。寒湿带下者慎用
	消糜栓	清热解毒，燥湿杀虫，祛腐生肌	湿热下注所致的带下病，滴虫性阴道炎、霉菌性阴道炎、非特异性阴道炎、宫颈糜烂见上述证候者	阴道给药。1次1枚，1日1次	孕妇禁用
	治糜康栓（治糜灵栓）	清热解毒，燥湿收敛	湿热下注所致的带下病、细菌性阴道炎、滴虫性阴道、宫颈糜烂见上述证候者	每次1粒，隔1日1次，睡前清洗外阴部，将栓剂推入阴道深部，10日为1个疗程	月经期停用

类别	中成药名	功效	应用	用法用量	使用注意
外用类中成药	消糜阴道泡腾片	清热解毒，燥湿杀虫，祛腐生肌	湿热下注所致的带下病，滴虫性阴道炎、霉菌性阴道炎、非特异性阴道炎、宫颈糜烂见上述证候者	阴道给药，1次1片，1日1次	孕妇忌用
	消痔软膏	凉血止血，消肿止痛	炎性、血栓性外痔及I、II期内痔属风热瘀阻或湿热壅滞证	用药前用温水清洗局部，治疗内痔；将注入头轻轻插入肛内，把药膏推入肛内；治疗外痔，将药膏均涂敷患处，外用清洁纱布覆盖。1次2～3g，1日2次	忌食辛辣、厚味食物
	化痔栓	清热燥湿，收涩止血	大肠湿热所致的内外痔、混合痔	患者取侧卧位，置入肛门2～2.5cm深处。1次1枚，1日1～2次	儿童、孕妇及哺乳期妇女禁用
	冰黄肤乐软膏	清热燥湿，活血祛风，止痒消炎	湿热蕴结或血热风燥引起的皮肤瘙痒；神经性皮炎、湿疹、足癣及银屑病等	外用，涂搽患处。1日3次	治疗期间忌酒等辛辣发物
	拔毒膏	清热解毒，活血消肿	热毒瘀滞肌肤所致的疮疡	加热软化，贴于患处，隔日换药1次，溃脓时每日换药1次	溃疡创面不宜外用

类别	中成药名	功效	应用	用法用量	使用注意
外用类中成药	紫草软膏（紫草膏）	化腐生肌，解毒止痛	热毒蕴结所致的溃疡	外用。摊于纱布上贴患处，每隔1～2日换药1次	孕妇慎用
	生发搽剂（生发酊）	温经通脉	用于斑秃脱发症	外用。涂搽患处，1日2～3次	局部皮肤破损处禁用
	癣宁搽剂（癣灵药水）	清热除湿，杀虫止痒，有较强的抗真菌作用	脚癣、手癣、体癣、股癣等皮肤癣症	外用，涂搽或喷于患处，1日2～3次	尚不明确
	癣湿药水	祛风，除湿，杀虫止痒	鹅掌风，灰指甲，湿癣，脚癣	外用，擦于洗净的患处，1日3～4次	切忌入口，严防触及眼、鼻、口腔等黏膜处
	烫伤油	清热解毒，凉血祛腐，止痛	Ⅰ、Ⅱ度烧烫伤和酸碱灼伤	创面经消毒清洗后，用棉球将药涂于患处，盖于伤面，必要时可用纱布浸药盖于伤面	孕妇慎用；忌食辛辣食物
	紫花烧伤软膏（紫花烧伤膏）	清热凉血，化瘀解毒，止痛生肌	Ⅰ度及Ⅱ度以下烧伤、烫伤	清创后，将药膏均匀涂敷于创面，1日1～2次，采用湿润暴露疗法，必要时特殊部位可用包扎疗法或遵医嘱	忌食辛辣食物
	烧伤灵	清热燥湿，解毒消肿，收敛止痛	各种原因引起的Ⅰ、Ⅱ度烧伤。症见皮肤红肿灼痛；或起水疱，剧痛	喷涂于洁净后的创面上，不需包扎，每隔1～2小时1次，1日3～4次	仅限外用，勿使药物喷于口、眼内

章末小结

方剂是理、法、方、药中不可缺少的一环，它与辨证、治法关系密切。方剂与治法的关系，常用治法的含义，是本章学习重点之一。"法从方出，以法统方"充分说明了二者辩证统一、相互依存的关系。

方剂"依法选药，主次有序，辅反成制，方证相合"的组成原则，体现了以法统方，方中有法，药证相应的内涵。方剂的基本结构应当包括"君、臣、佐、使"四个部分。临床运用成方时，要做到"师其法而不泥其方，师其方而不泥其药"。应针对具体病情，在组方原则的指导下，对所选方剂进行必要的加减化裁，既谨守组方原则，又强调灵活变化的运用。

结合临床病情选择方剂的常用剂型。常用剂型汤剂是药物煎煮后，去渣取汁而成的液体剂型，主要供内服用；汤剂吸收较快，能迅速发挥药效；汤剂灵活加减的特点，能全面照顾到不同病人或各种病症的特殊性；但汤剂煎煮、携带不方便，且服用量大，不利于危重病人的抢救，口感较苦而小儿难以服用。

中成药是以中医药理论为基础，以中药材为原料，按照法定的处方标准加工制成的具有一定质量规格的中药制剂成品。它的组成、主治、剂型规格、用法用量都是固定不变的，既可经医生诊治后处方给药，也可由患者根据自己的病情、经验直接购买。

思考题

1. 常用治法有哪些？试述各治法的含义。
2. 君、臣、佐、使药的含义各是什么？
3. 方剂的变化有哪些形式？
4. 试述汤剂、丸剂、散剂、膏剂的特点。

（朱海娟　张春华）

实 训

实训 1　十四经脉的循行、走向与分布

【实训目的】

1. 掌握经络的定义和经络系统的组成。

2. 指出十四经脉循行、走向和分布的特点。

3. 引导学生体会经络理论在中医学中具有的重要意义，提升学生对中医的认同感，增强民族自豪感和发展中医药的信念。

【实训准备】

1. 设备　经络人模型、挂图。

2. 环境　实训室多媒体教学。

【实训学时】2学时。

【实训方法】

1. 通过多媒体教学手段，回顾理论教学内容：经络的定义和经络系统的组成；十四经脉的循行、走向和分布特点。

2. 教师示教，在人体或模型上指出十四经脉的循行、走向和分布特点。

3. 学生分组练习。

4. 学生互评。

5. 教师点评。

（林柳艺）

实训 2　望诊

【实训目的】了解望诊的内容及舌诊的方法。

【实训准备】

1. 物品　可染色食物，如橘子、黄瓜、桑葚、牛奶等。

2. 设备　舌诊模型、全自动舌象诊断仪、有色光源、无色光源、诊断桌椅。

3. 环境　实训室光线明亮、自然柔和、安静清洁。

【实训学时】2学时。

【实训方法】

1. 教师介绍病例。

2. 通过上面病例，教师示教望诊的诊察内容和方法，其中尤以舌诊为重点内容。

3. 分组练习舌诊的诊察方法和基本操作。学生两人一组，相对而坐，互为检查者和受检查者，受检查者将舌体自然伸出口外，充分暴露舌体，舌尖略向下，舌面展平，不能卷缩。两位同学互相观察对方舌象，判断对方舌象为正常舌象还是病理舌象，并做详细记录。

4. 小组分别在自然光、无色光、有色光下及食用染色食物后观察受检者舌象。请同学们注意区分染苔和生理病理舌象的变化，并针对所观察到的舌象做详细记录。

5. 根据上面介绍的病例，教师示教舌诊模型和全自动舌象诊断仪。

6. 借助舌诊模型和全自动舌象诊断仪，小组进行分组练习并记录，教师巡回指导并回答学生的疑问。

【实训注意】

1. 舌诊时，先看舌苔，依次观察舌尖、舌中、舌根及舌的两旁，然后再沿舌尖及两旁观察舌质。

2. 观察舌苔，按照苔色–苔质的顺序观察。

3. 观察舌质，按照舌色–舌形–舌态的顺序观察。

4. 望舌时注意"染苔"和其他假象。

5. 注意不同光线下舌象的变化。

【实训检测】小组练习、舌诊模型、全自动舌象诊断仪的练习之后，分别请学生说出所观察舌象的舌质（色、形、态）、舌苔（色、质）及临床意义。

【实训结果】实训结果按照下面格式记录。

1. 舌质：舌色（　　）；舌形（　　）；舌态（　　）。

2. 舌苔：苔色（　　）；苔质（　　）。

3. 综合：舌质（　　）；舌苔（　　）；临床意义（　　）。

【实训评价】

1. 每组学生之间互相评价对方舌诊的正确性和诊断的准确性。

2. 实训检测时，学生说出观察到的舌质、舌苔及临床意义，其他同学可以补充并点评，最后教师点评。

（卢玲玲）

实训 3　闻诊

【实训目的】

1. 了解常见语言、语音、咳嗽、呼吸、呕吐、呃逆、嗳气、叹息、肠鸣等各种声像的特点；口气、排出物（痰液、脓液、二便、带下）、病室气味（血腥味、尿臊味、腐臭味、烂苹果味等）等各种气味特点。

2. 了解常见语言、语音、咳嗽、呼吸、呕吐、呃逆、嗳气、叹息、肠鸣，口气、排出物（痰液、脓液、二便、带下）、病室气味（血腥味、尿臊味、腐臭味、烂苹果味等）等的临床意义。

【实训准备】

1. 物品　临床声像资料、模拟气味标本。

2. 设备　诊断桌椅。

3. 环境　实训室光线明亮、自然柔和、安静清洁。

【实训学时】1学时。

【实训方法】

（一）听声音

1. 教师每播放一条临床声像资料，要求学生对其进行声像判断和临床意义分析，同时教师进行点评。

2. 教师循环播放带有编号的声像资料，学生辨识声像，并将结果填写在对应编号的报告单上，要求独立完成。

（二）嗅气味

1. 以小组为单位，讨论、辨识气味标本。

2. 教师随机选择小组代表回答气味标本的名称及临床意义，其他同学可以补充点评，最后教师进行点评。

3. 学生对带有编号的气味标本进行辨识，并把辨识结果及临床意义填写在报告单上，要求独立完成。

【实训注意】

1. 听声音时，注意不同年龄、性别、体质的个体差异。

2. 听声音时，注意有无情绪的不良刺激。

3. 注意鉴别语音与语言、嗳气与叹息的声像特点。

4. 嗅气味时，注意周围环境气味的影响。

【实训检测】

1. 课堂中，学生辨识声像、气味特点和分析临床意义，教师点评。

2. 实训报告单。

【实训结果】实训结果按照下面格式记录。

1. 听声音：编号（   ）；主题（   ）；声像特点（   ）；临床意义（   ）。

2. 嗅气味：编号（   ）；主题（   ）；气味特点（   ）；临床意义（   ）。

【实训评价】

1. 小组成员在讨论期间互相评价对方对气味特点判断的正确性和准确性。

2. 实训期间，学生辨识声像、气味特点和分析临床意义，其他同学可以补充并点评，最后教师点评。

3. 辨识带有编号的声像、气味特点，并将结果填写在报告单上，教师进行综合点评。

（卢玲玲）

实训 4　问诊

【实训目的】了解问诊的方法和内容，学会进行简单的问诊。

【实训学时】1学时。

【实训内容】询问一般情况、主诉、现病史、既往史、个人史、婚育史和家族史。

【实训步骤】

1. 问一般情况：姓名、性别、年龄、民族、籍贯、职业、工作单位、家庭住址等。如若不是患者本人诉说应写清楚病史陈述者的姓名。

2. 主诉：病人最痛苦的主要症状及持续时间。

3. 现病史：按照时间的先后顺序，围绕主症详细询问疾病的情况，包括发病的起因（或诱因）、时间、主要症状和伴随症状、病情演变与发展；检查、诊断、治疗经过；所用过的中西药物（剂量、时间）或其他特殊疗法；药后反应及症状、体征等病情变化情况。注意重点询问现在症状。

4. 既往史：患者的一般健康状况和过去曾患疾病的病名、时间和治疗情况。

5. 个人史：患者的生活经历、精神情志、饮食习惯、特殊嗜好等。

6. 婚育史：适龄患者的婚姻状况。适龄女性的孕产情况，包括生产史（顺产或剖腹产）、流产史和母乳喂养史等。

7. 家族史：血缘至亲（父母、祖父母、外祖父母、兄弟姐妹和子女等）及与本人生活密切相关的亲友（如配偶等）的健康状况。如有亲属死亡则记录其死因及年龄。

【实训注意】

1. 问诊时态度和蔼，真诚认真，以取得患者的信任与合作。

2. 注意抓住主诉，围绕主诉，将主诉所描述的症状或体征的部位、程度、时间等询问清楚，不能含糊笼统。记录主诉时，文字要准确、简洁明了，用描述性的语言而不能用诊断性的病名。如"鼻塞鼻涕、咽痛3天"，而不能写成"感冒3天"。

3. 问诊时注意病证结合。即询问既要有利于诊断疾病也要有利于辨别确定证型。注意按照一定的顺序询问，如疾病发生的先后顺序；询问有何症状体征时可按由外到内、由上到下的顺序进行，注意避免重复和遗漏。

4. 语言要通俗易懂，避免使用"纳呆""五心烦热"等医学术语。

5. 注意用开放性的提问，如"你的头部有什么感觉"，而避免诱导、暗示性的提问，像"你的头部像针刺一样痛吗"，以免患者不理解而随声附和，导致问诊所得到的信息不准确。

【实训报告】

姓名：_____ 性别：_____ 年龄：_____ 民族：_____ 籍贯：_____ 职业：_____

工作单位：_____ 家庭住址：_____ 联系电话：_____ 问诊时间：_____

主诉：

现病史：

既往史：

个人史：

婚育史：

家族史：

【实训评价】

	评价内容	扣分原因	自评	他评（_____）	教师评价
职业素养	仪容仪表（共10分） 　工作服穿戴整齐（2分） 　仪容仪表端庄（没有染发、烫发；男生不留长发；没有化浓妆；没有佩戴首饰）（4分） 　手部卫生（剪指甲，洁净双手，没有涂指甲油）（4分） 　工作态度：和蔼可亲，认真负责（10分）				

评价内容	扣分原因	自评	他评（＿＿＿）	教师评价
职业技能 问诊内容完整（共50分）				
一般情况（10分）				
主诉（10分）				
现病史（10分）				
既往史（5分）				
个人史（5分）				
婚育史（5分）				
家族史（5分）				
顺序合理（10分）				
思路清晰（10分）				
病证结合（10分）				

实训评价小结：自评：＿＿＿分；他评：＿＿＿分；教师评：＿＿＿分。

优点：

建议：

（吴雪燕）

实训 5　切诊

脉诊实训

【实训目的】了解正常脉象和常见病脉的脉象特点及临床意义。

【实训学时】1学时。

【实训内容】诊脉的方法、分辨出脉象的8个要素、分辨正常脉象、分辨出常见病脉（浮脉、沉脉、数脉、迟脉、滑脉、细脉、弦脉）。

【实训步骤】

一、诊脉的方法

（一）候时

1. 医生平息：安定情绪，集中精神，调整呼吸。

2. 患者休息5分钟，平稳心情。

（二）姿势体位

1. 患者正坐时，医生正坐于患者的对面；患者仰卧时，医生正坐于患者的一侧。医生左手候患者的右手，右手候患者的左手。

2. 患者正坐或仰卧，前臂自然平放，于心脏同一水平，手腕伸直，掌心向上。在腕关节下面垫上一个脉枕。

（三）医生诊脉

1. 布指定位：先以中指按在桡骨茎突处以定关位，再将示指按在关前寸处，环指按在关后尺处。

三指略呈弓形，指头平齐，以指腹与患者体表约呈45°接触脉搏搏动处。

注意布指的疏密，医生手指的粗细要与患者手臂的长短相适应。如病人的手臂长或医生的手指较细，布指宜疏，反之宜密。小儿寸口较短，多用一指定关法，而不细分寸、关、尺三部。

2. 运力诊脉：医生运用指力的轻中重探索脉象。一般先轻按，再中按，最后重按分别进行探索。

（1）轻是浮取：是以较轻的力按在寸口脉搏动处。

（2）中即中取：用力适中，按至肌肉。

（3）重即沉取：用较重的力，甚至按到筋骨。

3. 指法训练：指腹的正确位置及按、推、循法见实训图5-1。

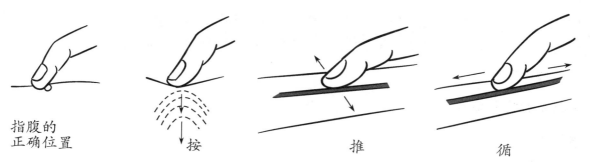

实训图5-1　指腹的正确位置及按、推、循法示意图

（1）按法：是指用重指力按在筋骨间，又称沉取或重取。

（2）推法：是指用指目对准脉脊后，顺应脉搏的动势，左右微微推动，以体察脉象，了解脉体的宽度。

（3）循法：是指用指目沿脉道的轴向做上下移动，以体察脉动应指范围的长短和脉搏来势的虚实。

4. 总按训练：总按是指用示、中和环三指同时用力体察脉象的方法。从总体上体察左右两手和寸关尺三部脉象的浮沉、快慢等情况。

5. 单诊训练：单诊是用一根手指的指腹体察寸、关、尺中各部的脉象情况。

二、观察脉象的8个要素

按照脉象的部位、频率、长度、宽度、力度、流利度、紧张度和均匀度的顺序依次体察，并将体察所得写在实训报告里。

三、正常脉象的切脉训练

根据体察脉象的8大要素的结果分析辨断是否是正常的脉象。

四、常见病脉（浮脉、沉脉、数脉、缓脉、滑脉、细脉、弦脉）的切脉训练

先体察脉象，了解脉象的8大要素，根据体察的结果进行分析辨断是否属于浮脉、沉脉、数脉、迟脉、滑脉、细脉、弦脉这7种常见病脉。

【实训注意】

1. 注意修剪指甲，用指腹，勿用指尖或指甲切脉。

2. 诊脉时环境要安静。一天任何时间都可以诊脉，但要注意避免饮食、活动和情绪等因素对人体气血造成干扰。

3. 候脉时间要在一分钟以上，才能了解到有无歇止节律不齐的脉象。

【实训报告】

	部位	频率	长度	宽度	力度	流利度	紧张度	均匀度
切脉所得								
各要素的临床意义								
结论（平脉/病脉，病脉写出脉名）								
临床意义								

医生：＿＿＿　患者：＿＿＿　时间：＿＿＿　地点：＿＿＿＿＿＿＿

	评价内容	扣分原因	自评	他评（＿＿）	教师评价
职业素养	仪容仪表（共10分）				
	工作服穿戴整齐（2分）				
	仪容仪表端庄（没有染发、烫发；男生不留长发；没有化浓妆；没有佩戴首饰）（4分）				
	手部卫生（剪指甲，洁净双手，没有涂指甲油）（4分）				
	工作态度：和蔼可亲，认真负责（10分）				
专业技能	体位姿势（10分）				
	布指定位（20分）				
	指力（轻、中、重）（每项各5分）				
	指法（寻、循、推）（每项各5分）				
	总按（5分）				
	单按（5分）				
	脉象的分析能力（10分）				

【实训评价】

实训评价小结：自评：____分；他评：____分；教师评：____分。

优点：

建议：

按诊实训

【实训目的】了解按诊常用手法的操作要点和按诊的内容。

【实训学时】1学时。

【实训内容】按诊常用手法：触、摸、按、叩的训练；按头项、胸胁、腹部、手足、肌肤和腧穴的操作。

【实训步骤】

一、触、摸、按、叩手法训练

触、摸、按、叩手法见实训图5-2。

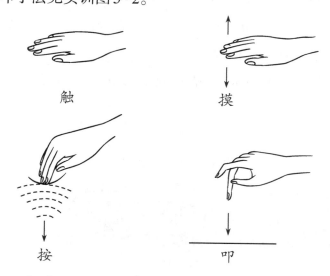

实训图5-2　触、摸、按、叩手法示意图

1. 触　是用手指或手掌轻轻接触病人局部皮肤，以了解肌肤的冷热、润燥等情况。

2. 摸　是以手指用力寻抚局部，以了解有无疼痛和肿块，以及肿块的形态、大小、质地等，以辨病位和虚实病性。

3. 按　是以手按压局部，以了解有无压痛和肿块，以及肿块的形态、质地、大小、活动度、肿胀程度及性质等。

4. 叩　是用手叩击病人身体某个部位，使之震动产生叩击音、波动感或震动感，以了解病变性质和程度的一种诊察方法。叩击法有直接叩击法和间接叩击法两种。直接叩击法是医生用手指直接触击体表部位，也可将手放于患者腹部两侧对称部位，用一侧手叩击。间接叩击是医生用左手掌平贴在体表，右手握成空拳叩击左手背，边叩边询问患者叩击部位的感觉，有无局部引痛。

二、按头项、胸胁、腹部、手足、肌肤和腧穴的操作

1. 根据按诊的部位选取合适的体位（正坐位、仰卧位或俯卧位）。患者正坐位时，医生站在其对面；患者仰卧位或俯卧位时，医生站在其左侧。

2. 用合适的手法依次按头项、胸胁、腹部、手足、肌肤和腧穴。

【实训注意】

1. 医生耐心详细地向患者解释按诊的目的和意义，争取患者的理解和配合，并嘱咐患者按诊过程中如若有任何不适要及时向医生反应。

2. 医生态度严肃认真。注意修剪指甲。手法轻巧柔和，避免突然暴力或冷手按诊。

3. 根据疾病的不同部位，选择适当的体位和按诊的手法。

4. 按诊一般先触摸，后按叩。操作时按照一定的顺序进行，如用力由轻到重，按诊部位由表到里，或由上到下进行。

5. 按诊中要注意观察病人的表情变化，以随时了解病痛所在的准确部位和程度。

【实训报告】

医生：＿＿＿　患者：＿＿＿　时间：＿＿＿　地点：＿＿＿＿＿＿

部位	体位	手法 （触、摸、按、叩）	按诊所得 （有无疼痛、肿块等）
头项			
胸胁			
腹部			
手足			
肌肤			
腧穴			

【实训评价】

	评价内容	扣分原因	自评	他评（＿＿）	教师评价
职业素养	仪容仪表（共10分） 　工作服穿戴整齐（2分） 　仪容仪表端庄（没有染发、烫发；男生不留长发；没有化浓妆；没有佩戴首饰）（4分） 　手部卫生（剪指甲，洁净双手，没有涂指甲油）（4分） 工作态度：和蔼可亲，认真负责（10分）				
专业技能	触（手法正确得5分） 摸（手法正确得5分） 按（手法正确得5分） 直接叩诊、间接叩诊（手法正确得5分） 按头项（手法合适，顺序合理得10分） 按胸胁（手法合适，顺序合理得10分） 按腹部（手法合适，顺序合理得10分） 按手足（手法合适，顺序合理得10分） 按肌肤（手法合适，顺序合理得10分） 按腧穴（手法合适，顺序合理得10分）				

实训评价小结：自评：＿＿＿分；他评：＿＿＿分；教师评：＿＿＿分。

优点：

建议：

（吴雪燕）

实训 6 八纲辨证病案分析

【实训目的】

1. 知识目标：熟悉八纲辨证常见证候的临床表现及辨证要点。

2. 能力目标：能运用八纲辨证的方法分析临床典型病例，做出证候诊断，明确治疗用药方向。

3. 素质目标：具有实事求是、严谨细致的治学态度，关心、爱护病人。

【实训准备】准备病例数个；学生分组，每6人为一个小组，每组抽选一个病例。

【实训学时】1学时。

【实训方法】

1. 多媒体展示病例，简要分析点拨，引导学生思考。

2. 学生分组讨论抽到的病例，用八纲辨证的方法进行分析和辨证。

3. 教师巡回检查，适当引导，及时纠正不足。

4. 各组代表展示辨证结果，教师点评。

（1）案例一：赵某，男，30岁。诉发热、咳嗽5天。患者5天前出现发热。现体温39℃，咳嗽，痰稠色黄，痰难咯出，气喘息粗，烦躁不安，口渴，大便干结，小便短赤，舌红苔黄燥，脉滑数。请用八纲辨证的方法进行证候诊断，并做出简要分析。

（2）案例二：陈某，女，65岁。诉全身浮肿10年，症状加重5天。患者水肿尤以腰以下为甚，按之凹陷不易恢复，尿量短少，腰痛，喜按喜温，畏寒肢冷，神倦乏力，面色萎黄，舌淡嫩，苔白滑，脉沉细弱。请用八纲辨证的方法进行证候诊断，并做出简要分析。

（3）案例三：李某，男，25岁。主诉咳喘3天，患者3天前受凉开始出现咳嗽，咳声重浊，痰多清稀，气喘声粗，口淡不渴，小便清长，舌淡苔白滑，脉紧。请用八纲辨证的方法进行证候诊断，并做出简要分析。

（4）案例四：王某，女，40岁。主诉头晕、心悸3个月。患者有月经量过多病史，近3个月来自觉头晕目眩、心悸，常有失眠，手足发麻，诊其面白无华，舌淡嫩，脉细。请用八纲辨证的方法进行证候诊断，并做出简要分析。

（5）案例五：夏某，男，35岁。诉腰痛、活动受限1天。患者腰部扭伤后出现腰部刺痛，痛处不移，按压后疼痛加重，夜间加剧，舌质紫暗，脉沉涩。请用八纲辨证的方法进行证候诊断，并做出简要分析。

（6）案例六：王某，女，45岁。失眠反复发作半年。患者半年来入睡困难，常伴有心悸，烦躁，午后潮热，盗汗，口渴喝水较多，大便较干，舌红少苔，脉细数。请用八纲辨证的方法进行证候诊断，并做出简要分析。

（黄海芸）

实训 7　脏腑辨证病案分析

【实验目的】

1. 掌握脏腑辨证常见的证候类型；掌握脏腑辨证的要领，并对病案做出准确判断及分析。

2. 熟悉各脏腑之间的生理联系及病理影响。

3. 培养学生自主学习及小组协作能力。

【实验学时】1学时。

【实验场地】多媒体教室。

【实验器材】

1. 物品　笔、纸、案例。

2. 器械　多媒体教学设备。

3. 环境　多媒体教室整洁卫生，保持安静，精神集中，团结合作。

【实验方法】

1. 教师展示五个典型病例。

2. 五个学生一组，分组进行讨论，并要求：复习脏腑的生理功能及病理表现；归纳总结各脏腑证候的辨证要点。

3. 小组成员之间进行讨论，分析以下内容并做好记录：一是每个病例所属脏腑证候；二是详细分析脏腑功能失常的辨证要点；三是分析每个案例的病因病机、病位、病性等内容。

4. 小组派代表上台开展案例分析点评，其他小组进行现场评比。

5. 具体案例

（1）案例一：周某，女，57岁。主诉反复呼吸困难多年，加重1天。咳喘病史20年，每逢季节变化或过劳而诱发。昨日去公共浴池洗澡，因环境闷热且很劳累，自觉呼吸困难而回家，服止喘片1片未见好转。来诊时症见：喘息短气，呼多吸少，动则尤甚，自汗乏力，腰膝酸软，舌淡苔白，脉弱。

（2）案例二：周某，男，25岁。主诉心烦不寐，口舌糜烂1周。患者素嗜烟、酒及辛辣煎炸食物。一周来，心烦，口苦而干，渴喜冷饮，夜寐多梦易醒，口腔舌体糜烂起泡，饮水进食则疼痛难忍，口中灼热感，欲得冰水漱口，才稍时舒服，小便短赤，大便干结二日未行。诊见舌尖红，舌体口腔黏膜多处溃烂，周围红晕，苔黄，脉数有力。

（3）案例三：何某，女，7岁。2002年5月4日初诊。主诉咳嗽1周。曾服头孢氨苄3天、阿奇霉素3天及清肺化痰中药，未能见效。就诊时咳嗽有痰，呈阵发性，以晨起及临睡前较重，时有鼻塞，恶风。查体：咽部充血，舌质红苔薄白，脉滑。血常规及胸片无异常。

（4）案例四：李某，女，25岁。主诉腹痛腹泻伴发热2天。患者近两天出现发热，腹痛腹泻，每日大便十余次，有黏液脓血，伴里急后重，口干饮水不多，腹软，左下腹压痛，舌红苔黄，脉濡数。

（5）案例五：汪某，女，35岁，主诉习惯性流产4次。患者婚后5年中，曾4次妊娠，但均在怀孕3个月内出现腰腹酸痛坠胀或漏红现象而自然流产。平素腰膝酸软，劳累后尤甚，神疲乏力，尿频数而清长，舌淡苔白，脉沉弱。

【实验结果】

项目	评分标准	分值	得分
案例一			
案例二	1. 能否对案例证型作出准确判断（4分）		
案例三	2. 能否写出本案例关键辨证要点（10分）	每个案例得分为20	
	3. 能否对该病例的病因、病机、病位、病	分，总分为100分	
案例四	性进行基本分析（6分）		
案例五			

【实验评价】

1. 评价方式　充分发挥学生的主动性，先由小组交叉评价，最后教师评价，并评选出优胜组。

2. 评价内容　总评=课堂小组讲解评价（50%）+实验报告书写评价（30%）+小组协作能力评价（10%）+课堂纪律考勤评价（10%）。

（陈可婷）

实训 8　中药的配伍与用药禁忌

【实训目的】

1. 掌握中药的配伍和用药禁忌。

2. 能在处方审核中找出相应的配伍关系及用药禁忌。

【实训用品】任课教师自拟处方若干。

【实训要求】

1. 掌握中医配伍的内容及配伍禁忌。

2. 熟悉中药名称、用法用量、中药配伍禁忌和有毒中药应用规范。

【实训学时】2学时。

【实训内容】

1. 学生对自拟处方进行审核。

2. 总结。

【实训方法】

1. 教师回顾介绍中药的配伍及用药禁忌。

2. 学生审查处方，并说明审核的结果。

3. 总结中医处方审核中出现的配伍方法及用药禁忌。

【实训注意】

1. 审核药物配伍是否规范。

2. 审核有毒中药是否规范。

3. 审核处方中的用药禁忌。

【技能考核】

1. 审核结果：以提问方式考核。

考核标准：是否能说出处方中所有的配伍关系，是否能找出处方中的用药禁忌。

2. 处理意见：以提问方式考核。

考核标准：对处方如何进行处理，处方中有哪些禁忌。

（潘红发）

实训 9　中药剂量与用法

【实训目的】

　1. 掌握中药剂量的概念。

　2. 能正确称量中药剂量。

【实训用品】戥子、中药、任课教师自拟处方。

【实训要求】

　1. 掌握中药剂量的概念。

　2. 熟悉处方中中药剂量的称量方法。

【实训学时】2学时。

【实训内容】

学生对自拟处方进行调剂。

【实训方法】

1. 学生先对教师自拟的处方进行审核。

2. 学生审方完成以后，进行调剂。

3. 教师对调剂方法及剂量进行总结。

【实训注意】

1. 处方审核是否正确。

2. 中药调剂方法是否正确。

3. 处方剂量是否准确。

【技能考核】

1. 审核结果：称重。

考核标准：调剂出来的中药每个药物的剂量是否准确。

2. 处理意见：教师点评。

考核标准：调剂过程、调剂方法是否正确，药物是否有错，各药剂量是否准确。

（潘红发）

实训 10　中药特殊煎煮方法

【实训目的】掌握中药特殊煎煮的方法。

【实训用品】中药煎煮用具、任课教师自拟处方。

【实训要求】掌握中药剂特殊煎煮方法。

【实训学时】2学时。

【实训内容】学生对自拟处方中涉及特殊煎煮的药物进行称量，并选择合适的煎煮方法进行煎煮。

【实训方法】

1. 学生先对教师自拟的处方进行审核，找出需要特殊煎煮的药物。

2. 学生对需要特殊煎煮的药物进行称量。

3. 对称量出的药物选择合适的煎煮方法进行煎煮。

【实训注意】

1. 处方审核是否正确。

2. 能否找出需要特殊煎煮的中药。

3. 对需要特殊煎煮的中药是否选择了合适的煎煮方法。

【技能考核】

1. 审核结果：煎煮方法是否正确。

2. 考核标准：学生既要能找出哪些药物是需要特殊煎煮的药物，同时也要能正确地选择该药的煎煮方法。

3. 处理意见：教师点评。

考核标准：指出处方中哪些药物需要特殊煎煮，同时指出这些药物应该选择哪一种特殊煎煮方法。

（潘红发）

实训 11　常用中药饮片形状辨识

【实训要求】

1. 掌握补虚药、收涩药常用中药饮片的外形特征。

2. 熟悉补虚药、收涩药常用中药饮片的特殊气味。

3. 了解中药饮片特征与其功效的关系。

【实训学时】4学时。

【实训内容】

1. 重点辨别山药、甘草、枸杞子、当归、龙眼肉等之甘味药的异同。

2. 重点辨别乌梅、五味子、莲子酸或涩味的不同与厚薄。

3. 观察人参、党参、西洋参、甘草、紫河车、菟丝子、沙苑子、何首乌、阿胶、麦冬、枸杞子、龟甲、鳖甲、玉竹、黄精的外形特征。

4. 观察赤石脂、墨旱莲、白芍、麦冬、百合的颜色特征。

5. 理解"甘味""酸味""涩味"的含义和功用。

【实训方法】

1. 老师示教。

2. 学生分组观察，老师巡回指导。

3. 老师抽查考核，点评总结。

【技能考核】

1. 以嗅气味为主：总分3分。

考核标准：考生每人须在3分钟内，在14种中药中（肉桂、丁香、白芷、藿香、薤白、川芎、羌活、独活、薄荷、败酱草、木香、白豆蔻、苍术、砂仁），抽取1种，通过嗅气味及观察外形，说出所抽中药的药用部位（1分）、功效（1分），并写出药名（1分）。

2. 以观察颜色为主：总分3分。

考核标准：考生每人须在3分钟内，在14种中药中（茯苓、葛根、黄连、白芍、紫草、丹参、大黄、红花、山药、熟地黄、朱砂、磁石、黄柏、鸡血藤），抽取1种，通过观察颜色及外形，说出所抽中药的药用部位（1分）、功效（1分），并写出药名（1分）。

3. 以观察外形为主：总分2分。

考核标准：考生每人须在4分钟内，在62种中药中（麻黄、桂枝、苍耳子、辛夷、蝉蜕、菊花、蔓荆子、柴胡、知母、天花粉、栀子、夏枯草、决明子、金银花、连翘、板蓝根、胖大海、生地黄、牡丹皮、赤芍、大黄、防己、木瓜、路路通、厚朴、泽泻、薏苡仁、枳实、香附、川楝子、山楂、三七、五灵脂、王不留行、半夏、桔梗、浙贝母、酸枣仁、远志、灵芝、蒺藜、钩藤、天麻、僵蚕、人参、党参、太子参、车前子、枸杞子、黄芪、甘草、何首乌、猪苓、白术、巴戟天、杜仲、当归、麦冬、蜈蚣、地龙、当归、五味子），抽取1种，通过观察外形，说出所抽中药的药用部位（1分）、功效（1分），并写出药名。

（杨小莹）

实训 12　常用方剂与中成药的组成、功效和应用

【实训目的】

一、知识目标

1. 通过实训进一步巩固和加深对中成药的认识，掌握中成药包装特点、药品说明书特点。

2. 熟悉各种常见中成药功效、主治及注意事项，为问病荐药打下基础。

3. 了解行业常用的服务语言及沟通技巧，树立良好的职业形象，提高服务质量。

二、技能目标

1. 学会保持理、法、方、药一致性应用中成药。

2. 会进行各类中成药的方证对接，能指导病人正确服药。

3. 能按照药店陈列要求和技巧，对中成药要进行陈列摆放、归类。

【实训材料】

1. 各类常用中成药（或中成药盒）60 个，带包装说明书、药品分类标识牌、少量食品、保健品或医疗器械（或中成药盒），供药品陈列时与食品、保健品等区分。

2. 教材。

3. 实践报告单。

【实训学时】2 学时。

【实训内容】

1. 学生以小组为单位（8～10 人）选出小组长，实行组长负责制。

2. 观看常用中成药的品种、规格、含量、剂量、用法用量、生产批号、有效期、外观及包装，说出中成药的命名方式及特点。

3. 请学生解释抽取药品说明书中的重要内容，说出对该药物使用时的意见和建议。按抽取的中成药功效类别，再列举出同类功效重点中成药 1 个。

4. 学生将指定的中成药按照陈列原则，将其陈列摆放。

5. 训练服务用语的表达及规范用语表达艺术、体态、语言等。

6. 注意事项

（1）严格遵守药品分类码放的原则及药品与非药品分开，处方药与非处方药分开，内服药与外用药分开，中药与西药分开。

（2）药品摆放要美观整齐，以功用归类。同一药品摆放在一起，前后摆放，但不得有间隙；同品名或同品种不同规格的药品相邻摆放，相邻品种间的间隙不能超过

3cm；相同药品摆放按效期摆放，近效期药品放在前面；药品摆放整齐无倒置。

（3）摆放过的药品需要放回药盒药轻拿轻放，不能随意损坏。

（4）使用礼貌用语，言为心声，营业员的柜台用语要做到五声、十二字、五忌和五不讲。五声指的是顾客进柜有招呼声、挑选药品有介绍声、提出问题有解答声、收款找零有交代声、顾客离开有道别声。十二字的习惯用语是指您请、谢谢、对不起、没关系、再见。五忌、五不讲是指粗话、脏话、不讲；讽刺挖苦的话不讲；欺瞒哄骗的话不讲；催促埋怨的话不讲；误导顾客购药的话不讲。

（5）结束后必须清场，经检查合格后方可离开。

【实践结果】

1. 抽取中成药的名称＿＿＿＿＿＿＿＿＿＿＿＿＿。归＿＿＿＿＿＿＿＿＿＿＿＿＿类中成药。功效＿＿＿＿＿＿＿＿＿＿＿＿＿。主治＿＿＿＿＿＿＿＿＿＿＿＿＿。使用注意＿＿＿＿＿＿＿＿＿＿＿＿＿。

2. 与抽取中成药同类的中成药有＿＿＿＿＿＿＿＿＿＿＿＿＿。

3. 对抽取的中成药使用时的意见和建议是＿＿＿＿＿＿＿＿＿＿＿＿＿。

实训效果评价表（100分）

项目	技能要求	得分
实训前准备（20分）	衣帽整洁，举止端庄，沉着镇定（10分）	
	用物备齐：带包装说明书的常用中成药、教材、本课程实训指导报告（10分）	
实训操作（70分）	说出抽取中成药的归类、功效、主治、用法及使用注意，并列举出同类功效重点中成药1个（每问5分，共20分）	
	能全面、正确地解释药品说明书的重要内容（15分）	
	给出正确、合理的用药意见和建议（15分）	
	检查每组同学对药品分类摆放的情况，先按药品分类码放的原则，再按功用摆放，再按剂型、有效期集中，最后整理摆放到中成药实训室的陈列柜上（10分）	
	将实践结果记录在实践报告里，认真、正确完成实践报告（10分）	
表达训练（10分）	检查点评后进行商业服务，用于表达训练（10分）	
合计		

（张春华）

实训 13　中药处方调配

【实训目的】

一、知识目标

1. 掌握中药处方审方、调配、复核、发药的内容及注意事项。

2. 熟悉中药处方调配、发药的操作流程。

3. 熟悉中药配伍禁忌的内容、中药名称和处方应付、中药调剂常用工具的使用。

二、技能目标

1. 能审核中药处方的各项内容，判断其合理性。

2. 能正确使用戥秤。

3. 能按照调配操作规程进行中药饮片处方的调配。

4. 能按照复核、发药的要求对调配后的中药饮片进行复核、包装与发药。

【实训材料】任课教师自拟处方若干、戥秤、包药纸或纸袋、中药饮片数种等。

【实训学时】4学时。

【实训内容】学生3人一组，分别担任审方人员（兼患者角色）、调配人员、复核与发药人员，实训过程中3人轮换角色。

一、中药处方的读识与审查

任课教师自拟中药饮片处方，有意拟定错误，审查内容包括配伍禁忌、超剂量、处方应付、别名和并开药名、特殊处理的药物等。学生审查10～30张中药饮片处方（视学生实训人数而定），并填写审方记录表。

审方记录表（30分）

处方序号	审核结果（5分）	处理意见（5分）	不合格原因（20分）
处方1			
处方2			
……			
……			
……			

二、中药处方的调配

学生根据审方结果，使用正确的中药饮片处方进行调配操作练习，训练效果以下表进行自我评价或相互评价。

处方调配实训效果评价表（45分）

项目	技能要求	得分
戥秤使用 （15分）	1. 先对戥后称药评5分；若不对戥立即称药评0分	
	2. 持秤时手心朝上评2分；持秤时手心不朝上评0分	
	3. 持秤时戥砣置于掌心内侧附近评2分；持秤时戥砣不置于掌心内侧附近评0分	
	4. 取药时手指按住戥绳评2分；取药时手指不按住戥绳评0分	
	5. 取药前先定剂量评2分；取药时或取药后再定剂量评0分	
	6. 戥秤使用完后归位评2分，戥秤使用完后不归位评0分	
调配准确 （20分）	7. 调配时处方置于调剂台评2分；调配时处方随人移动评0分	
	8. 每味药均取对评5分；若有取错药现象评0分；若时间到时尚未调配完，少一味扣2分	
	9. 每味药均称准评5分；若有一味药总量称不准扣4分，分剂量不准扣4分。若时间到时尚未调配完，少一味扣2分	
	10. 用减量法分帖评2分；若估算分帖评0分。单剂称药评0分。若时间到时尚未调配完，少一味扣1分	
	11. 调配时按顺序正确调配药品评2分；调配时不按顺序正确调配药品评0分	
	12. 调配时按顺序正确摆药评2分；调配时不按顺序正确摆药评0分	
	13. 取药过程中无药材洒落现象或无混杂评2分，取药过程中有药材洒落现象评0分	
有特殊煎煮 要求的药材 （5分）	14. 进行另包处理评5分；不进行另包处理评0分	
操作熟练程度 （5分）	15. 操作时间为15分钟，若调配时间在15分钟内得满分，则评5分；若超过15分钟或有操作错误现象评0分	
合计		

三、中药处方的核对与发药

学生按照处方复核内容要求对中药处方调配结果进行复核，复核后包装，并按照发药要求向患者发药。填写处方复核、包装与发药练习记录表。

处方复核、包装与发药练习记录表（25分）

项目		操作内容及记录
复核 （14分）	复审处方	配伍禁忌　有□，无□；妊娠禁忌　有□，无□
		剂量得当　是□，否□；填写内容完整　是□，否□
	核对药品	调配的剂数与处方相符　是□，否□
		调配的药物与处方药物相符　是□，否□
		药味数与处方味数相符　是□，否□
		每帖（剂）药的重量误差小于±5%　是□，否□
		特殊处理的药物另包　是□，否□； 写上药名与煎煮方法　是□，否□
		处方应付正确　是□，否□
		所配药物质量合格　是□，否□
		临方炮制的药物与医师用药要求相符　是□，否□； 制剂加工与常规的要求相符　是□，否□
包装 （6分）	包小包	药包呈牢固、规矩整齐的四角包　是□，否□； 注明药名及处理方法　是□，否□
	包大包	大药包呈牢固、规矩整齐的梯形包或五角包　是□，否□； 注明患者姓名、服用方法　是□，否□
	捆扎	捆扎牢固、便于提拎　是□，否□； 药包摆放正确并附上处方　是□，否□

项目	操作内容及记录		
发药 （5分）	核对患者 信息	清晰、正确报读患者姓名　是□，否□； 核对患者姓名、年龄、性别等个人信息　是□，否□	
	发药及用 药指导	说清单包药物名称、煎法、服法和用法　是□，否□	
		交代"药引"的选取和使用　是□，否□	
		交代服药时间　是□，否□	
		交代服药剂量　是□，否□	
		交代服药方法　是□，否□	
		交代服药期间的注意事项　是□，否□	
		语言表达通俗易懂、简洁清楚　是□，否□	
	礼仪	热情、周到、礼貌　是□，否□	

备注：操作内容及记录每项1分

（朱海娟）

参考文献

［1］　裘沛然，丁光迪.中医各家学说［M］.2版.北京：人民卫生出版社，2008.

［2］　甄志亚.中国医学史［M］.2版.北京：人民卫生出版社，2008.

［3］　刘琳，郝庆芝.中医护理学［M］.北京：人民卫生出版社，2018.

［4］　何绪良.中医药基础［M］.3版.北京：科学出版社，2021.

［5］　刘冰.中医护理学［M］.2版.西安：第四军医大学出版社，2011.

［6］　魏素芳，王燕萍.中医护理［M］.武汉：华中科技大学出版社，2017.

［7］　郑洪新.中医基础理论［M］.4版.北京：中国中医药出版社，2019.

［8］　伍利民，郝志红.中医学基础［M］.4版.北京：科学出版社，2017.

［9］　利顺欣.中医学基础［M］.2版.北京：中国中医药出版社，2018.

［10］　陈刚，徐宜宾.中医基础理论［M］.4版.北京：人民卫生出版社，2018.

［11］　徐袁明，邱翠琼.中医护理学［M］.2版.北京：人民卫生出版社，2017.

［12］　申慧鹏.中医护理［M］.2版.北京：人民卫生出版社，2008.

［13］　宋立富.中医药学基础［M］.2版.西安：第四军医大学出版社，2015.

［14］　张元澧，鞠志江.中医学基础［M］.北京：中国中医药出版社，2015.

［15］　翟华强，安冬青，王燕平.中医药学概论［M］.2版.北京：中国中医药出版社，2019.

［16］　谢宁，张国霞.中医学基础［M］.4版.北京：中国中医药出版社，2019.

［17］　朱文锋.中医诊断学［M］.北京：中国中医药出版社，2002.

［18］　封银曼，马秋平.中医护理［M］.3版.北京：人民卫生出版社，2015.

［19］　谭红，李培富.中医药基础［M］.北京：人民卫生出版社，2015.

［20］　赵斐，高莉萍.中医护理［M］.2版.北京：高等教育出版社，2019.

［21］　袁银根.中医基础学［M］.江苏：江苏科学技术出版社，1998.

［22］　石磊，杨永庆.中医基础［M］.3版.北京：中国中医药科技出版社，2020.

［23］　刘全生.中医学基础［M］.3版.北京：人民卫生出版社，2017.

［24］　陈文松，聂绍通.中医学基础［M］.北京：人民卫生出版社，2014.

［25］　陈应娟.中医药基础［M］.北京：人民卫生出版社，2015.

［26］　陈家旭.中医诊断学图表解［M］.北京：人民卫生出版社，2011.

［27］　邓铁涛.中医诊断学［M］.北京：人民卫生出版社，2008.

［28］　刘全生 . 中医学基础［M］. 3 版 . 北京：人民卫生出版社，2017.

［29］　印会河，张伯讷 . 中医基础理论［M］. 上海：上海科学技术出版社，1984.

［30］　仇凡 . 中药学［M］. 天津：天津科学技术出版社，2013.

［31］　王义祁 . 方剂学［M］. 4 版 . 北京：人民卫生出版社，2019.

［32］　李建民，马波 . 方剂与中成药［M］. 3 版 . 北京：人民卫生出版社，2018.

中医药基础课程标准

（供药剂、制药技术应用专业用）

一、课程任务

中医药基础是包括理、法、方、药在内的中医药基本理论、基本方法和基本技能的一门课程，是中职药剂、制药技术应用专业的一门专业基础课程，也是专业核心课程。本课程根据中职药剂、制药技术应用专业人才培养目标，依据药剂师（士）岗位职业能力需求及药师（士）资格考试要求，从中职学生的岗位职业素质能力培养目标要求出发，着重围绕药剂岗位所要求具备的专业知识和操作技能的内容，使课程和教材更加符合基层药剂、制药技术应用岗位工作实践的需求，目的在于培养学生良好的职业素质和岗位实践操作能力，具有较强的知识运用能力和岗位适应能力，为学生今后适应岗位变化，学习相关专业知识和技能，具备个人可持续发展能力而奠定基础。

二、课程目标

（一）知识目标

1. 掌握阴阳、五行、藏象、精神、气血津液、经络、病因病机、中药、方剂的概念。

2. 熟悉常用中药的性能，常用方剂和中成药的组成、功效和应用。

3. 了解中医四诊、辨证方法。

4. 了解疾病预防与治则治法。

（二）能力目标

1. 具有中医药学基本理论、基本知识、基本技能。

2. 学会中医四诊和辨证的基本操作技能。

3. 掌握常用中药性状识别和处方调剂操作技能。

4. 能为个人、家庭、社区提供有关中医养生与防治的健康教育指导。

5. 能熟练运用人际沟通技巧与不同人群恰当、准确、有效地沟通。

（三）素质目标

1. 具有药师（士）必备的职业素养和良好的职业道德，能自觉遵守医药行业法规、规范和企业规章制度。

2. 热爱中医药事业，具有为大众健康服务的精神和安全用药的责任感。

3. 身心健康，具有认真负责的职业态度、良好的人际交往、团队合作、适应社会和自身发展的能力。

三、教学时间分配

教学内容	学时数		
	理论	实践	合计
绪论	2		2
阴阳五行	4		4
藏象	8		8
经络	2	2	4
病因病机	4		4
诊法	4	6	10
辨证	4	2	6
预防与治则	2		2
中药基本知识	10	10	20
方剂基本知识	6	6	12
合计	46	26	72

四、教学内容与要求

单元	教学内容	教学要求	教学活动（参考）	学时（参考）	
				理论	实践
第一章 绪 论	第一节　中医药学发展概况		课堂讲授 多媒体演示 复习提问 同步测试	1	
	一、春秋战国、秦、汉时期	熟悉			
	二、晋、隋、唐时期	了解			
	三、宋、金、元时期	了解			
	四、明清时期	了解			
	五、近代和现代	了解			

单元	教学内容	教学要求	教学活动（参考）	学时（参考）理论	实践
第一章 绪　论	第二节　中医学的基本特点 一、整体观念 （一）人体是一个有机的整体 （二）人与环境的统一性 二、辨证论治	 掌握 掌握 掌握	课堂讲授 多媒体演示 复习提问 同步测试	1	
第二章 阴阳五行	第一节　阴阳学说 一、阴阳的概念 （一）阴阳的含义 （二）阴阳的基本特性 二、阴阳学说的主要内容 （一）对立制约 （二）互根互用 （三）消长平衡 （四）相互转化 三、阴阳学说在中医学中的 　　应用 （一）说明人体的组织结构 （二）说明人体的生理功能 （三）说明人体的病理变化 （四）用于疾病的诊断 （五）指导疾病的防治 （六）归纳药物的性能	 掌握 熟悉 掌握 掌握 掌握 掌握 了解 了解 了解 了解 了解 了解	课堂讲授 多媒体演示 复习提问 同步测试	2	

続表

单元	教学内容	教学要求	教学活动（参考）	学时（参考）理论 实践
第二章 阴阳五行	第二节　五行学说 一、五行的概念 （一）五行的含义 （二）五行的特性 （三）事物属性的五行归类 二、五行学说的主要内容 （一）五行的生克和制化 （二）五行的相乘和相侮 （三）五行的母子相及 三、五行学说在中医学中的应用 （一）说明五脏的生理功能及相互关系 （二）说明五脏病变的相互影响 （三）用于疾病的诊断 （四）指导疾病的防治	 掌握 熟悉 熟悉 掌握 掌握 掌握 了解 了解 了解 了解	课堂讲授 多媒体演示 复习提问 同步测试	2
第三章 藏象	第一节　脏腑 一、五脏 （一）心 （二）肺 （三）脾 （四）肝 （五）肾	 掌握 掌握 掌握 掌握 掌握	课堂讲授 多媒体演示 复习提问 同步测试	4

单元	教学内容	教学要求	教学活动（参考）	学时（参考）	
				理论	实践
第三章 藏象	二、六腑		课堂讲授 多媒体演示 复习提问 同步测试	2	
	（一）胆	熟悉			
	（二）胃	熟悉			
	（三）小肠	熟悉			
	（四）大肠	熟悉			
	（五）膀胱	熟悉			
	（六）三焦	熟悉			
	三、奇恒之腑				
	（一）脑	了解			
	（二）髓	了解			
	（三）骨	了解			
	（四）脉	了解			
	（五）胆	了解			
	（六）女子胞	了解			
	四、脏腑之间的关系				
	（一）脏与脏之间的关系	了解			
	（二）腑与腑的关系	了解			
	（三）脏与腑之间的关系	了解			
	第二节 精神气血津液		课堂讲授 多媒体演示 复习提问 同步测试	2	
	一、精	了解			
	二、神	了解			
	三、气				
	（一）气的概念	掌握			
	（二）气的来源和生成	熟悉			
	（三）气的运动	掌握			
	（四）气的功能	掌握			
	（五）气的分类	熟悉			

单元	教学内容	教学要求	教学活动（参考）	学时（参考） 理论 实践
	四、血			
	（一）血的概念	掌握		
	（二）血的生成	熟悉		
	（三）血的循行	熟悉		
	（四）血的功能	掌握		
	五、津液			
第三章 藏　象	（一）津液的概念	掌握		
	（二）津液的代谢	了解		
	（三）津液的功能	掌握		
	六、精神气血津液之间的关系			
	（一）精气神之间的关系	了解		
	（二）气与血的关系	掌握		
	（三）气与津液的关系	了解		
	（四）精血津液的关系	了解		
	第一节　经络的概念	掌握		
	第二节　经络系统的组成	熟悉		
	一、十二经脉	熟悉		
第四章 经　络	二、奇经八脉	熟悉	课堂讲授 多媒体演示 复习提问 同步测试	2　2
	第三节　经络的生理功能及在中医学中的运用	了解		
	一、经络的生理功能	了解		
	二、经络学说在中医学中的应用	了解		
第五章 病因病机	第一节　病因		课堂讲授 多媒体演示 同步测试	2
	一、外感六淫	掌握		
	二、疠气	掌握		

单元	教学内容	教学要求	教学活动（参考）	学时（参考）理论	实践
	三、七情内伤	掌握			
	四、饮食失宜	熟悉			
	五、劳逸过度	熟悉			
	六、继发病因				
	（一）痰饮	掌握			
第五章 病因病机	（二）瘀血	掌握			
	（三）结石	掌握			
	七、外伤及虫兽伤	熟悉			
	第二节　病机				
	一、发病	熟悉	课堂讲授		
	二、基本病机	熟悉	多媒体演示	2	
	三、内生"五邪"	了解	同步测试		
	第一节　望诊				
	一、全身望诊				
	（一）望神	了解			
	（二）望色	了解			
	（三）望形态	了解			
第六章 诊　法	二、局部望诊		课堂讲授		
	（一）望头颈	了解	多媒体演示	4	6
	（二）望五官	了解	同步测试		
	（三）望皮肤	了解			
	（四）望舌	了解			
	（五）望小儿指纹	了解			
	（六）望排出物	了解			

单元	教学内容	教学要求	教学活动（参考）	学时（参考）	
				理论	实践
第六章 诊 法	第二节 闻诊 一、听声音 （一）语声	了解			
	（二）语言	了解			
	（三）呼吸	了解			
	（四）咳嗽	了解			
	二、嗅气味 （一）口气	了解			
	（二）排出物	了解			
	（三）病室气味	了解			
	第三节 问诊 一、问诊的意义及方法 （一）问诊的意义	了解			
	（二）问诊的方法	了解			
	二、问诊的内容 （一）一般情况	了解			
	（二）主诉	了解			
	（三）现病史	了解			
	（四）既往史	了解			
	（五）个人史	了解			
	（六）婚育史	了解			
	（七）家族史	了解			
	第四节 切诊 一、脉诊 （一）诊脉的位置	了解			
	（二）寸口脉分候脏腑	了解			
	（三）构成脉象的8个要素	了解			

单元	教学内容	教学要求	教学活动（参考）	学时（参考） 理论	学时（参考） 实践
第六章 诊 法	（四）正常脉象	了解			
	（五）常见病脉及临床意义	了解			
	（六）相兼脉与主病	了解			
	二、按诊				
	（一）按诊的手法	了解			
	（二）按诊的内容	了解			
第七章 辨 证	第一节 八纲辨证				
	一、表里				
	（一）表证	掌握			
	（二）里证	熟悉			
	（三）表证与里证的鉴别	熟悉			
	（四）表证与里证的关系	了解			
	二、寒热				
	（一）寒证	掌握			
	（二）热证	掌握	课堂讲授 多媒体演示 同步测试	4	2
	（三）寒证与热证的鉴别	熟悉			
	（四）寒证与热证的关系	了解			
	三、虚实				
	（一）虚证	掌握			
	（二）实证	熟悉			
	（三）虚证与实证的鉴别	熟悉			
	（四）虚证与实证的关系	了解			
	四、阴阳				
	（一）阴证	熟悉			
	（二）阳证	熟悉			
	（三）亡阴证与亡阳证	掌握			

单元	教学内容	教学要求	教学活动（参考）	学时（参考）	
				理论	实践
第七章 辨　证	第二节　脏腑辨证				
	一、心与小肠病辨证				
	（一）心气虚、心阳虚、心阳暴脱证	掌握			
	（二）心血虚、心阴虚证	掌握			
	（三）心火炽盛证	掌握			
	（四）心血瘀阻证	掌握			
	（五）痰迷心窍证	熟悉			
	（六）痰火扰心证	熟悉			
	（七）小肠实热证	了解			
	二、肺与大肠病辨证				
	（一）风寒束肺证	掌握			
	（二）风热犯肺证	掌握			
	（三）燥邪犯肺证	掌握			
	（四）肺热炽盛证	掌握			
	（五）痰热阻肺证	掌握			
	（六）痰湿阻肺证	掌握			
	（七）肺气虚证	熟悉			
	（八）肺阴虚证	熟悉			
	（九）大肠湿热证	熟悉			
	（十）肠热腑实证	了解			
	三、脾与胃病辨证				
	（一）脾气虚证	掌握			
	（二）脾阳虚证	掌握			
	（三）脾虚气陷证	掌握			
	（四）脾不统血证	掌握			
	（五）寒湿困脾证	熟悉			
	（六）湿热蕴脾证	熟悉			

单元	教学内容	教学要求	教学活动（参考）	学时（参考）	
				理论	实践
	（七）食滞胃脘证	掌握			
	（八）寒滞胃脘证	熟悉			
	（九）胃火炽盛证	了解			
	（十）胃阴虚证	了解			
	四、肝与胆病辨证				
	（一）肝血虚证	掌握			
	（二）肝阴虚证	熟悉			
	（三）肝气郁结证	掌握			
	（四）肝火上炎证	掌握			
第七章 辨 证	（五）肝阳上亢证	掌握			
	（六）肝风内动证	掌握			
	（七）肝胆湿热证	了解			
	（八）寒凝肝脉证	了解			
	五、肾与膀胱病辨证				
	（一）肾精不足证	掌握			
	（二）肾阳虚证	掌握			
	（三）肾阴虚证	掌握			
	（四）肾气不固证	熟悉			
	（五）肾虚水泛证	了解			
	（六）肾不纳气证	熟悉			
	（七）膀胱湿热证	熟悉			
	第一节　预防				
	一、未病先防	熟悉	课堂讲授		
第八章 预防与治则	（一）调养正气，提高机体抗病能力	熟悉	多媒体演示 复习提问	2	
	（二）外避病邪，防止邪气侵犯	熟悉	同步测试		

单元	教学内容	教学要求	教学活动（参考）	学时（参考） 理论	实践
	二、既病防变				
	（一）早期诊治	熟悉			
	（二）控制传变	熟悉			
	第二节　治则				
	一、治病求本				
	（一）治标与治本	掌握			
	（二）正治与反治	掌握			
	（三）病治异同	了解			
第八章 预防与治则	二、扶正祛邪				
	（一）扶正与祛邪的含义	掌握			
	（二）扶正与祛邪的运用原则	了解			
	三、调整阴阳				
	（一）损其有余	熟悉			
	（二）补其不足	熟悉			
	四、三因制宜				
	（一）因时制宜	掌握			
	（二）因地制宜	掌握			
	（三）因人制宜	掌握			
	第一节　中药的产地、采收 与贮藏				
	一、产地	了解			
	二、采收	了解	课堂讲授		
第九章 中药基础知识	三、贮藏	熟悉	多媒体演示	10	10
	第二节　中药的炮制		同步测试		
	一、炮制的目的	掌握			
	二、炮制的方法	掌握			
	三、常用剂型	熟悉			

单元	教学内容	教学要求	教学活动（参考）	学时（参考）	
				理论	实践
	第三节　中药的性能				
	一、四气	掌握			
	二、五味	掌握			
	三、归经	掌握			
	四、升降浮沉	掌握			
	五、毒性	掌握			
	第四节　中药的应用				
	一、配伍	掌握			
	二、用药禁忌	掌握			
	三、中药的剂量	熟悉			
	四、中药的用法	熟悉			
	第五节　常用中药				
第九章 中药基础知识	一、解表药	熟悉			
	二、清热药	熟悉			
	三、泻下药	熟悉			
	四、祛湿药	熟悉			
	五、温里药	熟悉			
	六、理气药	熟悉			
	七、理血药	熟悉			
	八、补虚药	熟悉			
	九、化痰止咳平喘药	熟悉			
	十、消食药	熟悉			
	十一、驱虫药	熟悉			
	十二、安神药	熟悉			
	十三、开窍药	熟悉			

单元	教学内容	教学要求	教学活动（参考）	学时（参考） 理论	学时（参考） 实践
第九章 中药基础知识	十四、平肝息风药	熟悉			
	十五、固涩药	熟悉			
	十六、外用药	熟悉			
	第一节　方剂与治法				
	一、方剂与治法的关系	熟悉			
	二、主要治法	掌握			
第十章 方剂基础知识	第二节　方剂的组成与变化		课堂讲授 多媒体演示 复习提问 同步测试	6	6
	一、组成原则	掌握			
	二、组成变化	熟悉			
	第三节　常用剂型	熟悉			
	第四节　常用方剂与中成药				
	一、常用方剂	熟悉			
	二、常用中成药	熟悉			

五、课程标准说明

（一）参考学时

本课程标准供中职药剂、制药技术应用等专业教学使用，总共72学时，其中理论教学46学时，实践教学26学时。

（二）教学要求

理论教学分为掌握、熟悉、了解3个层次：掌握是指学生对所学的知识和技能能熟练应用，能综合分析和解决从事药剂、制药工作中的实际问题；熟悉是指学生对所学的知识基本掌握和会应用所学的技能；了解是指学生能记忆和理解所学知识。技能实践部分设计了13个实训，要求熟练掌握。

（三）教学建议

1. 本课程标准立足培养符合国家发展需要的现代化卫生职业人才，体现"五个对接"的中等职业教育理念，课堂讲授融合数字教学资源，采用PPT、课后思考与练习等多种教学方式，增加学生的感性认识，提高课堂教学效果。

2. 突出药剂、制药技术应用岗位所要求具备的专业知识和操作技能，着重培养学生岗位工作的实际操作能力。

3. 技能实践教学注重培养学生的基本操作技能，提高学生实际动手能力和分析问题、解决问题及独立工作的能力。

4. 学生的知识水平和能力水平，可通过随堂目标检测、作业、实训报告、操作技能考核和考试等多种形式综合考评，使学生更好地适应职业岗位的需要。